科技部重点研发计划项目资助

脾胃学说应用与创新

名医名家卷

主 编　王捷虹　周 滔

全国百佳图书出版单位
中国中医药出版社
·北 京·

图书在版编目（CIP）数据

脾胃学说应用与创新．名医名家卷/王捷虹，周滔主编．—北京：中国中医药出版社，2021.6（2021.6重印）

ISBN 978 - 7 - 5132 - 6968 - 1

Ⅰ.①脾… Ⅱ.①王… ②周… Ⅲ.①脾胃学说 Ⅳ.①R256.3

中国版本图书馆 CIP 数据核字（2021）第 083363 号

中国中医药出版社出版

北京经济技术开发区科创十三街 31 号院二区 8 号楼

邮政编码 100176

传真 010 - 64405721

河北新华第二印刷有限责任公司印刷

各地新华书店经销

开本 787×1092 1/16 印张 17.5 字数 355 千字

2021 年 6 月第 1 版 2021 年 6 月第 2 次印刷

书号 ISBN 978 - 7 - 5132 - 6968 - 1

定价 68.00 元

网址 www.cptcm.com

社 长 热 线 010 - 64405720

购 书 热 线 010 - 89535836

维 权 打 假 010 - 64405753

微信服务号 zgzyycbs

微商城网址 https://kdt.im/LIdUGr

官 方 微 博 http://e.weibo.com/cptcm

天猫旗舰店网址 https://zgzyycbs.tmall.com

如有印装质量问题请与本社出版部联系（010 - 64405510）

《脾胃学说应用与创新》丛书
编 委 会

杜正光	杜宏波	杨如意	李　志
李　林	李卫强	李学军	李春杰
李鸿彬	李燕舞	肖国辉	汪红兵
宋清武	张　厂	张　琳	张志华
陈　江	陈　延	陈玉龙	陈拥军
邵明义	林　敏	林传权	周军怀
周燕萍	孟　捷	郝微微	赵小青
钟丽丹	闻新丽	袁建业	莫　湘
奚肇宏	凌江红	郭延军	黄柳向
曹昌霞	崔俊波	琚　坚	葛来安
税典奎	曾江涛	翟兴红	潘相学
薛　平	戴　琦		

《脾胃学说应用与创新·名医名家卷》
编委会

总前言

脾胃学说是中西医结合、中医消化疾病诊治的指导性理论体系，是中医学理论体系的重要组成部分。危北海、杨春波、张万岱、劳绍贤、陈治水等当代著名医家在发展脾胃学说和中西医结合方面作出了突出贡献，引领着学术进步。脾胃学说的应用与创新不仅推动了中西医结合消化病学的学术发展，而且提高了消化系统疑难疾病的诊治疗效，显示出中西医结合治疗消化系统疾病的特色和优势。

2018 年 10 月，中国中西医结合消化系统疾病专业委员会脾胃学说应用与创新专家委员会（以下简称专家委员会）成立。专家委员会汇集了国内外著名的中西医结合消化病学专家、脾胃学说研究专家、临床专家、科研专家和教育专家，标志着中西医结合脾胃学说研究发展到一个崭新阶段。《脾胃学说应用与创新》丛书由专家委员会牵头，全国脾胃学说领域著名专家进行编写，旨在追溯脾胃学说形成、发展与成熟的源流，总结、交流脾胃学说的理论、应用和传承，促进脾胃学说的创新发展。

《脾胃学说应用与创新》丛书分为七卷，从综合（理论）、名医名家、临床、方药、流派和疑难危重医案等方面，全面、系统地反映了中西医结合脾胃学说的发展水平，对推动学术发展、促进学术进步大有裨益。

《脾胃学说应用与创新·综合卷》以脾胃学说理论发展、应用与创新为主线，重点介绍中西医结合脾胃学说的发展概况、理论基础、学术体系、学术特色以及脾胃学说的应用和研究进展，使读者对中西医结合脾胃学说的应用与创新有一个全面的了解。

《脾胃学说应用与创新·名医名家卷》汇集了数十位全国脾胃病学领域的著名医家，全面展现了他们的学术思想，以及采用中医、中西医结合手段诊治疾病的临证经验。

《脾胃学说应用与创新·临床卷》以脾胃病的临床诊治为主，全面整理历代医家对脾胃病诊治的学术思想、学术观点和辨证体系，以及以脾胃学说为指导，采用中医、中西医结合手段诊治消化系统及其他系统疾病的特色与方法。

《脾胃学说应用与创新·方药卷》汇集了古今治疗脾胃及消化系统疾病的方药，包括经方、时方及专家效方、经验方等，以及脾胃学说的方剂学理论、组方分析、应用要点和独特创新等。

《脾胃学说应用与创新·流派卷》归纳了全国各流派，如燕京、龙江、新安、岭南、吴江、闽江等流派中关于脾胃学说的学术观点和诊疗特色。

·1·

总前言

《脾胃学说应用与创新·疑难危重医案卷》汇集了古今医家应用脾胃学说诊治疑难危重病及疑难危重脾胃病的医案。

《脾胃学说应用与创新·优才卷》汇集了全国中医（临床、基础）优秀人才跟师名老中医的经验。

《脾胃学说应用与创新》丛书的出版充分体现了当今脾胃学说的应用与创新水平，以及中西医结合消化病学的研究进展，有助于推动学术的发展，促进脾胃学说理论、临床、科研和教学的进步。

丛书得到科技部重点研发计划项目——基于"道术结合"思路与多元融合方法的名老中医经验传承创新研究（项目编号：2018YFC1704100）及东部地区名老中医学术观点、特色诊疗方法和重大疾病防治经验研究（课题编号：2018YFC1704102）资助。

中国中西医结合消化系统疾病专业委员会
脾胃学说应用与创新专家委员会
2019 年 5 月

前言

>> QIAN YAN

　　脾胃学说是中医学理论体系的重要组成部分，脾胃学说的应用与创新对推动中西医结合消化病学的学术发展、提高消化系统疾病的诊治疗效具有重要意义。

　　脾胃病为临床常见病、多发病，从古至今，各医家的认识、治疗方法各有特色。本卷是《脾胃学说应用与创新》丛书的重要组成部分，汇集了38位全国脾胃病学科的国医大师、全国名中医、岐黄学者的学术思想及临证经验，根据专家出生的先后顺序排序，主要总结了国医大师李佃贵、李振华、熊继柏，全国名中医马骏、王自立、白长川、田德禄、危北海、刘沈林、陈卫川、陆长清、单兆伟、俞尚德、蔡淦等全国各地脾胃病名家的临床经验，展现了他们的学术思想。学习这些名医名家的学术思想和临床经验，对提升临床医生的脾胃病诊治能力及效果具有积极意义。

　　具体而言，各名医均围绕调节脾胃气机、恢复脾胃功能这一基本点而各有所重。国医大师李佃贵重视浊毒，喜醒脾而不喜补脾。国医大师李振华强调不可单从脾胃着眼，而应以整体恒动的思维方法为纲，有机分析脾胃与各脏腑功能之间彼此相互是否协调。国医大师熊继柏重视经典学习，因证选方，四诊合参，用方灵活，尤擅辨治消化道肿瘤。此外，王长洪、王晞星、叶松、刘沈林、傅淑清强调脾虚为本；马骏、王坤根提倡脾胃分治；王自立、冯五金、刘沈林、俞尚德、黄雅慧、蔡淦强调病证结合；王坤根、李天望、李军祥、苏娟萍强调从肝论治；马玉宝、甘爱萍重视未病先防；邵祖燕、姚希贤、俞尚德助推中医革新，结合现代科技为中医辨病辨证服务。各医家对消化系统疾病的诊疗均颇有见地，且在某些疾病的治疗方面各有所长，如王长洪、陈治水善治溃疡性结肠炎，王晞星、刘沈林善治消化系统恶性肿瘤，冯五金善治功能性胃肠病，田德禄、李乾构善治慢性萎缩性胃炎，陆长清善治小儿脾胃病，等等。

　　《脾胃学说应用与创新·名医名家卷》展现了当代脾胃学说的发展与创新应用水平，以及中医脾胃学说与西医学相互结合发展的临床现状和前景，对脾胃病专业的学生及临床医生拓展诊疗思路有很大帮助，有利于促进脾胃学说的发展，推进临床、科研和教学的进步。

　　本书注重临床实用性，在理论上深入浅出，具有积极的临床指导意义和实际应用价值，充分显示了中西医结合治疗消化系统疾病的特色和优势。本书的出版得到陕西省人才工程项目——特支计划（项目编号 141019041）的支持，特此表示由衷的感谢！

读名医经验，悟个中真理，审临床病证，长自身本领，真诚期望各位读者能从中获益。

《脾胃学说应用与创新·名医名家卷》编委会
2021 年 3 月

目录

俞尚德"审病－辨证－治病"临证思维与消化性溃疡诊治经验

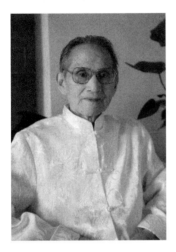

俞尚德（1919—2020），主任中医师，全国名老中医，浙江省名中医，从医六十余年，专攻消化系统疾病，声誉省内外。毕生钻研脾胃学说，近 50 年来结合西医学最新知识，对食管、胃、肠、肝、胆等病证分阶段、有重点、连贯有序地进行了系列临床研究，倡导中西医结合"审病－辨证－治病"的诊疗思维，临床疗效明显。先后在中西医学杂志发表医学论文数十篇，出版《消化系病证治》《俞氏中医消化病学》《中药不良反应防治》等著作。1988 年中国中医科学院情报研究所、2006 年国家"十五"攻关课题"俞尚德学术思想及临证经验研究"课题组将其摄制成音像资料进行保存。

一、"审病－辨证－治病"临证思维的创立

随着社会文明的进步、生活条件的改善、工作节奏的加快，以及基因的适应性变化和变异等，人类疾病谱发生了变化，传统与现实之间难免出现一些或宽或窄的断层，需要铺垫接轨。中医应在保持自我、坚持自信的基础上，用宽广的学术襟怀，以包容性、融合性、超越性的姿态，吸纳现代科技的适用成分，推动既古老又常新的中医学向前发展。张仲景曾批判"各承家技，始终顺旧"的狭隘保守思想。"医之门户分于金元"，而当时学派纷呈，学术得到发展。明清之际的瘟疫、温病学说也无一不是适应时代的客观现实而形成的。当前的医疗是疗效的竞争，在脾胃消化病领域，俞尚德认为，中医药具有相当的实力，但中医需要在实践中进行学术创新。"变则通，通则久"（《易传》），医学也随之发展。20 世纪 20 年代恽铁樵曾指出："今日而言中医学改革，苟非与西洋医学相周旋，更无第二途径。"21 世纪初石学敏院士明确指出："中医药发展最大的障碍是过于保守，固步自封的结果使中医无法真正进入主流医学。所以中医药也需要拿来主义精神，以发展和壮大自己。"如《淮南子·氾论训》所言"法与时变""苟利于民，不必法古，苟周于事，不必循旧"。

　　临证思维的方法是认识疾病和治疗疾病的根本思路。俞尚德毕生钻研脾胃消化病，80余年来，对食管、胃、肠、肝、胆等病证，分阶段、有重点、连贯有序地进行了系列临床研究，提出了"审病－辨证－治病"的诊疗思维，旨在发挥中医学的优势，设法弥补中医学之短。他将其成功运用于脾胃消化病治疗，有效提高了医疗质量，所谓"天下同归而殊途，一致而百虑"（《易传》）。

　　中医传统的辨证论治是中医临床医学的一个特色，它不仅在历史上有先进性、实用性，在现代科学背景下仍具有强大的生命力。临床上往往会遇到有证可辨、无病可据的情况。例如，长夏湿困的诸多症状，如果肝功能正常，西医学往往束手无策，而中医辨证论治则可唾手而效。又如不少长期原因不明、治疗无效的"腹痛待查（功能性腹痛）"患者，中医辨证施治也常可药到病除……这一切正是中医学能延续千年，并被广大群众乐于接受的原因之一。

　　中医学的另一个特色是整体观。但整体观不仅是"大致"的，还更应该是"细致"的，不少情况下"有诸内（未）必（一定都）形诸外"，而且"能见度"总是受到时代限制的。王清任在《医林改错》中早就指出："因前人创著医书，脏腑错误；后人遵行立论，病本先失。病本既失，纵有绣虎雕龙之笔，裁云补月之能，病情与脏腑，绝不相符，此医道无全人之由来也。"传统的中医辨证，虽然正确地把握了患者总体的一般性质，但对某些器质性病变细节，因限于历史条件，认识就比较模糊。诚如恩格斯所说："……这种观点虽然正确地把握了现象的总画面的一般性质，却不足说明构成了这幅总画面的各个细节；而我们要是不知道这些细节，就看不清总画面。"

　　另外，临床医学的疗效评价理当兼备"病"与"症"（应当指出，中医文献中大部分病名，如胃脘痛、胁痛、呕吐、泄泻、黄疸等，从西医学的角度去认识，指的都是症状）两个方面的内容，且应以前者为主，同时应重视以远期疗效为主，增加终点指标在临床疗效评价中的应用。这是时代的要求。"他山有砺石，良璧逾晶莹"。有鉴于此，俞尚德对脾胃消化病的诊治提出了"审病－辨证－治病"的观点。

　　"审病－辨证－治病"的基本内涵是运用西医学的技术和手段，根据西医学的诊断标准，明确诊断是什么病（西医学的病），充分理解其基本病因、病理与发病机制；将西医学技术所检测到的形态学与病理改变融入中医学的"四诊"范畴（可以将其视为"四诊"的延伸和扩展），发挥中医特色，从"病"着手，对机体局部形质改变与所反映出来的整体临床证候，结合中西医学理论，按唯物辩证法进行综合、分析、归纳、认证，审慎辨"证"，寻求病机，再结合病理、病机与西医学检查的客观指标，从机体的整体观点出发，综合审"病"、辨"证"、立"法"；再参照中药现代研究的新发现、新认识，拟方、选药、治"病"；提倡专病专方治疗，不作分型施治，但强调随症加减。

二、"审病－辨证－治病"诊疗思维的三个步骤

(一) 审病

审病即根据西医学的诊断标准（这一点是与西医同行进行交流的前提），确诊为何种疾病，如反流性食管炎当有食管弥漫充血、水肿、糜烂甚至溃疡；慢性糜烂性胃炎应分清是平坦型糜烂还是隆起型糜烂；慢性萎缩性胃炎需了解是否伴有肠上皮化生和/或上皮内瘤变等癌前病变及其程度等，充分了解这些疾病相关的病因、病理改变和发病机制等情况。

(二) 辨证

以中医学传统的辨证理论为基础，将西医学技术如内窥镜、影像学、化验等检测到的形态学改变和病理、生化等融入传统的中医学望、闻、问、切"四诊"之内（切诊不仅仅是切脉，但在古时因礼制关系常仅限于切脉，极少在其他部位应用切诊），对机体局部形态结构改变与所反映出来的整体临床证候，结合中西医理论进行有联系性的综合、分析、归纳。在疾病定位的基础上，以唯物辩证法为指导，认知"病"的虚实、寒热、气血、标本、瘀滞、郁结、炎症、糜烂、溃疡、细胞变性、坏死等病机、病理及形态结构改变等细节，着重寻求病机，治"病"求本。因此，这种辨证是传统辨证的发展与深化，充实了对"病"的认识，是中医学的思维方法与西医学技术相结合的产物，使辨证更客观，用以指导治"病"更具针对性。

(三) 治病

治疗针对的是按西医学标准确诊的"病"。遵循中医学的理法，结合自己的实践经验，并参考中药现代药理学研究的新认识，拟定专方治专病，不做繁琐的分型（过多的分型，既缺乏统一的分型标准，又使临床研究的重复性和可信性下降，难以系统总结推广）。对于夹杂症则随症加减施治，但以不打乱专方的组方为原则。治疗的最终目的是将"病"治愈（要有客观证据），使"症"消失（生活质量改善），确确实实提高治疗效果。

简言之，就是在确诊"病"的基础上辨"证"，在辨证的指导下治"病"，并且用西医学的标准，评判治疗的效果，而不是仅仅根据症状来评判疗效。

三、"审病－辨证－治病"临证思维在消化性溃疡诊治中的运用

俞尚德擅长消化系统疾病诊治，对消化性溃疡诊治钻研尤深。首先是"审病"。对消化性溃疡进行明确诊断，采用现代科学的手段，包括胃镜、消化道造影等检查，排除胃癌等恶性疾病。俞尚德一直提倡"拿来主义"，认为现代科学技术既可以被西医所采用，也可以被中医所吸收利用。其次是"辨证"。辨证是临证思维的中心环节，要收

集消化性溃疡患者的各种临床资料，包括症状、体征、实验室及影像学检查等，并分析消化性溃疡的病因、病机以及演变规律。

俞尚德认为，消化性溃疡的病因为：①脾胃虚弱：脾胃虚弱，气虚不能运化或阳虚不能温养，致胃脘疼痛。②饮食失调：暴饮暴食，饥饱失常，损伤脾胃，食滞不化，停滞胃脘，发为胃脘胀痛。偏嗜生冷瓜果，则寒湿内生；或喜好辛辣厚味、甘肥油腻，则湿热蕴结。③情志所伤：忧思恼怒，肝失疏泄，横逆犯胃，胃失和降。若肝郁化热，郁热耗伤胃阴，胃络失于濡润，则致胃脘隐隐灼痛。若气郁日久，血行不畅，络脉凝滞，瘀血阻胃，则胃脘疼痛如刺。④六淫伤中：寒邪内犯，或湿邪内侵，或外感暑热之邪，脾胃受困，皆可导致脾胃失和，气机阻滞。

明确了消化性溃疡的诊断后，根据上述临床表现，可作如下辨证：①溃疡病患者往往病史较长，有的甚至长达数年。中医学认为"久病必虚"。②溃疡病的疼痛往往是饥饿性疼痛，少量进食后可使疼痛减轻或缓解。中医学认为"饥则痛者为虚""进食稍可者为虚"。③溃疡病患者疼痛时常喜用手按压痛处，或喜曲身。中医学认为，"痛而喜按者为虚"。④溃疡病天寒时易发，中医学认为这是脾胃阳虚之故。⑤溃疡病患者饮食喜温怕冷，中医学认为这也是脾胃阳虚。⑥溃疡病患者常有泛酸现象，中医学认为是"上焦有停痰，脾胃有宿冷（阳虚）"所致，是"木克土"之象。⑦溃疡病患者多有嘈杂感，中医学认为"痰火"可致嘈杂，而痰火的产生是脾胃虚弱、运化不健之故。⑧溃疡病患者在总体"痛而喜按"的情况下却有相当于溃疡所在局部的压痛存在（此点常被中医所忽略），此为局部血痹瘀实之痛。正如张石顽所说："按之痛减，而中一点不快者，虚中夹实也。"这也表明，消化性溃疡疼痛的病机具有复杂性。

综合审"病"、辨证可认为，消化性溃疡总体上是中气虚，从而导致脾胃阳（气）虚，运化不健。胃中有痰火煎熬，局部有络脉瘀痹（溃疡存在），这是消化性溃疡的基本共性。所以俞尚德认为，消化性溃疡的主要病机和证候特征是中气虚馁、痰饮、瘀痹。中气虚馁导致脾胃阳（气）虚，运化不健，滋生痰饮，久而久之，局部络脉瘀痹。中气虚馁为其共同的病机和中心证候。胃脘痛、泛酸、嘈杂是消化性溃疡最常见的症状，其发生都与中气虚馁有关。这是因为中气虚馁，健运无权，水谷精微不行，反致浊气凝聚，为痰为饮，从木气而化酸，或酸水浸心而致嘈杂。随着疾病的发展，"初病气结在经，久病血伤入络""凡气既久阻，血亦应病，循行之脉络自痹""痛久不愈，必入血络""胃痛久而屡发，必有凝痰聚瘀"。所以俞尚德认为，消化性溃疡的病机演变在中气虚馁、痰饮阻滞气机的基础上，日久而致"胃络瘀痹"，最终形成溃疡。

俞尚德提出，消化性溃疡的辨证要结合影像学资料。影像学是中医望诊的延续和扩展，影像学资料丰富了中医诊断的内容。消化性溃疡的影像学诊断，如钡餐造影、胃镜等。消化性溃疡钡餐造影表现为胃壁的龛影，胃镜表现分为活动期（A1、A2）、愈合期（H1、H2）和瘢痕期（S1、S2），可见溃疡基底部覆有白色、黄色苔或血痂，边缘光整，周围黏膜充血水肿，有时伴出血，或见溃疡瘢痕形成。同时，俞尚德认为，如溃疡表面充血、水肿、渗出明显，则为湿热；如溃疡黏膜苍白、贫血样改变，为气血虚弱；如见陈旧性瘢痂、幽门或球腔变形，为瘀滞；如兼见胃内食糜附着，为食滞；如见较多胆汁斑附着，为肝胆气逆犯胃。

最后是"治病"。根据消化性溃疡的病因病机和证候特点，俞尚德创立了"补中生肌汤"。"补中生肌汤"补益中气，温运脾胃阳气，兼以运化痰饮，通络行瘀。方药组成：黄芪15～30g，党参10～15g，炙甘草12～15g，赤芍10～12g，生白及10g，制乳香5g，当归8～10g，茯苓15～30g，海螵蛸15g，淡吴茱萸3～5g。并根据伴随证候进行加减：气滞，加广木香、甘松；瘀痹明显，加三七粉、云南白药；寒甚，加炙桂枝、干姜；郁热，加酒制大黄、败酱草。俞尚德应用"俞氏补中生肌汤"治疗消化性溃疡数十年，临床疗效显著，根本原因是运用了"审病－辨证－治病"的诊疗思维。

四、典型医案

"补中生肌汤"是基于"审病－辨证－治病"诊疗思维的专病专方，经过半个多世纪的临床验证，疗效确切，对多种特殊溃疡、巨大溃疡同样有效。疗效的判定，不仅是患者自觉症状消失，必须以X线钡餐检查或胃镜检查溃疡愈合为标准，同时考虑溃疡愈合质量，使消化性溃疡得到真正的治愈。

医案一：复合性溃疡

盛某，男，56岁。2012年6月13日初诊。

患者近半月来偶有嘈杂，泛清水，纳便正常，苔薄，脉弦滑。2012年6月6日胃镜检查示：胃窦小弯可见多处凹陷，大小约0.5cm×0.5cm，呈类圆形，表面覆厚黄苔，周围黏膜充血水肿；十二指肠球部前壁见大小约0.6cm×0.6cm的溃疡面，呈类圆形，覆白苔，周围黏膜充血水肿。胃镜诊断：复合性溃疡。病理诊断：（胃窦部）黏膜慢性活动性炎症伴少量坏死、炎性渗出，浅表腺体修复性增生，固有层灶性淋巴组织增生。

处方："补中生肌汤"加减。炙黄芪30g，炒党参15g，炙甘草12g，赤芍10g，茯苓30g，生白及10g，制乳香5g，淡吴茱萸4g，煨益智仁10g，蒲公英20g，当归6g，徐长卿10g。14剂，水煎，日1剂，分两次服。

7月1日二诊：空腹嘈杂，不泛清水，纳便正常，苔薄白，脉弦滑。上方改炙黄芪为生黄芪，加白茅根10g，炮姜6g，三七粉3g（吞服），14剂，服法同前。

7月22日三诊：诸症皆和，苔薄白，脉微弦。上方加炒山栀10g，14剂，服法同前。

8月23日四诊：苔净，脉微弦。8月17日复查胃镜示：胃窦见一黏膜斑丘状充血，水肿，糜烂。胃镜诊断：慢性浅表性胃炎伴糜烂。

处方：生黄芪20g，炙甘草10g，赤芍10g，茯苓30g，生白及10g，制乳香3g，淡吴茱萸4g，蒲公英20g，败酱草20g，徐长卿15g，香茶菜15g。7剂，服法同前。

随访3年，溃疡未复发。

医案二：胃溃疡癌变

张某，男，44岁。农民。2006年6月20日初诊。

嘈杂感3个月，近1个月来食后饱胀，吃甜食后泛酸，纳便正常。舌苔黄糙腻，脉弦滑。无其他不适。6月6日，新昌县人民医院胃镜示：胃窦小弯前壁可见两处溃疡，胃角可见两处溃疡，被黄苔，边界不清。诊断为胃多发性溃疡。幽门螺杆菌（HP）（＋）。病理：（胃角）少量异型细胞，不能排除印戒细胞癌。（胃窦）重度浅表性胃炎。经友人介绍，坚决要求中医药治疗，遂与其约定服药5周，必须胃镜复查。

处方："补中生肌汤"加香茶菜30g。5剂，日1剂，水煎，分两次服。

6月27日二诊：药后食欲增进，食后微胀，嘈杂已和，大便干而黑（隐血试验阴性）。苔白薄腻，脉弦。血压120/72mmHg。上方黄芪增至35g，加当归6g。14剂，服法同前。

7月11日三诊：食后微胀，余和。纳便如常。苔薄白，脉较弦滑。上方继服14剂，服法同前。

8月1日持胃镜复查报告示：7月27日新昌县人民医院胃镜：十二指肠球部无殊，幽门孔圆，开放自然。胃窦黏膜红白相间，以红为主。胃角切迹见溃疡瘢痕形成，黏膜欠光整。胃体、胃底、食管无殊。诊断：①胃角溃疡瘢痕形成。②慢性浅表性胃炎。病理：（胃角）印戒细胞癌。1周后手术，术后病理亦证实为印戒细胞癌。随访5年身体健康。

这个病案经中医药治疗后，虽有病可据，但无证可辨，说明"症"并不能表明一定"病"愈，对于器质性疾病的治愈标准必须是"症"和"病"共同考量。另外，从此案可以看出"补中生肌汤"对溃疡病疗效确切，即使是胃癌所致的溃疡愈合也十分有效。

以上两个医案涉及中医临床疗效评价的问题。临床疗效评价一般应是对主症，有时包括夹杂症、大体形态学及病理学的综合评价。如果是功能性脾胃消化病，则以"症"的缓解为依据即可；如果是肿瘤患者，有时可用生存质量作为评判。但是对器质性脾胃消化病则必须进行十分审慎而全面的考量后才能作出符合实际的疗效结论。临床医生都会遇到"症"与"病"的疗效呈"分离"的情况，例如临床症状改善与胃镜检查所见的大体形态学的疗效和病理学的疗效不相一致，对此应该加以重视！俞尚德"审病－辨病－治病"临证思维的内涵与实用价值，能真正体现中医疗效的优越性和说服力！

（杭州市中医院　叶蔚）

国医大师李振华脾胃病学术思想与临证经验

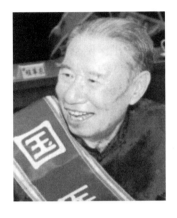

李振华（1924年11月—2017年5月23日），享受国务院政府特殊津贴专家，中国著名中医学家、中医教育家。曾任第七届全国人大代表、中华中医药学会常务理事，河南中医学院（现河南中医药大学）原院长。1990年被遴选为首批全国老中医药专家学术经验继承工作指导老师，2009年被评选为首届国医大师。负责研究的"流行性乙型脑炎临床治疗研究""肿瘤耳部信息早期诊断""脾胃气虚本质的研究"分别获河南省重大科技成果奖和科技进步三等奖。负责的"七五"国家重点科技攻关项目"慢性萎缩性胃炎脾虚证的临床及实验研究"获河南省教委及河南省科技成果进步一等奖。承担"十五"国家科技攻关项目"名老中医学术思想、临证经验总结和传承方法研究"。专著有《中医对流行性脑脊髓膜炎的治疗》《常见病辨证治疗》，主编《中国传统脾胃病学》，合编《中医内科学》《中医证候鉴别诊断学》《中医内科学》（全国高等中医药院校第五版教材）等8部。在省级以上刊物发表学术论文50余篇。

李振华辨治脾胃病强调不可单从脾胃着眼，而应根据脏腑相关理论，重视以整体恒动的思维方法为纲，以脾统四脏，综合有机分析脾胃与各脏腑功能彼此相互是否失调，详审疾病表现的阴阳、表里、气血、寒热、虚实的单独存在和相互夹杂，以及偏盛、偏虚的具体征象在脾胃病起病、病机、传变、转归、预后及调摄等方面的重要性。

一、脾统四脏利害，脏腑相关重肝

脾居中土，即脾胃位于五脏的中心，与其他脏腑的关系最为密切。脾胃为后天之本，化生气血精微，滋养脏腑形体官窍。脾胃健运，则中气旺而不易受邪，既受邪而易祛，正虽虚而易复。脾胃运化失其常度，必然影响到营养物质的运化吸收而导致其他脏腑功能失调，虚实寒热诸症丛生。故李振华认为，脾胃有统驭诸脏腑生理功能发挥和病理演变转归的重要作用。脾胃健，则利他脏；脾胃败，则害他脏。其他脏腑的病变也容易影响到脾胃。李振华根据脏腑相关理论认为，脾胃气机升降有赖肝之疏泄，肝气郁结则易乘脾犯胃而致肝胃气滞甚则肝胃郁热。脾胃肝受邪，气机升降疏泄失常，常致气滞、热郁、化火之变。脾为运化水湿之脏，脾虚失其健运则生湿，湿为阴邪，易阻滞气机，脾愈虚湿愈盛，气机愈滞，郁久化热，形成湿热蕴结。因脾为阴土，喜燥而恶湿，其性阴凝板滞，故每生内湿极易黏滞脾胃。脾胃同居中焦，故常使湿热留恋中焦，损气伤阳。此复杂难治之病的病机，李振华认为，湿为阴邪，源于脾气本虚，健运失职，湿阻气机可郁而化热，热为阳邪，这种湿和热、阴和阳实质矛盾的病理交错在一起，常使病情缠绵难愈，病势迁延。

二、脾胃病辨证学术思想与规律

李振华多年从事脾胃病的诊治和研究，辨证审慎，要点明晰，机法圆活，形成了付诸临床颇具效验的辨证规律。

（一）辨主症，识转化，以证求因

脾胃病辨证，应首辨主症，此乃正确诊断之要务。李振华认为，在众多临床表现中，主症在反映疾病本质及病情发展变化等方面起主导作用。它不是依据症状出现的多少和某症状的明显程度而定，而是能反映疾病的病理属性的症状。辨识主症的目的是为了准确地把握住疾病的本质，从而制定正确的治疗方法。从辩证法的观点来看，任何事物都不是一成不变的，疾病是一个动态变化的过程，因此，主症也是在变化的，在一定条件下，主症亦可发生转化。导致脾胃病主症转化的因素很多，如胃脘痛病，日久正气损伤，或用药失当，过用寒凉、温燥皆可致气滞、气虚、寒凝、热灼而成血液瘀滞，从而造成胃脘痛主症的转化。

李振华经多年临床实践，本《内经》之"虚则太阴，实则阳明"之旨，提出脾本虚证，无实证。脾虚主要是气虚，甚则阳虚，脾无阴虚而胃有阴虚。脾失健运和升清，主要责之于脾功能的虚弱，即脾气虚甚至阳虚。健脾药物无论是淡渗健脾利湿、芳香化浊燥湿，或益气温中化湿，以及大辛大温之药温化寒湿，其用皆在助脾气或益脾阳。

胃多实证，胃为多气多血之腑，因其气独盛、血独旺、热独多，故病皆为实热有余之证。胃家实证多以气实血热为显症，非仅指燥满便硬、下焦坚实之谓。胃家病虽多属有余，然亦时有形不足虚寒之证。

李振华指出，脾非独虚，亦无纯实。寒湿内停、湿热蕴结之证类似脾之实证，实为本虚标实。因内蕴之湿源于脾虚，实由虚致，证属虚中之实，非纯实之证。脾胃虚损，易因虚致实，或气虚而瘀凝气逆、痰停食滞，或阳虚而内生寒湿；亦可因实促虚，外感六淫邪毒，内伤情志，劳役饮食损伤脾胃，每易耗气伤阳灼阴而成虚实寒热错杂之证。病虽虚实多端，而总以虚为本，又有气血阴阳之偏。

（二）气火郁脏腑，湿热滞中焦

脾胃为气机升降的枢纽，脾气主升，胃气主降，升降相合，则气机通调和顺，纳运如常。若忧思过虑、情志郁怒、饮食积滞等，皆可使脾胃受损，升降失司，气机不调。脾气不升，不陷则郁；胃气不降，不逆则壅。脾胃之气壅塞，则纳运失常，清浊不分，润燥失济，阴阳失调，而胀、痛、痞、噎、食积诸病丛生。胃有气虚、阴虚而多实证，若气滞、瘀阻、痰湿、食积郁结日久，或嗜食辛辣厚味，或热犯中土，均可生热化火，而致燥热内结，胃火内盛，致嘈杂、吐酸、便秘、口疮、牙痛等。肝的疏泄功能正常，有助于脾升胃降之间的协调。肝之疏泄失常，气机不调，则脾胃升降失司，易致脾失健运，胃气壅滞，而成木郁克土之候。若脾失健运，水湿内停，湿困脾阳，或湿郁化热，熏蒸肝胆，导致肝之疏泄失职，而成土壅木郁之证。

（三）脾胃之病起，肝脾胃常兼病

脾胃与其他脏腑相互依存，相互制约，五脏六腑皆禀受脾胃之气而发挥其生理作用。因而脾胃的病变必然影响他脏，另外，他脏病变亦可波及脾胃。而在诸脏腑中，肝脏与脾胃关系较为密切。肝脏失调是脾胃病发病极为重要的因素。在脾胃病的病程演变、转归与预后中，肝、脾、胃的协调能力及病理影响起着关键的作用。三者的关系在脾胃病中多表现为脾常虚、肝常郁、胃常滞。"常"即言其致病之"易"、言其发病之"多"，非谓"独"也，且脾虚、肝郁、胃滞三者常相兼为病，虚、郁、滞之证常并现于脾胃病证之中。

（四）脾胃之病机，重在气虚为要

脾与胃同居中焦，"以膜相连"，互为表里，脾胃功能互相协调，共同完成饮食物的代谢过程。这种协调关系，具体从纳化互助、升降协作、燥湿相济三个方面体现。脾主运化，胃主受纳，二者互相协助，共同完成饮食的摄入、腐熟、消化、吸收。脾主升清，胃主降浊，脾胃升降协作，则饮食精微得以正常输布、滋养、营运周身，糟粕得以沉降，排出体外。脾为湿土，胃为燥土，脾湿的健运有赖于胃燥的温煦，胃燥的受纳有赖于脾湿的滋润。脾胃纳运、升降、润燥功能的正常运行，是脾胃脏腑之气及其化生之气发挥正常功能的结果。无论外感或内伤之因，每伤脾胃，易致脾胃之气虚弱而健运失司，升降无权而致痰湿食热内停脾胃，百病由生。

（五）病常虚实夹杂证，气血阴阳虚为本

李振华治学严谨，常于医理模棱之处究心研琢，务求通彻豁然。尤于"脾实"之说，自出机杼，不乏高见。李振华认为，"脾实"之论始于《内经》。《素问·至真要大论》云："太阴有余，病肉痹寒中；不足，病脾痹。"后世遵经守论之士附和者良多，且多以此而推演脾"虚多实少"之说。王叔和绪其旨曰："脾气盛则梦歌乐，体重，手足不举。"易水亦沿其说而云："脾实则时梦筑墙盖屋，盛则梦歌乐，虚则梦饮不足。"簇治之法则依"脾虚则以甘草、大枣之类补之，实则以枳壳泻之。如无他证，虚则以钱氏益黄散，实则以泻黄散"。尤在泾则阐《玉机真脏论》"脾脉太过，则令人四肢不举"之意为"脾实则营卫遏绝，亦不能行气于四肢"。这些论述为李振华辨治脾胃病学术思想的确定起了重要作用。

（六）肝脾胃之常，承制为体用

1. 生克相牵，乘侮相因

肝者，遥于春气，象木旺于春。脾胃者，仓廪之本，营之居，通于土气。肝属木，主疏泄而藏血；脾属土，主运化而生血。木赖土以滋养，土得木则疏通。二者生理上相互协调，相互为用。脾为阴土，其功能主运化水谷、升清，其性阴凝板滞。肝为阳脏，体阴而用阳，其功能主疏泄，性喜条达，故肝只有对脾土加以正常的疏泄条达，脾土才不壅不滞，健运如常，土得木而达之，此称为"肝木疏脾土"。反之，肝之疏泄条达只有依赖于脾脏运化的精微之气的柔润濡养，方能刚柔相济，阴阳调和，不致刚强太甚，而随其条达活泼之性，此即为"脾土营肝木"。依据五行学说，木能克土，而土能通过生金制木，二者相辅相成，互相制约。若两脏中任何一脏有偏盛或偏衰，都能使上述关系遭到破坏，出现乘侮异常，形成肝脾失调之证。

脾与胃以膜相连，且五行亦同属土。脾为阴土，胃为阳土。脾主升，胃主降，脾胃升降相合，全赖肝之疏泄有常。若肝之疏泄功能异常，影响到胃，或胃气不降反逆，或胃气不通反滞，而成肝胃不和之证。肝之疏泄失常包括太过与不及。太过是指肝气上逆的病理变化，或上冲头目，或横逆中焦，影响脾胃的纳运功能，病循五行生克之序而传，遂成肝旺乘脾、肝气犯胃证。此证脾胃本不虚，因肝气太盛，属实证范畴。不及是指肝气郁结而言，可影响脾胃之升降，使脾失健运而成肝郁脾虚证，属实中夹虚证。

2. 经络相连，气血相依

足厥阴肝经夹胃两旁，属肝脏；足太阴脾经属脾络胃；肝经与脾经交会于脾经之三阴交穴；足阳明胃经属胃络脾；足太阴脾经与足阳明胃经表里相合且相接。可见，肝、脾、胃通过经络相互连属，是三者生理功能相互承制、病理变化相互影响的基础。除此之外，三者还在气血的生化输布方面有着紧密的联系。脾胃为后天之本，气血生化之源。肝在五行中属木，应春日升发之气，有助于脾胃的生血功能。鉴于肝木与脾胃在生理病理上的密切联系，治疗肝脏病证时，需注意健脾和胃。脾胃病在治脾胃的同时，必须辅以疏肝。根据"木郁达之"的原则，李振华常选香附、柴胡、青皮、枳壳、木香、乌药等药物疏肝理气。脾胃相表里，关系密切，脾主运化，为胃行其津液。胃主受纳，腐熟水谷，有助脾之运化而生气血。脾主升清，胃主降浊，脾病必涉及胃，胃病亦必涉及脾。

李振华认为，脾气虚弱，影响胃的腐熟消化，极易导致胃滞，形成脾虚夹有胃滞。胃失和降，饮食积滞，又易影响脾的运化。因其相互影响，故治胃病强调须用健脾之药，治脾虚病需伍和胃之品，治脾兼治胃，治胃亦必兼治脾，脾胃病不可单治一方，应依其病机之重点而随证用药。对于脾虚失其运化兼胃滞者，健脾益气之际他常配伍少量行气和胃之品，以调畅气机，醒脾和胃，促脾之运，补中寓通，相辅相成。胃病食积内停，治宜消食导滞，但食积日久，则损伤脾气。若单投消导，又易克伐正气，故他常伍以健脾益气之品，消食和胃与健脾益气同施。

"疏、健、和"三法为调理脾胃诸法之总赅，临证当详识三法机宜而施。疏肝之法，当以顺木性、调情志为摄养调护之疏；以燮理气机、伸郁开结为立法施治之疏；以芳香鼓舞、舒体平用为组方用药之疏。健脾之法，当以脾既受邪，防变为健；脾欲受邪，防传为健。和胃之法，当以通降有度为和，以补而勿壅为和，以用药不伤胃气为和。临证又需根据"虚、郁、滞"之有无兼夹和轻重缓急，随证选用三法并施，或两法同用，总以权衡主次为要。

三、治疗学学术思想与用药规律

经过多年临床实践，李振华在脾胃病的立法施治及遣方用药方面形成了独特的治疗学学术思想，并整理总结出调理脾胃的用药规律。它是通过药物性味归经，以及药效应用与脾胃的生理病理特点相结合提出的用药大法。其理论源于中医药学基础理论，通过长期辨证施治而得以体现，这对临床应用和实验研究极具重要价值。

（一）肝脾胃脏腑合治，疏健和诸法并施

李振华认为，治疗脾胃疾病并非只从脾胃着眼，而应根据脏腑相关理论，从他脏调治，临床上应重视从肝调治。肝主疏泄条达，可保持脾胃正常运化、腐熟功能。无论情志伤肝、木郁克土或饮食损伤脾胃，以及脾胃久病虚弱、土壅木郁，均可导致肝脾失调或肝胃不和。

李振华指出，对湿困脾胃证，水湿壅盛、溺短水肿明显者，在苦燥药中需配伍淡渗利湿之品，如薏苡仁、猪苓、茯苓、泽泻等以利水渗湿。盖湿性下趋，宜因势利导之，即《金匮要略》"治湿不利小便非其治也"之意。

李振华指出，辛味药有辛散行气之效，主要用于因寒凝、湿郁、痰饮、食滞等邪为患导致的脾胃气滞证。因脾胃之纳化升降功能受到影响，故而产生痞满、脘腹疼痛、泄泻诸症。为此，他强调，除运用化湿消导、祛痰化饮药物外，还应配伍味辛理气之品疏理气机。临证时，既要考虑病性的寒热虚实，又要兼顾兼夹之邪，灵活用之。

（二）药效升降纳化，择其所宜之法

1. 升降结合，相辅相成

脾胃为人体气机升降出入运动之枢纽。正如《医学求是》所云："中气旺，则脾升而胃降，四象得以轮旋；中气败，则脾郁而胃逆，四象失其运行矣。"李振华指出，若脾虚气陷致久泻、脱肛、便血、尿浊、崩漏等，当以升阳举陷为主，但必须在益气健脾的基础上，否则为无源之水，故用药如党参、黄芪、白术、升麻、柴胡等。脾胃内伤，升降失司，清浊相干，浊阴不降而致呕吐、嗳气、呃逆、肠燥便秘、脘腹胀满等，当选和胃之品以降浊，药如陈皮、砂仁、焦三仙、厚朴、旋覆花、代赭石、丁香、柿蒂等。总之，治脾之法，以升为主；调胃之法，以降为要。由于阳升阴降是对立的统

一，故临证时当升降结合，分清主次，随证施用。

2. 润燥相合，各得其宜

脾与胃燥湿相济，阴阳相合，升降得宜，相辅相成。李振华认为，脾病多湿而治重温燥，正如《金匮要略》所云"祛湿当以温药和之"，胃病多燥而治重柔润，故治疗湿盛困脾，总温燥健脾，并结合湿邪阻滞部位之不同，随证治之。如湿蒙于上，而致眩晕，头痛、首重如裹，胸闷者，李振华在甘温健脾燥湿之药中多伍风药胜湿透窍；湿滞于中，而致脘闷、纳呆、呕逆、涎涌者，多伍芳香化湿、理气行湿之品；湿注于下，而致溺短、带下、濡泻、鹜溏者，在甘温药中多配伍淡渗之品以渗利；湿泛肌表，而致身重肢肿者，在甘温健脾药中稍佐解表燥湿之品，以宣散祛湿。对胃阴虚的各种胃病，李振华常用柔润之品以滋养胃阴，多以叶天士的养胃汤为基础方加白芍、知母、花粉、陈皮、鸡内金、焦三仙；气郁胀满加郁金、乌药，而慎用芳香理气过盛之品，以免损伤胃阴；疼痛者加延胡索，重用白芍；阴虚火盛者，酌加牡丹皮、玄参、地骨皮。

3. 温清并举，主次有别

脾胃脏腑相连，湿土同气。阳旺之躯，湿邪多从热化，多归阳明，阳明阳土，易伤阴津，往往积热、化火。阴盛之体，湿邪多从寒化，多聚太阴，太阴阴土，每见寒凝、浊滞。由于脾胃为一身气机升降之枢纽，心火之下降、肾水之上升皆赖脾胃从中斡旋。肝气之条达、胆液之降亦依赖脾胃升降功能的协调。因此，脾胃失和，既可见肝郁化火上炎之心烦不寐、口苦咽干等热证，又可见脾虚下焦失于温煦之腹痛、泄泻等寒证。对属肝脾失调、寒热互见之证，李振华认为，治疗肝脾寒热错杂证，不如单纯的寒证易除，单纯的热证易去，必温清兼用，寒温并调，方切病机。李振华常以丹栀逍遥散加减，同时，针对病证寒热之轻重，或寓清于温，或寓温于清，从不偏执过盛。即使治疗单纯的热证或寒证，在清热或温阳方中他常伍以少量性味相反的药物，以使反佐补偏，提高药物之效。

4. 消补兼顾，掌握分寸

李振华认为，脾胃因其阴阳寒热体性功用各异，脾胃受病，常多虚实错杂之证。纯补恐留邪，纯攻易伤正，故当消补兼施，双管齐下，始能两全，但应有所侧重，即便一般慢性病，大补、大泻之品也宜慎用。脾虚不运，易于生湿，以致湿盛为患，健脾尚需配以薏苡仁、茯苓、猪苓、泽泻等性味甘淡之品渗湿利水。甘不伤脾，淡能渗湿，虽有利水之功，而无损脾之弊，可使水湿下渗而脾运得健，加强利水可达健脾之效。脾胃同为升降之枢，脾胃若虚，则升降失司，当升不升，当降不降，或逆而上行，或壅滞不行，着而为病，法当理气降逆为宜。因脾胃病多由脾胃气虚而起，故李振华每于施枳、朴、香、砂、旋覆花、代赭石诸般理气降逆之品时，常佐以白术、党参、白扁豆等益气健脾之类，消补兼顾。胃为阳明之土，非阴柔不肯协和，无论何脏腑损及脾胃，皆当滋补，以复其阴液，药如沙参、玉竹、石斛、花粉之辈。因此类药物味甘阴柔，易呆滞脾胃，故宜少佐郁金、乌药、陈皮等理气和胃，以刚柔相济，滋阴而不腻胃，理气而不损阴。

（三）明辨性味归经，通晓补泻之理

药物性味决定着药物的功效，李振华根据中药的性味和效能而将其归入不同的脏腑经络，进而总结出不同的用药法则。李振华常云："归脾胃经的药物甚多，但功效各异，而脾胃病机又迥异，即脾属虚证，无实证，胃多实证。虚则太阴，实则阳明。"因此他补脾胃多以甘味药为主，酸味药次之；泻脾胃多以苦味药为主，辛味药次之，而补泻之中药性又有寒温之分，故应随证选用。

1. 补以酸甘，权衡寒温

李振华认为，脾属虚证，无实证。而脾虚的表现是气虚甚则阳虚，并无阴虚证。如脾失健运和升清，主要责之于脾的功能虚弱，即气虚、阳虚。因而对健脾的药物，无论是淡渗健脾利湿、芳香化浊燥湿、益气温中化湿还是大辛大温之药温化寒湿，无不在助脾气或脾阳。李振华指出，甘味药虽有补益脾胃之效，但药性又有偏温偏寒之别。味甘性温者有补气助阳之效，常用药如人参、党参、黄芪、白术、山药、白扁豆、炙甘草、大枣等，适用于脾胃气虚为主之证。但李振华指出，补虚不可纯用甘温。偏阳虚者，尚须伍以辛温之品以温中助阳，如桂枝、吴茱萸、干姜、制附子、良姜、蜀椒等；味甘性寒者具有养阴生津之功，常用药如沙参、玉竹、石斛、天花粉、玄参、麦冬、天冬、梨汁等，适用于胃阴虚证。酸味药多归肝经，但与甘味药合用，有酸甘化阴作用，能补养胃阴，适用于少纳不饥、渴而少饮、胃脘灼痛、口干咽燥、溺少便结等胃阴亏虚之证，常用药如白芍、乌梅、五味子等，伍以炙甘草、大枣等酸甘化阴，可增强滋养胃阴之力。由于脾喜燥而恶湿，故脾虚者应慎用滋阴助湿之药，以适为度。

2. 泻以苦辛，详审机宜

李振华认为，脾为阴土，喜燥恶湿；胃为阳土，喜润恶燥，二者在生理病理方面各有喜恶，从而相辅相承，发挥正常的纳化功能。《素问·至真要大论》谓："湿淫于内，治以苦热，佐以酸淡，以苦燥之，以淡泄之。"《素问·脏气法时论》云："脾苦湿，急食苦以燥之。"说明苦味药具有燥湿泻火之效。故临床上对脾为湿困者，他多用苦燥祛湿之品。然苦味药亦有偏温偏寒之异，味苦性温者多以燥湿为主，故脾湿偏盛者他常用苍术、白蔻仁、砂仁、厚朴等；味苦性寒者多以清热泻火为主，兼有燥湿作用，多用于脾胃湿热蕴积或暑湿伤中之证，常用药如黄连、黄芩、大黄、茵陈、栀子等。但李振华指出，清热不可纯用苦寒，苦寒太过则伤脾气。

3. 药味精专，严守法度

脾以健运为常，胃腑以通为贵，是其生理特性。因此，李振华认为，对于脾胃虚证亦当注意运用行补、通补原则，不可大剂峻补、壅补。在补药之中应酌加理气醒脾之品，以调畅气机，使补而不壅，通而不耗，达到补不滞邪，通不伤正。在药物剂量上，亦当轻灵为宜，宁可再剂，不可重剂。正如名医蒲辅周谓："中气虚馁，纯进甘温峻补，则壅滞气机，反而增加脾胃负担，甚则壅塞脾之运化，使胃腑更难通降。"对脾虚兼见腹胀者，每待脾健胀消之时，方进党参类益气之品，恐补益过早，胀患难平。况且脾胃虚弱，每致气滞、食积、瘀血停留，若大剂壅补，则碍祛邪，故当补中寓行，轻剂收功，使中气渐强，运化得力，则正气渐复。对于肝胃气滞之证，他首推辛香理气之法。因胃为水谷之海，多血多气之腑，清和则能受。脾为消化之器，清和则能运，若反得香热之偏助，则易气血沸腾。故辛香之品用之不可过剂，应中病即止。尤其对于年老体虚、素体阴血虚或阳亢、火旺者，用之更须注意。对于肝胃郁热或湿热蕴结中焦之证，他常投苦寒泄热之品，因苦能燥湿，寒可清热，但不可久用，久则有苦寒伤胃或伤阴损阳之弊，均应适可而止。

（河南中医药大学第一附属医院　李合国　郭淑云）

赵荣莱治疗虚证临床经验

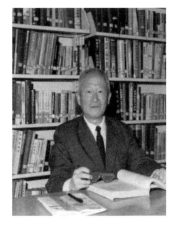

赵荣莱（1929—），首都医科大学附属北京中医医院主任医师，教授，首都国医名师，国家级名中医，全国著名中西医结合消化专家。1978～1990年任北京市中医研究所副所长。历任北京市中西医结合学会理事、中国中西医结合学会消化系统疾病专业委员会委员、中国胃病专业委员会副会长、中国老教授协会医药专业委员会理事、《北京医学文库》编委、《中国中西医结合脾胃杂志》常务编委、《北京中医药》杂志编委。获国务院政府特殊津贴。北京市中医研究所硕士研究生导师。主编学术专著两部，发表论文170篇，获北京市卫生局及北京市科技成果奖26项。1978年主持"电子计算机中医专家诊疗系统"课题研究。这是国内第一个将中医临床实践与电子计算机技术相结合的跨学科课题，其成果获北京市科技成果一等奖。擅长用中西医结合方法治疗食管、胃肠、肝胆、胰、肾脏疾病及各类虚证。《健康报》《健康咨询报》《北京日报》以及北京电视台、中央电视台"中华医药"栏目等均有介绍。

赵荣莱出身于名医世家，精通中西医学，深得家传，从事中西医结合临床、教学、科研工作70余年，医术精湛，擅长治疗消化系统疾病、肾病、各类虚证、内科杂病。

一、虚证的根本病因在于精气神的不足

虚证是由多种原因引起的一类慢性虚弱性疾病的总称，是中医特有的一类病证，表现为机体虚弱、脏腑功能减退、气血阴阳不足等一系列症状。虚证包括的范围很广，可以是没有器质性病变、人体年老体衰引起的机体功能减退，也可见于各种疾病的发生发展过程中，因病致虚。

赵荣莱认为，虚证的病因包括先天不足和后天失养两个方面。先天禀赋不足，耗伤精神元气。后天失养，如精神过度紧张焦虑，情志失调，郁而成虚；或费心劳形，用脑过度，积劳成疾，久病成虚；或生活起居无常，饮食失节，饥饱无度，过食肥甘厚味，嗜酒酗酒，损伤脾胃，气血生化乏源；或久病失治误治，或产后失于调养，或瘀血内结，渐致元气亏虚，久虚不复。

精、气、神的不足是虚证的根本病因。《素问·通评虚实论》云："精气夺则虚。"所谓精有广义和狭义之分。广义的精是构成人体和维持人体生命活动的物质基础，如《素问·金匮真言论》云："夫精者，身之本也。"狭义的精如周学海所云："精有四：精也、血也、津也、液也。"《内经》中"精不足者补之以味"之精，即指狭义之精而言。"精不足"泛指人体的精、血、津液的亏虚。精不足则形体失养，功能减退，表现为形体消瘦、面色萎黄、神疲乏力等。

精、气、神三位一体，密切相关。《灵枢·本神》云："两精相搏谓之神。"《灵枢·小针解》云："神者，正气也。"《灵枢·平人绝谷》云："神者，水谷之精气也。"《灵枢·营卫生会》亦云："血者，神气也。"精是神的物质基础，精足则神旺，精耗则神衰。精不足，神气必虚，精气不足可导致五神的异常。五神异常根据脏腑不同而各异，或神不守舍，或魂魄不藏，或志意不收，或七情过度或不及。神为生命活动的外在表现，乃阴阳之化，其物质基础就是精和气。精、气、神三位一体，精气不足，临床上多通过神不足即机体功能减退而表现出来。神不足的本质是正气的不足、气血阴阳虚损，表现为阴阳两方面，阳虚者精神萎靡、倦怠嗜卧、动则气喘、乏力自汗、畏寒肢冷、舌淡脉弱，阴虚者身热心烦、潮热盗汗、失眠多梦、头目眩晕、面黄肌弱、腰膝酸软、肢痿无力、舌红脉细。

各种疾病在发生发展过程中均可出现因病致虚的虚证表现，如免疫系统功能紊乱、自身免疫功能低下、内分泌功能失调、造血功能障碍、代谢异常、营养不良等，如肺气肿时的肺气虚、肺肾气虚；恶性肿瘤晚期患者的各种虚损证候；再生障碍性贫血时的脾肾精血亏虚、气血两虚；甲状腺功能减退时的肾阳虚；甲状腺功能亢进和高血压时的肝肾阴虚、肝阳上亢、气阴两虚；糖尿病时的气阴两虚、阴虚燥热、脾肾阳虚、肝肾阴虚；慢性腹泻时的脾气虚、脾阳虚或脾肾阳虚；慢性肝病时的肝肾阴虚、肝郁脾虚；肝硬化时的肝肾阴虚、脾肾阳虚；慢性肾炎、消化性溃疡、慢性支气管炎均可在不同阶段出现肺虚、脾虚及肾虚；食管病变时胸阳失展，气滞、湿阻、食积或痰饮停聚于胸膈；慢性心肺功能不全时脾肾亏、心肺虚、血脉瘀阻、水饮停聚等。赵荣莱认为，中西医结合、病证结合诊治各类虚证是提高疗效的重要途径。

二、结合病性、病位及药性辨证论治

赵荣莱认为，虚证包括气虚证、血虚证、阴虚证、阳虚证的不同，各种证型可以单一为证，亦可多证复合，临床治疗虚证应从气、血、阴、阳定性，从脏腑定位。补气宜补其上，着重补脾肺。补精宜补其下，着重补肾。

1. 虚证治疗应从气、血、阴、阳定性

气虚证指元气不足，脏腑功能衰退。上焦心肺气虚则见神疲乏力、气短懒言、动辄汗出、容易感冒；中焦脾胃气虚则见食少、腹胀、便溏、久泻脱肛，甚至中气下陷，阴火上冲，气虚发热；下焦气虚，失于固摄，可见肠滑久泻、遗精滑精。

血虚证指血液亏虚，脏腑、经络、清窍、形体失养，以面色淡白或萎黄，形体消瘦，唇舌爪甲色淡，口干便秘，头晕眼花，心悸多梦，手足发麻，妇女月经量少、色淡、愆期或经闭，脉细等为临床表现。

阴虚证常因久病失治误治、精血阴津耗损引起，阴不制阳以生内热，或阴虚阳亢，而见潮热盗汗、午后颧红、五心烦热、口燥咽干、舌红少苔、脉细数等，以肺阴虚、胃阴虚、心阴虚、肝阴虚、肾阴虚为主。

阳虚证多与脾肾相关，以脾阳虚、肾阳虚、心阳虚等多见。阳气亏损，失却温煦推动，脏腑功能衰退，可见畏寒肢冷、神疲乏力、气短、口淡不渴或喜热饮、尿清便溏，或尿少水肿、面白、舌淡胖、脉沉迟无力。

2. 虚证治疗应在气、血、阴、阳定性的基础上结合脏腑定位

赵荣莱指出，气虚应补其上，着重补脾肺，因为肺主一身之气，脾为中气之源，常用药如人参、党参、黄芪、白术、山药、炙甘草。心主血，肝藏血，脾为生血之源，故补血着重补心肝脾，常用药如当归、熟地黄、白芍、阿胶、首乌。肾为先天之本，阴阳之根，真阴真阳之所寄，故补精宜补其下。补阴补阳，着重于肾，助阳他常用淫羊藿、仙茅、山茱萸、补骨脂、肉苁蓉、菟丝子、鹿茸、冬虫夏草，滋阴他常用西洋参、沙参、枸杞子、天冬、麦冬、石斛、女贞子。赵荣莱指出，五脏各有阴阳，临证应将气血阴阳与脏腑结合起来辨治。阳虚多寒，宜甘温益火，阴虚宜补而兼清，阳虚宜补而兼暖，补精以化气，补气以生精。

三、选方用药，注重四气五味

赵荣莱认为，在运用补益法的同时应辨证论治，根据药物的四气五味选方用药。"形不足者温之以气，精不足者补之以味"（《素问·阴阳应象大论》），"阳气衰微，则形不足，温之以气，则形渐复也。阴髓枯竭，则精不足，补之以味，则精渐旺也"（李中梓《理虚元鉴》）。气虚须用温气药补养中气，使脾能健运，气血充盈。阴精亏虚，应补之以厚味，使精髓逐渐充实。所谓药之气味，不单指四气五味，同时必须谨察病机，详审辨证，辨证论治中注意药之阴阳属性。如《素问·阴阳应象大论》指出："故清阳出上窍，浊阴出下窍，清阳发腠理，浊阴走五脏，清阳实四肢，浊阴归六腑……阳为气，阴为味。"凡以升浮为主，具有发散解表、散寒清热、行气通络、助阳、补阳、益气等功能者均为气药，多为味偏辛甘、性属温热之类。凡以沉降为主，具有通积涌泄、泻火坚阴、通利小便、养阴补血、活血化瘀等功能者均属味药，多为味偏苦酸咸、性属寒凉之品。临床遣方用药，"气"与"味"药主要指气药之中具有助阳、补阳、益气功能的药物，味药主要指具有填精、补血、养阴作用的药物。例如附子、人参、党参、肉苁蓉等辛热、甘温、咸温之品，散寒助阳，补阳益气；熟地黄、山茱萸、枸杞子、龟甲等血肉有情之品滋养肝肾之阴。

四、顾护胃气贯穿治疗虚证始终

赵荣莱治疗虚证非常重视保护胃气，并贯穿于治疗的始终。脾胃主受纳运化，腐熟水谷，为后天之本，气血生化之源，有胃气则生，无胃气则死。保护胃气的常用药包括人参、黄芪、甘草、升麻、柴胡、白术、苍术、当归、白芍、陈皮、白扁豆、藿香、砂仁、生姜、干姜、大枣等，其中炙甘草、生姜、大枣赵荣莱尤为常用。炙甘草益气养血，健脾和中，调和药性，但中满者禁用。治疗中焦脾胃虚他常附子与干姜同用，且必加甘草以制姜、附之猛。甘草偏于益气，大枣偏于养血，两者味甘性平，皆入脾、胃二经，有补益脾胃、顾护胃气、和缓药性之用，用于表证以扶正祛邪，用于里证以甘缓和中，用于虚证以健脾益气，用于实证以防攻法伤正，用于寒热以调和药性。生姜辛以和肺卫，大枣甘以养心营，姜枣同用，益脾胃元气，兼调和营卫。

（首都医科大学附属北京中医医院　翟兴红）

陆长清辨治小儿脾胃病学术思想与临证经验

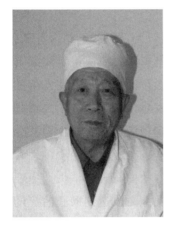

陆长清（1930—），青海省中医院主任医师，全国首批老中医药专家学术经验继承工作指导老师，青海省名医，享受国务院政府特殊津贴专家。从事中医临床近70年，曾任中华中医药学会青海省分会副会长兼秘书长，其事迹载入《中华名医集成》《名医名方录》《中国当代中西名医大辞典》《共和国奠基人》《青海卫生志》《地方志》等。

陆长清博学各家，贯通中西，有丰富的临床经验和渊博的理论知识。他既善用经方，又化裁自拟，立法用药，灵活多样，逐步形成了"整体调整为主，调理气机为先，调护脾胃为本"的学术思想。尤以治疗脾胃病及肾病见长，治疗慢性胃炎、肾病、癫病、小儿腹泻等疾病疗效显著，在小儿脾胃病的治疗上更显特色。研制出的小儿止泄散、蒲连护胃饮、止痛散等方剂受到患者赞誉，研制的中药保健饮品"健肾益肺饮"等远销国内外。

一、学术思想

（一）整体调节，治病求本

陆长清认为，整体观念是中医基础理论的重要内容，是辨证的指导思想，而"脏腑一体观""天人一体观"是整体观的灵魂所在。人体是一个有机的整体，这个整体中的任何一个组织器官都不是独立存在的，它们在结构上不可分割、互相联系，在功能上相互协调、促进及制约，在病理上则相互影响。同时他认为，自然气候、地理特点、居住环境等的变化，对人体生理、病理都有不同程度的影响。他既强调人体内部的协调、完整性，也重视人体与外界环境的统一性，在辨证论治时，无论外感时病，还是内伤杂症都强调从整体观出发，宏观调控，微观调治。

1. 在整体调理过程中，陆长清十分重视治病求本

《素问·阴阳应象大论》云："阴阳者，天地之道也，万物之纲纪，变化之父母，生杀之本始，神明之府也。治病必求于本。"他告诫医者，在错综复杂的临床表现中要探求疾病的根本原因，采取针对疾病根本原因的正确的治本方法。我们一般所说的治病求本的本是指疾病的本质，它包括疾病的病因、病位、病性和病势。陆长清认为，治病求本思想是中医的基本特色，是中医整体观念的客观反映。经过长期的临床实践，他在确立中医辨证论治的前提下，本着"宣肺勿忘解表，清肺勿忘清肠，止咳勿忘化痰，化痰勿忘运脾，润肺勿忘养胃，和胃勿忘建中，标去勿忘培本"的治则，根据患者的不同情况，理法方药相结合，而达到治病求本的目的。

2. 在整体调治过程中，陆长清主张辨证与辨病相结合

他认为，辨证论治是中医的特点，临床实践中应将中医辨证与西医辨病结合起来，只有病证结合，病证并重，临床疗效才显著。只有这样，才能更深入地认识疾病的本质，更好地体现中医的治本思想。如对消化性溃疡，过去中医辨证只注重胃痛发生的起因和证候的消失，结合辨病，才能充分认识消化性溃疡的发生机理是胃、十二指肠黏膜侵袭和防御失衡的结果，胃酸对黏膜可自身消化。根治幽门螺杆菌、减少胃酸分泌、增加细胞保护、促进黏膜血流、增加黏液、促进上皮再生是决定消化性溃疡患者病情变化与预后的关键因素，所以治疗中不仅要考虑胃痛等症状的减轻或消失，更要考虑如何减轻胃黏膜损害，消除幽门螺杆菌，恢复胃壁细胞功能，以达到彻底治疗的目的。

3. 治疗慢性脾胃疾病，在辨证的基础上重用黄芪

陆长清认为，黄芪是一味滋补强壮药，不但能补气益损，且能扩张小血管，改善局部微循环，降低血管通透性，对局部胃壁黏膜也有修复作用，治疗慢性胃炎、胃及十二指肠溃疡时，他自创"蒲连护胃汤"，配用黄连、蒲公英、白及、浙贝母等药。他认为，慢性胃炎或溃疡病多因嗜食辛辣郁积化热，灼伤胃内黏膜所致。近来研究发现，黄连、蒲公英等对幽门螺杆菌有明显的抑制作用，白及、浙贝母甘平无毒，生肌收口，对胃黏膜损伤有一定的修复作用，临床用之，多有效验。

（二）辨证论治，调气为先

陆长清重视人体气机升降出入的平衡，指出人的生命活动，即是气的升降出入运动。《素问·六微旨大论》说："出入废则神机化灭，升降息则气立孤危。"气的升降出入只有协调平衡，才能维持人体正常的生理活动。气机输布运行是五脏功能的重要特征，肝气从左生升，肺气从右肃降，相反相成。心属火性炎散，其气布于表；肾属水性内沉，其气治于里。脾主运化，如信使之运行不息；胃主受纳，如市之百物汇聚。气机一旦失调，则气血壅滞，筋脉不通，内外闭阻，功能紊乱，影响五脏六腑、上下内外的协调统一，从而引起肝气郁结、胃气上逆、脾气下陷、肺失宣降、肾不纳气等病变，所以调畅气机是治病之大要。临床中，陆长清将调气之法贯穿于治疗始终，常用温胆汤、逍遥散、四逆散、桂枝汤等疏理气机、调畅气血之剂治疗多种疾病，使盛者泻之，虚者补之，高者抑之，陷者举之，惊者平之，结者散之，郁者发之，散者收之，使脏腑协调，气血平和，诸病可除。

（三）调护相结，脾胃为主

陆长清精学经典医籍，对李东垣"内伤脾胃百病由生"的论点推崇备至，强调胃气是健康之本，认为人体胃气旺盛，则生化无穷，精力充沛，反之则百病丛生。脾胃位于五脏的中心，有转枢五脏气机的作用。肝升肺降，心表肾里，脾胃居于中焦以转枢，如此脏腑气机输布构成了一个动态的、连续的、完整的系统。这个系统中脾胃居中焦，有升有降，联通表里内外上下，是其关键，不仅帮助各脏腑气机输布，也制约各脏腑气机的过度升降，而且维持其和谐状态，起着调度、协调的作用。

脾胃有病很容易影响到其他脏腑，其他脏腑有病也很容易影响到脾胃，因而临证诸多疾病要多从调理脾胃入手。倘若饮食不节制，饥饱不适，便易损伤脾胃而生病，如呕吐、泄泻、乳积、伤食等。对小儿脾胃病，要立足调补相结合，坚持补中寓消、消中兼补的治疗原则，以防损伤小儿脾胃生生之气。陆长清指出，小儿五脏六腑娇嫩，是至阴至阳之体，脾常不足、胃气薄弱是小儿脾胃病的关键病机。小儿生长发育迅速，对水谷精微的要求相对较多，但脾胃发育未臻完善，运化功能尚未健全，相对不足。小儿脾胃气机之调畅与否，直接影响到其他脏腑气机之升降运行，因此在临证中，他谨遵"五脏以胃气为本，诸病从脾胃而生"之训，用药多药性平和，以补脾阳、畅脾胃、护胃气、消积滞为宗旨，治疗呕吐、腹泻、厌食、积滞等脾胃疾病大多从调护入手，健运脾胃为主，擅长运用苍术、太子参、厚朴、苏梗、佛手、枳壳、砂仁、白蔻仁、槟榔、薄荷等轻清行气、健脾醒胃之品，以使纳食复常，升降有序，脾胃功能健旺。

（四）遣方用药顾护正气

陆长清认为，小儿脏腑清灵，对药物之效应比成人敏感，为此要特别慎用大苦大寒、大辛大热及攻伐峻烈之品，以免损伤正气。临床须随证应变，若需清热苦寒之药，不可长期饮服，否则过服苦寒，则伤及脾胃；如用淡渗利湿之剂，不可用之过多，因淡渗分利过多，易招致津枯阳陷；补虚药物不可纯用甘温，太过则易伤津；固涩之剂不可过早使用，过早使用，积滞未消，余邪残留；攻下之剂不可多用，攻伐过甚则损伤元气，对体弱患儿更应慎用。

二、临证经验

陆长清尤其擅长治疗小儿脾胃病，根据小儿的体质特点及其发病过程，他总结归纳出一整套治疗方法，并提出陆氏八法。其治法切中病机，取效甚佳。

（一）补脾消积法

清·陈复正的《幼幼集成》言："小儿之病，伤食最多。故乳食停滞，中焦不化而成病者，必发热恶食，或噫气作酸，或恶闻食气，或欲吐不吐，或吐出酸水，或气短痞闷，或腹痛啼叫。此皆伤食之候也，便宜损之。"可见，小儿脾胃虚弱，运化失常，食久易积，积久成疳。疳积是儿科难证之一，影响小儿的营养及生长发育。陆长清认为，小儿脾常不足，胃气薄弱，恣食生冷肥甘而损伤脾胃，乳食积滞或厌食疳积是常见病证。他自拟"小儿黑白消食散"，用于小儿脾胃积食证，症见纳呆少食、脘腹胀满、大便干结、面黄消瘦、烦躁口渴、舌苔厚腻等，以补脾开胃，消食化滞。

方药组成：太子参12g，白扁豆6g，山楂15g，麦芽12g，乌梅12g，槟榔6g，二丑3g，薄荷6g，甘草6g。方中太子参、白扁豆补脾养胃；山楂、麦芽开胃消食；二丑、槟榔消食化滞；乌梅、甘草酸甘化阴，养胃生津；薄荷疏肝胃之气滞。全方补脾气而不碍胃，消积滞而不伤正，酸甘和中，为小儿所宜。

临床配伍：恶心呕吐者，配藿香、苏叶；脘腹胀满者，配川厚朴、大腹皮；食积发热者，配连翘、胡黄连；舌红少苔、口渴欲饮者，配沙参、玉竹；心烦不宁者，配钩藤、牡蛎。

（二）运脾化湿法

运脾化湿法多用于小儿泄泻。张景岳指出："泄泻之本，无不由于脾胃。"小儿脏腑娇嫩，脾胃薄弱，一旦饮食失宜，寒温失调，均能使脾胃受损，纳运失常，以致水反为湿，谷反为滞，清浊相干，遂成泄泻。小儿泄泻多由外感六淫、内伤乳食损伤脾胃，使运化功能失常所致。小儿脾常不足，胃气薄弱，饮食失调，寒温失调，使脾胃受损，纳运失常，湿滞内停，清浊升降失常，亦成泄泻。《黄帝内经》言"湿盛则濡泄"。陆长清认为，小儿泄泻的原因无论外感抑或内伤，病变部位均在脾胃。脾以升为健，胃以降为顺，脾运胃和，则分清泌浊。若脾胃受损，清浊不分，水谷不清，并走大肠则为泄泻，故治疗上以调理脾胃、分利大小便为大法。他自拟"小儿止泻散"，用于小儿脾虚湿滞，纳食不运，症见大便不成形、腹泻、苔白腻等。

方药组成：苍术6g，砂仁3g，干姜3g，山楂15g，乌梅10g，猪苓15g，诃子6g。方中苍术、砂仁芳香醒脾，燥湿助运，为运脾化湿之要药；乌梅、柯子酸涩性平，为固肠止泻之佳品；山楂消积；干姜温中散寒；猪苓利水泄浊，全方体现了"治泄以利水为上策"的特点。

临床配伍：脾气虚弱者，加党参、黄芪；脾胃偏虚寒者，加制附片、肉桂；脾胃偏湿热者，加马齿苋、黄连；水泻便者，加炒白术、茯苓、车前子；久泻不止者，加石榴皮；伴呕吐者，加藿香、半夏。

（三）调中降逆法

调中降逆法主要用于小儿脾胃虚弱、胃气失和所致的脘腹痞满、乳食不振、恶心呕吐、便清腹痛、舌淡苔腻等症。叶天士说："脾宜升则健，胃宜降则和。"临证中凡呕逆吐哕之症，其病机虽属多端，但皆脾胃气机紊乱、升降失常、胃气上逆使然。陆长清自拟"藿香调中汤"治之。

方药组成：藿香6g，法半夏6g，党参10g，白术6g，黄连3g，干姜3g，木香3g，砂仁3g，甘草6g。主治湿浊内阻、脾胃不和、升降失常诸证，如呕吐、泄泻等。该方以调理脾胃气机为旨，方中藿香、砂仁芳香振脾，理气和胃；半夏、干姜燥湿散结；党参、白术、甘草扶脾益胃；黄连苦寒泄浊；木香理气止痛。诸药合用，共奏调中和胃、辛开苦降、理气止痛之功，使脾气得运而健，胃气得降而和。

临床配伍：胃寒呃逆，配丁香、吴茱萸；胃热呃逆，配竹茹、枇杷叶；饮食积滞，配槟榔、厚朴；外感寒热，配葛根、苏叶。

（四）补益中气法

补益中气法主要用于脾胃虚弱、中气不足所致的面色萎黄、头晕乏力、食欲不振、久泻脱肛、身热自汗、脉虚无力等症。脾胃为后天之本，气血生化之源。脾胃虚弱，化源不足，致中气亏虚，清气不升，轻则仅见头晕目眩、少气懒言、神疲乏力；重则中气下陷，而见久泻脱肛、内脏下垂等。治以甘温补中焦之气，升举下陷之阳。陆长清常用东垣之补中益气汤治之。

方药组成：黄芪15g，党参12g，白术9g，陈皮6g，当归6g，柴胡6g，升麻6g，甘草6g。方中黄芪补中气，升清气，固卫气，为方之主药；党参、白术、甘草补脾益气，辅助黄芪共成补中益气之功；升麻、柴胡升举阳气，协助黄芪共呈升阳举陷之效；陈皮理气化滞；当归养血和营。诸药合用，共奏补中气、益清气、升脾阳之功，使脾胃强健，中气充足，诸症自愈。

临床配伍：纳呆少食，配山楂、麦芽；脘腹作胀，配木香、砂仁；久泻不止，配肉豆蔻、肉桂；内脏下垂，配炒枳壳、乌梅；心悸自汗，加麦冬、五味子。

（五）温脾建中法

温脾建中法常用于脾胃虚弱，脾阳不振，虚寒内生之面黄少华、头晕乏力、食欲不振、脘腹冷痛、便溏泄泻、脉虚无力。脾阳除有主运化、司升清、生精血等功能外，还有温养机体、抗御病邪等作用。若脾阳不足，则运化失调，气血生化无力，致元气亏虚，体质衰弱。故陆长清诊治脾胃虚寒及慢性衰弱病证多从温补脾阳或激发脾阳入手，以振奋人体阳气，增强体质。常选加味黄芪建中汤。

方药组成：黄芪15g，白术9g，党参12g，饴糖9g，桂枝3g，白芍6g，生姜3g，甘草3g。本方为仲景治疗虚劳里急、诸虚不足之主方。方中党参、黄芪、白术、甘草补脾益气建中州；桂枝、生姜温阳补中除内寒；白芍、饴糖敛阴缓急以补虚。全方既能补脾气，温脾阳，又能调营卫，和阴阳，共奏温中健脾、补虚强壮之功。

临床配伍：脘腹冷痛者，加木香、砂仁；便溏泄泻者，加制附片、肉桂；纳差食少者，加山楂、炒麦芽、神曲等。

（六）益脾护胃法

益脾护胃法主要适用于脾胃虚弱、升降失常、虚实夹杂、寒热互结于中焦之证候。症见心下痞满，胃脘烧灼、疼痛，不思饮食，嗳气吞酸，胁痛呃逆，舌暗红，苔黄腻，脉弦滑。《黄帝内经》曰"饮食自倍，肠胃乃伤"，故饥饱失常或嗜食辛辣厚味，冰冷油腻，不但伤及脾气，亦多损及胃体，致脾胃中虚，功能失调。陆长清从调理脾胃整体功能入手，自创"蒲连益胃汤"治疗。

方药组成：党参12g，法半夏6g，干姜3g，蒲公英6g，黄连3g，苏梗9g，延胡索9g，川楝子3g，甘草3g。方中蒲公英、黄连清胃泻火；半夏、干姜辛温散寒，温胃止呕，又为开脾散结之佳品；苏梗芳香醒脾，一则增强黄连和胃之功，二则助干姜、半夏散脾之效；党参、甘草专于补脾建中；延胡索、川楝子长于理气止痛。本方仿仲景半夏泻心汤意，寒温并用，升降并施，化裁更增强了清胃散结止痛之效。

临床配伍：两胁不舒，加醋青皮、陈皮；泛酸，加煅瓦楞子、乌贼骨、浙贝母；纳呆腹胀者，加麦芽、神曲；胁痛者，加郁金、姜黄；胆病者，加柴胡、金钱草等。

（七）调肝理脾法

调肝理脾法主要用于肝气犯胃或肝脾不调所致病证，症见胃脘胀满、胁肋疼痛、口苦泛酸、性情急躁、呃逆少食、肠鸣腹痛、舌边红、苔薄黄、脉弦。根据五行相生相克理论，"肝木太旺则克脾土，胆气太过则克胃土"。调治之法，当肝脾同调，肝胃共治。陆长清采用调肝理脾之四逆散化裁治之。

方药组成：柴胡6g，白芍9g，当归6g，陈皮6g，枳实6g，半夏6g，生姜3g，甘草3g。方中柴胡疏肝利胆，行气解郁，为调治肝胆之要药；枳实行气消痞；芍药、甘草平肝缓急，和中止痛；当归助芍药柔肝体，养肝阴，增强和营止痛之效；陈皮、生姜、半夏降逆止呕，醒脾和胃，加强肝脾同调之功。诸药合用，共奏疏肝解郁、降逆和胃、调和肝脾之功。肝脾既和，胆胃同降，则诸症可平。

临床配伍：胁痛剧者，加郁金、香附；胃脘痛剧者，加延胡索、川楝子；胃脘烧灼，加蒲公英、黄连；胆火犯胃，加金钱草、山栀子；呕恶泛酸，加黄连、吴茱萸；脾气虚，加太子参、白术。

（八）滋阴养胃法

滋阴养胃法主要用于脾胃阴虚证。症见胃脘烧灼痛、纳呆、口干咽燥、大便干结、舌红少苔、脉细数。脾属湿土，得阳始运。胃属燥土，得阴自安。脾喜刚燥，胃喜柔润，湿盛则伤阳，燥盛则伤阴。患儿嗜食辛辣，过用香燥之品，或热病后阴液亏耗，吐泻后胃津亏乏，均可损及脾胃之阴。陆长清以益胃汤为基础方化裁治之。

方药组成：沙参12g，麦冬6g，生地黄6g，玉竹6g，太子参12g，白扁豆6g，乌梅9g，甘草6g。方中沙参、麦冬、生地黄、玉竹甘寒滋阴，生津养胃；太子参、白扁豆甘淡补脾，和养胃气；乌梅、甘草酸甘化阴，滋养胃体。诸药合用，共奏益胃生津、补脾养阴之功。

临床配伍：胃脘烧灼，加蒲公英、黄连；胃脘痛甚，加延胡索、川楝子；恶心呃逆，加枇杷叶、竹茹；泛酸，加浙贝母、煅瓦楞子；口干渴，加天花粉、石斛。

总之，陆长清对内科、儿科病证的治疗积累了丰富的经验，尤其擅长调治小儿脾胃疾病。他常师法东垣、仲景，时时顾及脾胃，注重调理脾胃气机，养胃护脾，顾护脾胃阳气，极少应用苦寒伤胃之品，以防损伤脾胃升发之气。他所倡导的"整体调整为主、调理气机为先、调护脾胃为本、治病以平为期"的学术思想处处体现在其组方、用药原则中，既有源于继承中医基本理论和前人的经验精华，又有自己长期临床实践所得出的经验和体会。陆长清临床经验丰富，学识渊博，医术精湛，四诊详实，谨守病机，辨证确切，用药灵活，理、法、方、药丝丝入扣。其学术思想及临床经验足可让后学者反复研习，验之临床，继承和发扬光大。

（青海大学附属医院　曹昌霞）

危北海脾胃病证治学术思想与临床经验

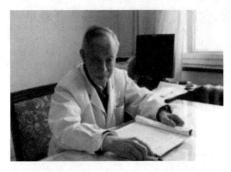

危北海（1931 年—），首届全国名中医，全国第二、第三、第四批老中医药专家学术经验继承工作指导老师，首届国家中医药管理局中医传承博士后指导老师，第二届首都国医名师，享受国务院政府特殊津贴，国家有突出贡献专家。1955 年毕业于解放军第七军医大学，1959 年参加北京第一届西医离职学习中医班。主要从事消化系统疾病的中西医结合基础与临床研究，在中医脾虚证本质与中医脾胃学说理论及临床应用研究工作中作出突出成绩。先后参加和承担国家"七五""八五""九五"等攻关项目，获得各级科技成果奖 24 项，代表性专著有《中医脾胃学说应用研究》《中西医结合消化病学》等。曾任北京市中医研究所所长，北京中医医院副院长，中国中西医结合学会副会长、消化系统疾病专业委员会主任委员，北京市中西医结合学会会长，《中国中西医结合消化杂志》主编，《北京中医药》杂志副主编等。曾荣获全国群英会特邀代表、北京市劳动模范等。

危北海是我国著名中西医结合消化、中医脾胃病学家。他从 19 世纪 80 年代领先开展中医证本质"脾虚证"研究，深入阐明脾虚证本质，提出新的中西医结合病证诊断学概念——脾虚综合征。他对历代有关脾胃学说的理论阐述、临床证治方药进行了全面系统的整理归纳和分析研究，深入阐述了脾胃学说的学术渊源、形成和发展演变过程，建立了"脾胃理论知识库"和"脾胃方药知识库"，编写学科专著《中医脾胃学说应用研究》。他临床勇于创新脾胃病中医病机理论，提出脾胃病发病学特点为"脾胃易虚、升降失调、阴火内生、瘀血凝滞"，并提出了"益脾胃、调升降、降阴火、化瘀血"的治疗学核心思想，针对西医学治疗难点慢性胃病癌前病变、幽门螺杆菌感染、难治性胃食管反流病、溃疡性结肠炎等创新治法方药。他总结出舌象反映胃内病理形态变化的规律，揭示了"舌为胃之镜"的中医理论内涵，指导从舌辨治胃病规律，并创立了"胃肠复元"理论指导危重疾病的中医治疗。

一、脾胃理论探索

危北海认为，脾胃学说是中医理论体系的一个重要组成部分。并认为，遵循中医理论，突出中医特色，系统地整理和发掘历代中医经典资料，阐发中医理论的真谛，可以说这种文献研究是整个理论研究过程的开端和基础，为进一步深入研究铺就了基石。在脾虚证的研究中，危北海对历代浩瀚的中医经典著作中有关脾胃学说的理论阐述和经验诊治等进行了比较全面而系统的整理归纳和核勘释注，从《内经》《伤寒论》一直到金元明清各代的主要医学著作都做了摘录分析，应用电子计算机进行资料输注、输存，编成专题理论知识库、脾胃疾病诊治咨询库和脾胃方药资料库等。危北海研究团队对脾胃学说的渊源、形成和发展进行了系统的理论分析，探源究本，引经求据，厘清思路，认真分析，首次提出了脾胃学说发展的各个重大历史阶段及其不同学派的主要特点和证据。

二、脾胃疾病证治

危北海认为，脾胃病是临床常见病、多发病，以及各科疑难病均与脾胃关系密切。他综合研究历代医家有关脾胃学说的文献后，对脾胃疾病的辨证论治方法进行归纳总结，将脾胃疾病分为实证与虚证两大类。各证包括主要脉症、治法、方药、随症加减。

（一）脾胃病实证

脾胃病实证可分为实热证、湿热证、湿温证、气滞证、食滞证、虫积证、痰饮证和瘀结证等。

1. 实热证

实热证主要指阳明实热证，包括阳明经证、阳明腑证及胃火炽盛证。

（1）阳明经证：症见全身发热，口渴，喜冷饮，大汗，舌质深红或红绛，舌苔黄厚干燥，脉洪大或滑数。

治法：清胃泄热。

方药：白虎汤（石膏、知母、粳米、炙甘草）。

随症加减：人参白虎汤治里热炽盛、气津两伤者，桂枝白虎汤治里热而骨节疼烦者，苍术白虎汤治里热而兼风湿者，羚犀白虎汤治里热而气血两燔、神昏谵语者。

（2）阳明腑证：症见心下痞满，脘腹胀痛，大便燥结，潮热谵语，舌苔焦黄，脉滑实而数。

治法：清火泻下。

方药：大承气汤（大黄、厚朴、枳实、芒硝）。

随症加减方：小承气汤、调胃承气汤、三化汤、宣白承气汤、导赤承气汤、增液承气汤、牛黄承气汤。

（3）胃火炽盛证：症见烦躁多饮，渴欲冷饮，口臭口干或口腔糜烂，牙龈肿痛，胃脘灼痛，大便秘结，舌质深红，苔黄腻，脉滑数。

治法：清泻胃火。

方药：清胃散或石膏知母汤加减（当归、黄连、生地黄、丹皮、升麻）。

随症加减：热盛者，加石膏；便秘者，加大黄、芒硝；口渴甚者，加元参。

2. 湿热证

（1）湿热黄疸：症见一身、面目尽黄，两胁不适，脘腹胀满，或身热口渴，小便赤涩，舌质红，苔黄腻，脉滑数。

治法：清热燥湿利胆。

方药：茵陈蒿汤（茵陈蒿、栀子、大黄）。

随症加减：茵陈四逆汤治黄疸阴证；栀子柏皮汤治伤寒身热发黄。

（2）湿热痢疾：症见热痢下重，大便脓血，渴欲饮水，腹痛肛灼，舌质红，苔黄腻，脉滑数。

治法：清热燥湿止痢。

方药：白头翁汤（白头翁、黄柏、黄连、秦皮）。

随症加减：加味白头翁汤（加白芍、黄芩、贯众、茉莉花）、白头翁加甘草阿胶汤治产后下痢虚极。

（3）湿热郁于阳明、少阳证：此证多见于急性胰腺炎。症见往来寒热，脘腹胀痛，痛引胸胁，口苦咽干，心烦喜呕，舌质深红，苔黄腻，脉滑数。

治法：泻火利湿和解。

方药：大柴胡汤加减（柴胡、赤芍、大黄、芒硝、胡黄连、木香、延胡索、白芍）。此方药与清胰汤基本相同。

随症加减：蛔虫引起的胰腺炎，加槟榔、川楝子、使君子；重型胰腺炎加丹皮、栀子、厚朴。

3. 湿温证

症见身倦发热，胸闷不饥，脘腹胀满，头沉身重，尿赤而短，舌质红，舌苔黄腻，脉濡数。

治法：清热利湿，宣通化浊。

方药：三仁汤（杏仁、薏苡仁、白蔻仁、厚朴、半夏、淡竹叶、通草、滑石）。

随症加减：藿朴夏苓汤用于身热不渴、肢体倦怠、胸闷口腻、湿邪偏重者。

4. 气滞证

（1）肝胃不和：症见口苦咽干，胸胁苦满，脘腹胀痛，不思饮食，舌苔黄腻，脉弦滑数。

治法：疏肝和胃。

方药：柴胡疏肝散加减（柴胡、白芍、枳壳、香附、川芎、炙甘草）。

随症加减：兼食滞者，加麦芽、鸡内金；气滞夹寒者，合良附丸；气滞夹热者，合金铃子散。

（2）肝脾不和：症见口苦咽干，胸胁苦满，头目眩晕，急躁易怒，食欲不振，体乏无力。

治法：疏肝健脾。

方药：逍遥散（当归、白芍、白术、茯苓、炙甘草、生姜、薄荷、柴胡）。

（3）胃气上逆：症见心下痞硬，噫气不止，反胃，吐涎，重则恶心呕吐，苔白厚，脉滑。

治法：和胃降逆。

方药：旋覆代赭汤（旋覆花、人参、生姜、代赭石、炙甘草、半夏、大枣）。

随症加减：胃气不虚者，去人参、甘草、大枣；痰多者，加茯苓、陈皮。

（4）湿滞中焦：症见脘腹胀满，不思饮食，口淡不渴，腹泄腿肿，苔白腻，脉濡缓。

治法：燥湿健脾。

方药：平胃散（苍术、厚朴、陈皮、甘草）。

随症加减：加藿香、半夏，为不换金正气散，治胃寒腹痛、呕吐泻痢；加藁本、枳壳、桔梗，为和解散，治伤寒头痛、咳嗽吐利；加桑白皮，名对金饮子散，治脾胃虚寒、心腹胀满；合五苓散，名胃苓汤，治中暑伤湿、停饮夹食；合五皮饮，治湿聚为水、流于皮肤而为水肿者；合二陈汤，治湿聚成痰、痰贮于肺者。

（5）升降失司：症见脘腹痞硬，恶心呕吐，肠鸣腹胀，大便稀软，苔薄黄而腻，脉弦数。

治法：调和肠胃，开结散痞。

方药：半夏泻心汤（半夏、黄连、黄芩、干姜、人参、大枣、炙甘草）。

随症加减：加生姜，减干姜用量，名生姜泻心汤，治呕而痞、干噫食臭。

5. 食滞证

症见胸脘闷满，腹胀时痛，嗳腐厌食，大便稀软且次数增多，苔黄腻，脉滑数。

治法：和中导滞。

方药：保和丸（山楂、神曲、半夏、茯苓、陈皮、连翘、莱菔子）。

随症加减：加白术，名大安丸，治食滞兼脾虚；加大黄、黄芩、黄连、枳实，治食滞较重、湿热互结；加木香、槟榔、香附、青皮，治食滞成痞。

6. 痰饮证

症见脘腹痞满，胸胁支满，恶心呕吐，喘咳多痰，心悸失眠，头目眩晕，苔黄腻，脉滑数。

治法：祛痰化饮。

方药：苓桂术甘汤或小陷胸汤加减（半夏、瓜蒌、黄连、陈皮、桂皮、茯苓、白术、甘草）。

随症加减：胃脘痛者，加丹参、木香、草豆蔻；喘咳痰多者，加桔梗、贝母；呕吐眩悸者，合小半夏加茯苓汤，和胃降逆。

7. 瘀结证

症见胁下痞块癥瘕，两胁胀痛，痛有定处，腹大青筋，面黄干瘦，苔厚，脉涩。

治法：化瘀散结，健脾消积。

方药：鳖甲煎丸加减（鳖甲、柴胡、黄芩、乌药、干姜、大黄、芍药、桂枝、葶苈子、石韦、厚朴、瞿麦、紫葳、半夏、党参、䗪虫、阿胶、桃仁、蜂房、赤硝、蜣螂、鼠妇）。

随症加减：小儿疳积，用蟾砂散（大蟾蜍 1 个，砂仁 6g），亦可用消疳金蟾丸。

（二）脾胃病虚证

脾胃病虚证可分为脾气虚、脾胃阳虚、胃阴不足、脾阴不足等。

1. 脾气虚证

（1）脾气虚弱，运化失司：症见食欲不振，四肢乏力，脘腹胀满，大便溏薄，舌质淡红且有齿痕，苔白厚，脉细濡或虚缓。

治法：健脾益气，理气化滞。

方药：健脾丸（人参、白术、茯苓、甘草、陈皮、木香、砂仁、山楂、麦芽、神曲、山药、肉豆蔻、黄连）。

随症加减：脾虚有寒者去黄连，加炮姜；胃脘疼痛者，加丹参；饮食不佳、肌肤消瘦者，服资生丸。

（2）脾气虚弱，寒凝中焦：症见腹中或心胸塞痛，呕不能食，上冲皮起，头足痛不可触，甚或手足厥冷，下利吐逆，苔白而淡，脉沉而紧。

治法：温中健脾，和里缓急。

方药：大小建中汤（党参、干姜、饴糖、炙草、蜀椒、桂枝、白芍、大枣）。

随症加减：虚劳里急，加黄芪；产后虚损、少腹拘急、痛引腰背、不能饮食，加当归。

（3）脾气虚弱，中气下陷：症见食欲不振，四肢无力，全身瘦弱，面黄易汗，气短懒言，腹胀便稀，或兼内脏下垂（脱肛或胃下垂、子宫下垂），舌淡红且有齿痕，舌苔白，脉细弱。

治法：健脾益气，补中升陷。

方药：补中益气汤或升陷汤（黄芪、党参、白术、炙甘草、当归、陈皮、升麻、柴胡、桔梗、知母）。

随症加减：气虚明显者，可加人参；阳虚明显者，加附子、肉桂。

（4）脾气虚弱，气虚发热：症见潮热多汗，或久热不解，渴喜热饮，或渴不欲饮，头痛怯冷，心烦懒言，纳呆乏力，腹胀便溏，舌淡红有齿痕，苔白腻，脉细数，或脉虽大而按之无力。

治法：甘温除热。

方药：补中益气汤化裁（黄芪、甘草、人参、当归身、橘皮、升麻、白术、柴胡）。

随症加减：心下痞、腹痛者，加白芍、黄连；暑热伤气、元气不足者，加麦冬、元参、黄芩；如为暑热伤气、气阴两亏，加麦冬、五味子、生地黄。

（5）脾虚肺弱：症见虚劳短气，甚或喘逆胸闷，四肢无力，饮食渐减，大便不实，自汗恶风。

治法：健运脾土，以保肺金。

方药：黄芪建中汤加减（生黄芪、党参、桂枝、白术、茯苓、白芍、炒扁豆、怀山药、薏苡仁、红枣、北沙参、饴糖）。

（6）脾气虚弱，脾不统血：症见神疲肢乏，面色不华，气短纳呆，少气懒言，月经过多，便血尿血，皮下出血，舌质淡，苔白，脉细数。

治法：补脾摄血。

方药：黄土汤或归脾丸加止血之药（白术、茯神、黄芪、灶中黄土、人参、木香、甘草、当归、生地黄、阿胶、黄芩）。

随症加减：便血色鲜红者，加槐花、地榆；便血色暗者，加白术、附片；鼻衄者，加大小蓟、牛膝；尿血者，加白茅根、棕榈炭；崩漏者，加阿胶、艾叶。

2. 脾胃阳虚证

症见倦怠无力，四肢发凉，食少腹胀，腹中时痛、喜热怕凉、按之可减，大便溏泄，尿少浮肿，舌淡，苔白，脉沉细无力。

治法：温中散寒，健脾益气。

方药：理中汤（人参、干姜、甘草、白术）。

随症加减：加附子，名附子理中汤，治脾胃虚寒、霍乱吐利；加枳实、茯苓，除痞满，止腹痛；加半夏、干姜，名理中化痰丸，治脾胃阳虚、寒饮内停。

3. 胃阴不足证

症见口舌干燥，口渴喜饮，胃脘灼热疼痛，或嘈杂易饥，大便秘结，舌干或裂，舌质红，苔少或无苔，脉细。

治法：养阴润胃，生津止渴。

方药：养胃液或益胃汤加减（沙参、玉竹、麦冬、石斛、生地黄、生扁豆、甘草、花粉、粳米）。

随症加减：口渴甚者，加生石膏、知母；有虚热者，加黄芩、地骨皮。

4. 脾阴不足证

症见脘腹胀满，不思饮食，大便秘结，口干唇燥，手足心热，舌质偏红或红绛，苔燥，脉细而弱。

治法：养阴润肠通便。

方药：麻子仁丸加减（麻子仁、杏仁、枳实、厚朴、当归、芍药、白蜜）。

随症加减：麻子仁丸去枳实、厚朴、芍药，加当归、羌活、桃仁，名润肠丸，治饮食劳倦、大便秘涩；加槐花、地榆，治痔疮出血。

三、脾胃疾病治则

危北海认为，调理脾胃是中医临床治疗的一个重要治则。根据辨病与辨证相结合的原则，调理脾胃不仅可应用于消化、呼吸、血液和内分泌等系统的疾病，而且对各种慢性病、急性病的恢复以及手术后的调理都有重要的意义。他提出了临床中调理脾胃的几个基本指导性原则。

（一）祛邪与养胃气兼顾

危北海认为，扶正气首先要顾胃气，顾胃气即扶正气，历代临床医家均十分重视此点。例如，张仲景提出，发汗必滋化源，其中太阳中风用桂枝汤，但求微汗，以免伤津，姜、桂合甘、枣以辛甘化阳，芍药合甘、枣以酸甘化阴，阴阳调和则微汗而解，啜粥则又资阳明之谷气以祛邪，故此方实有调中焦、畅化源、充谷气、祛邪气之功能。伤寒表实用麻黄汤，以麻黄、杏仁发表宣肺，以桂枝、甘草温阳益胃，并嘱患者"复取微似汗"，唯恐汗多以伤胃气。阳明经证用白虎汤，以石膏、知母清其邪热，以粳米、甘草益气调中。阳明腑证用承气汤，分大、小、调胃三类，以别病情之缓急和胃气之盛衰，苦寒之药最易伤阳败胃。若不慎保胃气，则可使邪陷正衰，故有调胃承气之设。并规定了阳明病"若更衣者勿服之""阳明病不能食，攻其热必哕""阳明病心下硬满者，不可攻之"的禁例，唯恐攻下过甚而损伤胃气。从《伤寒论》的六经病来看，三阴病固然是按照虚证论治的，三阳病的治疗虽是以祛邪为主，然而却处处顾护脾胃，上述所列举的例子即可充分说明这点。温热病中，邪热入气分，胃即应之。胃为水谷之海，津液化生之源，为诸邪之所归。若邪正交争，热势炽盛，热迫汗出，汗出则津亏，热势愈高，津液越损。故治疗温病，首先要顾护肺胃之阴液。温病大家叶天士说过"留得一分津液，便留得一分生机"。他所创制的养胃汤，是一个有名的调理脾胃的方剂，用药多甘淡、濡润，善养胃津，可随时调服。

（二）调治脾胃与他脏互用

危北海认为，脾胃为后天之本，与五脏六腑、四肢骨骼的关系十分密切。如果脾胃受损，不仅本脏自病，不能运化水谷，益气生血，而且可以影响他脏。另外他脏有病亦可影响脾胃。例如，肝木横逆，每可乘克脾胃；肺气虚衰，常致脾困湿滞；肾阳不足，可使脾阳虚弱，运化不健；心血耗损，血虚不能滋脾，可导致心脾两虚。由此可见，脾胃疾病每与其他脏腑的疾病互相影响，因而调理脾胃从古以来就有两种观点。一种是以李东垣为代表，认为"补脾胃即所以安五脏"，因为脾胃健运，元气充足，脏腑经脉得以滋养，疾病自可恢复。临床常用的有培土生金法，药如黄芪四君子汤；扶脾抑肝法，药如柴芍六君子汤；健脾补心法，药如附子理中汤；扶脾壮肾法，药如实脾饮等。另一种是以张景岳为代表，认为"安五脏即所以调脾胃"，意指调治其他脏腑可以治疗脾胃疾病。临床治疗上又可分为两类：一是补他脏以安脾胃，脾胃虚者可从心肾两脏调补，也就是虚则补其母，补火生土。例如脾阳不足，可先用理中汤，如无效，可加桂、附以补命火生脾土。二是抑他脏以安脾胃，临床常用的是抑木扶土，如痛泻要方，抑木为主，佐以扶土，肝气得平，脾气自复。

（三）开胃与运脾并重

危北海认为，胃纳脾运是相互联系的，调治脾胃必须开胃与运脾并重。一般来说，开胃常用的有两法：一是芳香开胃法，适用于寒湿秽浊之邪阻塞胃气，而胃气不虚者，症见苔白而腻、口淡不渴、胃脘胀闷、不思饮食、厌食油腻等。常用药物有藿香、佩兰、砂仁、陈皮、木香、焦三仙等。有些慢性脾胃病病情较重者，若胃气已衰，不能进食，尤宜培补胃气，可在补虚的基础上应用芳香开胃之品，候胃气一开，食量渐进，则有恢复之可能。二是养阴开胃法，适用胃阴不足者，症见不思饮食、胃脘灼热、口干便结、舌红苔少等，常用药物有石斛、麦冬、玉竹、沙参、梨汁等。其他尚有苦寒开胃法，可结合病情而应用。

危北海认为，脾之健运，不在补而贵在运，不欲补脾，旨在运脾。所谓运脾，即促脾运化，动而不息，运化不止。其治法即调和脾胃之意，补中寓消，消中有补，补不碍滞，消不伤正。具有运脾作用的方剂如香砂枳术丸、资生健脾丸，药物如苍术、麦芽、山楂、鸡内金、六神曲等。

（四）通下与升提互佐

危北海认为，脾胃是三焦气机升降的枢纽，《内经》说"六腑以通为用"。胃腑及大小肠均以通下为顺，从而达到运化水谷、吸收精微和分清泌浊的目的。张从正在《儒门事亲》中所说"：内经一书，惟以气血流通为贵……岂知内经之所谓下者，乃所谓补也，陈莝去而肠胃洁，癥瘕尽而荣卫昌，不补之中有真补存焉。"邪热结于阳明，宿食滞留胃脘，均可下之。但是临床上泻下药不宜单独应用，应与其他药物相互配伍。升提脾阳，鼓舞胃气，使清阳之气上升，浊阴之物下降，通下佐以升提，才能更好地调理脾胃。

危北海认为，对"通"法这一治则的理解不能单纯认为只是"通里攻下"，凡能消除各种原因引起的六腑郁、结、热、痰、温等病变，使其功能得以恢复正常的治法皆属于通法范畴。高士宗在《医学新传》中说："夫通则不痛，理也，但通之之法，各有不同。调气以和血，调血以和气，通也。下逆者使之上行，中结者使之旁达，亦通也。虚者助之使通，寒者温之使通，无非通之之法也。若必以下泄为通，则妄矣。"

（五）药补与食补兼施

危北海重视药食兼补。《素问·脏气法时论》说："五谷为养，五果为助，五畜为益，五菜为充，气味合而服之，以补益精气。"这说明药物是以祛邪为主，邪祛则正安。以药物之四气，纠正疾病之偏胜是药补的主要目的。以食物之五味，补益正气之偏衰是食补的主要目的。

危北海认为，药补不如食补，这固然有一定道理，但也不能偏废。一般而言，药补较快而力峻，食补较慢而力缓，正气虚损较重者可先药补，然后食补；正气虚损较轻者，则可偏重食补，必要时辅以药补。药补和食补兼施，而相得益彰。

危北海认为，虽然调理脾胃的方法很多，如补中益气、甘温除热、疏肝和胃等，但每一治法又各有一组方药，若能掌握脾胃治则的这五个方面，就能运用自如，提高疗效。因此危北海认为，学习脾胃理论，尤其要熟练应用调理脾胃的这些重要治则，只有从根本上体会其精神实质，才能得其要领。

（北京中医药大学东方医院、首都医科大学附属北京中医医院　周滔，

首都医科大学附属北京中医医院　陈誩　李雪）

姚希贤学术思想与临床经验

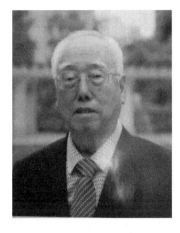

　　姚希贤（1934—），自幼家传中医，1955年毕业于河北医学院。河北医科大学教授、主任医师、博士研究生导师，全国著名消化病学专家，首届全国名中医，中医高徒指导老师，河北省消化病研究所所长、重点实验室主任。享受国务院政府特殊津贴专家，中西医兼长，曾任中华医学会消化学分会常委，河北省医学会消化分会主任委员，世界胃肠病学会委员，国际肝病研究协作中心学术委员，《胃肠病和肝病学杂志》名誉主编，《世界华人消化杂志》副主编，《中国中西医结合消化杂志》《中国中西医结合肝病杂志》《中国中西医结合脾胃病杂志》高级顾问，
《中华消化杂志》《临床肝胆病杂志》编委。河北省首届十二大名中医，国医大师提名人，中国中西医结合消化学会常务理事、顾问，院士候选人。荣获"全国百名优秀医生""河北省最美医生"荣誉称号，获"中西医结合事业突出贡献、重大贡献"创业奖，"中华医学会消化学会鸿儒奖"。

　　姚希贤具有中西医两套"过硬"本领，致力于中医、西医兼中西医结合临床、科研及教学工作六十多年，在内科消化病尤其是慢性肝病、胃病诊疗研究等方面造诣颇深，经验丰富，硕果累累。他是全国老中医药专家学术经验继承工作优秀指导老师，亲自带出中医高徒及博士、硕士研究生48人，承担"十五"国家科技攻关课题，组建国家名中医传承工作室，临床治疗慢性肝病以瘀血证立论，应用所研制的"益肝康"辨证加减，治疗大量患者，在恢复肝功能，消除肝细胞炎症、坏死，降低肝纤维化指标，恢复肝细胞器等方面具有确切疗效。研制出"胃忧康"中药，创用"灭HP四联疗法"提高了HP根除率，获各级科技进步奖16项，出版《衷中笃西消化病治疗学》《衷中笃西内科病证治疗学》《病毒性肝炎》《肝纤维化基础与临床》《临床消化病学》《疾病诊治大典》《急性消化病学》《临床诊疗手册》等著作10部，发表论文230余篇。

　　多次应邀参加并主持国内外学术会议，并做专题学术报告。创建内科学重点学科，创建省级消化病研究所、重点实验室。历任河北省政协第六、七届常委，为第九届全国人大代表。他的座右铭是"德者业之本，业者德之著"。

一、学术思想

姚希贤在学术思想上主张"中西医并重",长期差异并存。

1. 阴阳五行是中医学辨证论治的理论基础

(1)阴阳对立统一、相互依存的关系,维系着身体健康,即所谓"阴平阳秘,精神乃治"。阴阳的消长、转化、偏盛、偏衰等变化,以及五行相生、相克、相乘、相侮和传变等是用以说明机体组织结构、生理功能、病理变化和并发症的诊断、治疗的医学思想,体现了唯物辩证法。

(2)中医在诊断、治疗上具有明确、良好的方案。中医根据四诊八纲诊断疾病,并根据五行生克乘侮规律及气血津液、脏腑、六经卫气营血与三焦辨证对脏腑疾病等病情作出进一步推断。辨证论治是中医学的精髓。调整阴阳平衡(虚者补之,实者泻之,寒者热之,热者寒之)是中医治疗的基础。中医在治疗方法上有医门八法,在辨证治疗法则上有培土生金法、滋水涵木法、扶土抑木法等,科学性毋庸置疑。简单地一看到阴阳五行就将其污为落后、糟粕并试图用西医理论、方法来规范中医是极端浅薄、不当的。

(3)中医能治病,且有着不可替代的作用。临床实践表明,中医非但能治病,而且对不少西医治疗乏效的疾病,如腺病毒肺炎、流行性腮腺炎、传染性单核细胞增多症、乙脑、肝炎等病毒感染性疾病确有疗效。气血两燔的败血症、感染中毒性休克重症阳气暴脱,以及梅核气、寒疝(积)等功能性疾病,中医、中西医结合也具有良好的治疗作用。如平时多见的口臭、舌与口腔溃疡、牙龈肿痛,往往因找不到致病原因而久治不愈,中医诊之则有口干咽燥、舌红、苔黄、脉数等"胃炎"表现,应用清胃散加减,清胃泄热,治疗效果明显。

2. 在学术发展和疾病诊治上主张辨病与辨证相结合

姚希贤提出,既要知患何病,还要知得何证,以弥补西医只知病不知证、中医只知证不知患有何病的不足。在治疗上,西医有长处也有不少短板。因此,"优化"治疗是"适中则中,宜西则西,中西医结合疗效佳者则采用中西医结合疗法治疗"。

3. 创建"中国医学"

姚希贤勤于古训,平脉辨证,中西医融贯,倾毕生所学、所用、所研、所悟,继编辑出版《衷中笃西消化病治疗学》之后,又编写出版了《衷中笃西内科病证治疗学》,为倡导、创建集中西两医精粹的"中国医学"、中西医结合完善的"中国医学"体系做了增砖添瓦的工作。

二、临床经验

(一)慢性肝炎(病)、肝纤维化、肝硬化的治疗

采用中西医结合方法治疗慢性乙型、丙型肝炎(简称慢乙肝、慢丙肝):①采用干

扰素、核苷类似物恩替卡韦等抗病毒药抗病毒（当前尚未发现中医药对乙肝、丙肝病毒有确切疗效药物），抑制疾病发展。②对乙肝、丙肝病毒所致的慢性肝炎（病）、肝纤维化、肝硬化病变，当前西医尚乏有效治疗，采用中医治疗，以"瘀血证"立论，重用丹参配黄芪及一组活血化瘀药（当归尾、赤芍、红花、丹皮、姜黄等）辨证加减有良好疗效。研究发现，丹参配黄芪，能消除肝纤维化；赤芍、西红花能消除肝细胞坏死；当药（肝炎草）对降低 ALT 有良好疗效。他研制的"益肝康"（申报投产中）对本病有确切疗效，能降酶，恢复肝功能，有效降低肝纤维化指标的总有效率达82.1% ~ 88.3%。可改善82.6%的炎症和坏死，肝纤维化逆转总有效率为92.8%。

（二）慢性胃病的治疗

"脾为后天之本"。姚希贤治疗疾病多顾及脾胃功能，治疗慢性胃炎（病）强调调畅气机，气机畅通，脾胃健运，清阳得升，浊气下降，胃气来复，诸病得愈。他常用杏仁、桔梗宣通上焦，用石菖蒲、藿香、藿梗、荷梗、苏梗、白蔻、茯苓、陈皮、半夏调理中焦，用薏苡仁、乌药、赤芍等治下焦病证，用羌活、升麻、柴胡、防风、葛根提升脾阳，用苏梗、清半夏、生姜、枳壳、旋覆花下降胃气。藿香芳香化浊，升清降浊；藿梗长于和中，常用少量（3g）大黄，运通腑气，腑气通，胃气自降。木香、厚朴行气宽中祛满，具有促进肠蠕动、调理胃肠功能的作用。姚希贤思路广阔，中西医结合，深研理论，临床经验丰富，多有创意。

1. 十二指肠球部溃疡

研究显示，本病90% ~ 100%的患者伴有胃窦炎，87%的患者幽门螺杆菌（HP）呈阳性。而 HP 与慢性胃病的发生、复发及加重具有较为密切的关系，并与溃疡的顽固不愈和早期复发有关，所以应首先进行 HP 根除治疗。

姚希贤采用中西医结合方法，应用研制的"灭 HP 胶囊"，配合 PPI 或铋剂三联用药，使 HP 根除率达到87.5%。"灭 HP 胶囊"是在治疗慢性胃病有效药"胃忧康"方中加入对 HP 有抑杀作用的黄连、丹皮、乌梅、白芍。此外，中西医结合用药还可减少抗生素联用的某些不良反应，提高消化性溃疡的愈合质量，对慢性胃炎的慢性炎症和萎缩性病变具有良好的治疗作用。

根除 HP 可抑制慢性胃炎病变发展，但对 HP 所致的慢性萎缩性胃炎目前西医尚缺乏有效的治疗手段。为了有效消除慢性胃炎的急慢性炎症和萎缩性病变，提高溃疡的愈合质量，他在家传治疗慢性胃病有效中药"胃忧愈"的基础上，加入沉香（强化温中降逆）、丹参（活血化瘀，增加胃黏膜血流，改善胃黏膜病变）、乌梅（和胃调中），改名"胃忧康"。研究表明，该药能消除慢性胃炎急慢性炎症，对萎缩性病变有良好的治疗作用，能增加胃窦部胃黏膜固有膜层厚度和胃体黏膜固有腺层厚度，增加壁细胞计数。

2. 慢性胃病伴功能性消化不良

该病患者临床不少，症见胃脘痞闷、呃逆作痛、纳呆，脉多弦涩。胃镜检查除有轻度胃炎、胃排空障碍外，多无重要的器质性病变。治疗采用吗丁啉、莫沙必利等促动力西药，效果往往不及健脾行气中药，如柴胡疏肝散、香砂六君子汤、平胃散、木香槟榔丸、四逆散、六磨汤、大小承气汤及补中益气汤等。这些方剂中多含有沉香、藿香、木香、香附、砂仁、升麻、柴胡、厚朴、枳实、枳壳等理气疏肝药物，具有良好的促动力作用。

3. 慢性胃炎

临床上脾胃虚寒、脾胃不和证多见，多伴有呃逆。辨证使用丁香柿蒂散效果良好。姚希贤多在健脾化湿、温中祛寒方中加沉香粉行气化滞，降逆止呕（呃）；中焦虚寒或兼肾阳虚呃逆者，用公丁香或（和）沉香粉冲服。对脾胃虚寒或伴肝郁（肝胃不和）之胃脘及两胁隐隐作痛者，用当归、白芍、郁金、甘草柔肝养阴（血），解郁止痛。胃、胁痛明显者，加延胡索、佛手；胃热阴虚者，加生地黄、石斛或（和）沙参、麦冬养胃生津，滋阴清热。

（三）强调辨证用药

1. 对寒热互结、虚实夹杂之痞，善用五泻心汤辨证加减用药。对慢性胃炎（病）心下痞满、胃气不和、呕恶、呃逆、苔薄黄或腻、脉弦或滑数者，多用半夏泻心汤和胃降逆，开结散痞；对消化不良（伤食）干噫食臭者，减少干姜用量，加生姜并重用（生姜泻心汤）；对内热壅盛、热结脾胃（热痞）者，用大黄黄连泻心汤等多获良效。

2. 胁痛、左脉（关）沉弦细弱、舌淡苔薄白者，多用当归、白芍柔肝养血，敛阴止痛。

3. 肝郁重、嗳气频频者，配伍柴胡或（和）佛手、延胡索疏肝解郁止痛。

4. 便秘者重用当归润燥滑肠，血虚者重用白芍。

5. 脾胃虚弱、胃脘胀满不适、右脉弱者，四君子汤补之。但须注意不可一味强补，否则会"补而致壅"。为此，在应用滋补药物时，他辨证使用木香、厚朴、枳壳、丹参、丹皮等调理气机、活血化瘀药物。

6. 脾虚生湿、舌体胖嫩、边有齿痕、苔白腻、脉滑者，加用党参、炒白术或苍术、藿香、半夏、厚朴、砂仁、茯苓等芳香化浊燥湿药。

7. 脾虚或肝郁脾虚、纳呆、胃脘胀满、苔白厚、脉弦滑、气滞食积者，在注意疏肝理气、健脾温中的基础上，用鸡内金、莱菔子消食磨积，下气导滞；肉食积滞者，加山楂。

（四）"火郁证"证治

"火郁证"俗称"上火"，临床常见，有实火、虚火之分。对于外感风热、火热之邪之"实火"，治疗上可苦寒直折，直接应用"清法"，药如栀子、石膏、黄连、生地黄等清热凉血，泻火解毒。但对火郁遏伏虚火、郁热，单纯应用苦寒降泄药有导致邪热冰伏不解、火热郁结益甚、病情益重之可能。因此遇"火热证"首当明确诊断，是

"实火"还是"虚（郁）火"，是"心火""肝火""脾火""胃火"抑或"相火"。

1. "火郁证"往往因正气虚、脏腑损伤、气血不足及火郁侵及脏腑部位和深浅的程度不同，致病情错杂，而难以诊断。姚希贤指出，需注意临床特点（除固有身热、肢体灼热、口唇干裂、口臭、口腔复发性溃疡等热象外，往往出现身凉、口渴喜热饮、脉伏甚而厥逆等虚寒表现；舌暗红，苔黄白或腻，呈湿郁痰阻、郁而化火之象；火郁食滞者，苔多黄白浊腻，病久伤阴可舌红少苔而干），结合脉沉数、沉迟、沉伏但重按有力可资诊断。

2. "火郁证"治疗宜"火郁发之"，运用升举、宣散、疏通法。甘温、甘寒并用，以补其中，升其阳，泄其火，轻清透发，使郁火宣散于外。

值得提出的是，慢性胃炎脾胃虚寒证，有时会发生"寒疝"，为寒气攻冲，致阴寒性腹痛或"寒积"实证，患者多胃脘胀满，隐痛作冷，若巨形冰块堵于心下，则呕恶不食，痛苦难当。然而胃镜等检查多无异常，治疗乏效，危及生命。他曾遇本症20余例，均采用温下法，用温脾汤（大黄、附子、人参、干姜、甘草）加减治愈。方中多以肉桂易附子，重用肉桂、干姜，加毕茇、高良姜温胃散寒，并重用大黄泻下冷积。

（河北医科大学第二医院　姚希贤　孙玉凤）

王自立学术思想与临证经验

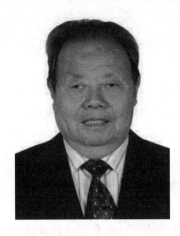

王自立（1936—），全国名中医，甘肃省名中医，甘肃省中医院首席主任医师，甘肃中医药大学终身教授、硕士研究生和博士研究生导师，全国第一至第六批老中医药专家学术经验继承工作指导老师，第一批中医药传承博士后合作导师，《西部中医药》编辑委员会主任，享受国务院政府特殊津贴专家，全国中医药杰出贡献奖获得者。

从医六十余年，勤求古训，博采众长，形成了独特的学术思想，在内科、儿科、妇科等方面积累了丰富的临床经验，对伤寒、温病、胃病、肾病、肝病及小儿泄泻、肺炎、惊风和妇女月经不调的治疗更有独到之处。其经验分别收录在《中医医案医话集锦》《中医医论医案医方选》《名中医医话》《席梁丞医案医话选》等书，学术思想收入《著名中医医学家的学术经验》一书。

其学术思想被列为"十五"国家科技攻关计划，"名老中医学术思想、经验传承研究"课题——王自立、王文春学术思想及临证经验研究。"脾色环唇"特色辨证被列为"十二五"国家科技支撑计划。

一、学术思想

王自立业医以来，勤求古训，锲而不舍，积累了丰富的临床经验，形成了自己独特的学术思想，并取得了显著的临床疗效。临证力主四诊合参，辨证论治，强调调理脾胃的重要性，推崇并能灵活运用经方治疗各科疑难杂症，但不排斥时方。临证之时首观患者形体胖瘦、步态、面色，以初步定其病位、病性，此即"第一印象"。次问就诊之目的，以定主症，并细询发病时间、诱因、伴随症状及诊治过程，以辨寒热虚实。再看舌象，若舌体胖大者多为脾虚、气虚，边有齿痕者尤甚；舌体瘦小者为阴血亏虚，兼舌红苔少者犹然；舌质紫暗或有瘀斑瘀点者必有瘀血阻络；舌苔厚腻或滑者多有痰饮、水湿。后参脉象，沉、迟、弱、细、芤者多为本虚，弦、紧、滑、大、洪、数者多为邪实。四诊合参，以别脏腑归经，辨明阴阳、表里、寒热、虚实等证候属性，之后根据辨证结果立法、处方、用药。他常说，症有真假，但舌脉为脏腑真气之外候，故临证常舍症从舌、从脉论治。

王自立创制"运脾汤"治疗消化性溃疡、溃疡性结肠炎、慢性胃炎及各种胃肠功能紊乱综合征；论治肝病，提出"治肝先柔肝，柔肝必养肝"的原则，善用滋阴养血之品，养肝血，疏肝气，使肝气条达，肝体柔和，则肝病得治，常用方剂有一贯煎、归芍六君子汤、逍遥散等；论治湿热淋证，另辟蹊径，认为其发病多与外感有关，因肺为水之上源，外邪袭肺，肺气失宣，津液不布，上源不清，水道不利，气化不行，水湿停滞，久而化热，蕴成湿热，下注膀胱，而为淋，倡清上达下法，创"清利通淋汤"以利水通淋；论治习惯性便秘，认为大便秘结不通为标，气血津液枯槁、肠道运行无力为本，故不主张峻攻，倡"补而通之"，创"运肠润通汤"；遵"冬病夏治""春夏养阳，秋冬养阴"之经旨，创"补肺固本合剂""补肺益寿合剂"治疗慢性咳喘；认为"损其肺者益其气"，运用补中益气汤从脾论治久咳；常用小陷胸汤、三子养亲汤合二陈汤治疗痰湿咳嗽；善用清气饮子论治外感夹湿；善用补中益气汤治疗气虚失摄之尿血；认为"无积不成痢，痢疾不怕当头下"，无论新痢、久痢，先用芍药汤清除肠道积滞，再依病情调治；论治慢性乙型肝炎，认为本病以气血阴阳亏虚为本，邪毒内袭为标，治宜标本兼顾，常用益气养血、滋阴补肾之剂配合清热解毒之法，并常配合贞芪扶正胶囊、虫草冲剂等口服增强机体正气，以驱邪外出；论治失眠，认为须分清新久、虚实，新患多属实证，常用龙胆泻肝汤、黄连阿胶鸡子黄汤；久患多虚，常用归脾汤、酸枣仁汤，并均酌加重镇潜阳、养心安神之品。临证之时，他常重用白术治疗肝硬化腹水及便秘；重用川贝母、浙贝母治疗各种胃炎及消化性溃疡；重用细辛治疗各种顽痹痛证；重用仙鹤草治疗血证、虚证；常用葛根、川芎治疗头痛、项背强痛；用马齿苋治疗腹泻。

（一）强调四诊合参，辨证论治为主，结合辨病用药，随症加减

王自立认为，中医学是在中国古代哲学基础上发展起来的，其天人相应论、阴阳统一论、五行生克论、脏腑相关论对临床实践具有极其重要的指导意义，强调中医最基本的特点是辨证论治。辨证是决定治疗的前提和根据，论治是治疗疾病的手段和方法，通过治疗结果又可以检验辨证的正确与否。辨证论治的过程，就是中医认识疾病和治疗疾病的过程。辨证和论治是理论和实践相结合的体现，是理法方药在临床上的具体运用，是指导中医临床工作的基本原则，二者相辅相成，缺一不可。只有在准确辨证的前提下，才能得到正确的诊断及治法，开出切合病情的方药，获得满意的疗效。若要准确辨证，必须熟知医理，精于医道，力争达到"望其形而通其神，闻其声而明其圣，问其由而得其工，切其脉而续其巧"（即常说的"神圣工巧"）之境界，并四诊合参，辨明病机证候，审证求因，审因论治。

王自立认为，中医学中同一种病可以包括几种不同的证，而不同的病在其发展过程中可以出现同一种证，因此中医治病主要不是着眼于病的异同，而是着眼于证的异同。相同的证可用相同的治法，不同的证则治法也不同，即"证同治亦同，证异治亦异"。临证处方时，不可拘泥用某一方来治疗某一疾病，此谓"医不执方"。即使不同的疾病，若病机相同，也可用同一方剂治疗，此谓"医必有方"。他常说，通因通用、塞因塞用、反治从治等皆是辨证论治在临床上的具体体现。辨证论治是中医认识疾病和治疗疾病的基本原则，是中医的精髓，是中医的立足之本，也是中医的生命线。

王自立强调，临证须明辨证、病、症之间的相互关系。证、病、症三者之间存在着有机的联系，若将中医诊疗系统看作是一个平面坐标系，疾病即是横坐标，证候则是纵坐标，症状便是对其进行定位的坐标点。中医治病的过程就是在中医理论指导下，对四诊资料进行归纳、总结，辨识其证候，然后在辨证的基础上立法、遣方、用药。临床上无论古方、名方、效方、验方，并无优劣之分，都是针对中医证候而设，非为西医疾病的病名而设，且每一方对应的是相对稳定的证候，而证候则仅出现在某一疾病的某个特定阶段，故全面的症状采集及辨识疾病都是为更好地辨证服务的。准确辨证不仅是正确治疗的前提和取得疗效的关键，还是判断病情轻重及其转归的依据。

（二）运脾思想

"健脾先运脾、运脾先调气"。运脾思想是王自立治疗脾胃病的指导思想，也是其独到的学术经验之一。运脾思想的主要内容有以下几点。

1. 脾运失健、升降失常乃脾胃病的病机关键

脾为五脏之一，与胃相表里，同居中焦，主要生理功能是消化饮食水谷，运化水湿津液，化生气血精微，将气血津液输布全身，奉养五脏六腑、四肢百骸。同时，将水谷所生的浊气、糟粕通降于下，使其从二便排出。此外，脾还有升发清阳、统摄血液、温煦中焦及四肢等功能，故而脾胃被称为人体升降运动的枢纽，升则上输于心肺，降则下归于肝肾。脾胃健运，才能维持"清阳出上窍，浊阴出下窍；清阳发腠理，浊阴走五脏；清阳实四肢，浊阴归六腑（《素问·阴阳应象大论》）"。脾胃特殊的生理功能是人体生命活动、健康成长的根本保证。因此，古人将脾胃称为"后天之本""气血生化之源"。一旦脾胃运化失健，升降失常，则诸症丛生。正如李东垣所说："内伤脾胃，百病由生。"可以这样说，多种脾胃病证，以及由水谷精微失布、水湿运化失常而形成的他脏病变，均与脾主运化的功能和脾胃升降功能失调有密切关系，故而王自立认为脾胃病的病机关键是脾运失健，升降失常。

2. 以运为健、以运为补是治疗脾胃病的主导思想

脾的生理功能主要是通过脾气来实现的。脾气是脏腑之气，也是脾胃运化的动力和源泉，脾气健旺，则脾胃功能正常；脾气虚弱，则脾胃功能衰减。现代人生活节奏紧张，缺乏规律，易受饮食、劳倦、情感影响，因而也就更易损伤脾气而致病。古人曰"实则阳明，虚则太阴"，亦提出脾经发病以虚为主，故论治脾虚不离一个"补"字。

王自立认为，脾胃病虽以虚为主，但以升降失常为要，以脾气不行为主要矛盾。脾虚虽为虚证，但常可见到因脾气不行致脾虚不运而出现的壅滞，临床常有"实"的情况出现，如痰饮、湿滞、食积、气郁等，或脾虚不运，胃失和降，导致胀、痛、吐、泻等。因此，治疗上不能单纯考虑"补"，而应以运行脾气、调整升降为先。从动态的观念出发，王自立得出了脾以运为健、以运为补的指导思想，用促进脾胃运化功能正常发挥的方法，达到补益脾胃的目的。脾胃只有处于正常的运行状态，才能消化水谷，运化水湿，生化气血，才能为人体提供营养精微，进而吸收甘温补益之药，使人体逐步走向健康。反之，脾胃若处于停滞的非运动状态，则任何补益之品都是不可能起作用的。这是王自立运脾思想的理论基础。

3. 健脾促运、调气和胃是治疗脾胃病的重要原则

从脾以运为健、以运为补的思想出发，王自立确立了健脾促运、调气和胃的治疗原则，提出健脾先运脾，运脾须调气，突出了理气调气药在运脾法中的重要地位。由于脾胃为人体气机升降的枢纽，升降浮沉是气机的表现形式，故而气机的正常与否对脾胃的生理功能是否实现产生影响。甘温补益之品多有滋腻壅滞胀满之嫌，用之常易致脾胃之气停滞不行，使气机失畅，久用则易犯实实之弊。健脾促运、调气和胃的目的是通过调气使脾气得以舒展，气机得以调和，避免滋补而致的壅滞，进而扶助运化，健旺脾胃。因此，运脾不在于直接补益助运，而是通过理气助运，这是运脾的关键所在。

4. 创"运脾汤"，为治疗脾胃病的常用方剂

王自立在总结前人经验的基础上，结合临床实践，创立了"运脾汤"，用以治疗脾虚不运。该方由党参、白术、茯苓、佛手、枳壳、麦芽、菖蒲、仙鹤草组成。方中党参、白术、茯苓补脾益气；枳壳、佛手理气调气，促进脾运；菖蒲芳香醒脾化浊；麦芽健胃消食，和胃降逆而促脾运；仙鹤草归肺、肝、脾经，补气血而不滞。诸药合用，寓理气于补益之中，寓调气于健胃之间，共奏健脾促运、调气和胃之效。

临症加减用药，王自立强调少而精，一两味即可，多则影响原方功效。气郁甚而致胀闷者，加陈皮、木香；食积呕逆者，加鸡内金、生姜；痰积者，加瓜蒌、川贝母；湿滞者，加苍术、厚朴。

"运脾汤"以枳壳为运脾调气之关键之品，王自立临证时，最多可用至80g。枳壳味苦，性微寒，入肺、脾、肝经，具有行气导滞、理气宽中之功。现代研究表明，枳壳水煎剂能使动物胃肠蠕动加强而有节律。"运脾汤"方中，枳壳具有既调节脾胃升降又促进脾胃运化的作用。根据脾运失健的程度，王自立使用枳壳运脾有小运、中运、大运之分，小运时枳壳用量为10~15g，中运时枳壳用量为20~30g，大运时枳壳用量为35~60g，临证须灵活掌握。

二、临床经验

（一）便秘的辨治经验

便秘系临床常见病、多发病，当分虚实论治。实者宜攻，虚者当补。若邪滞不去，日久暗耗气阴；或反复使用泻下剂，耗伤津气，使阴亏肠腑失于濡润，气虚肠道运行无力，大便排出日益艰涩，导致久秘（习惯性便秘）。倘再施以峻泻，大便虽得一时之畅，然必重伤津气，无异于雪上加霜。临床上确有不少患者久用泻药而疗效日微，病情反重。王自立认为，治疗本病应攻补兼施，寓攻于守，不宜峻攻，倡"补而通之"，创立"运肠润通汤"缓图取效。

（二）泄泻的辨治经验

古来治疗泄泻的方法诸多，且分类多。《难经》所载有五泻：一为胃泻，饮食不化；二为脾泻，呕逆腹胀；三为大肠泻，便脓血，小腹痛；四为大瘕泻，里急后重；五为数至圊而不能便，茎中痛。凡此所举，究其病因都与湿有关。经云："诸病水液，澄澈清冷，皆属于寒（素问·至真要大论》）。"王叔和亦云："湿多成五泄，肠走若奔雷。"王自立认为，"无湿不成泄"。泄泻之成多责之于脾肾二脏。脾主运化，肾主闭藏。若脾虚失运，津聚成湿，下注肠道而为泻。日久及肾，命门火衰，无以燠土，土不制水，水饮直走大肠而为泄。故治泻之法，不离脾肾。

王自立治疗泄泻，若脾虚饮停者，常用苓桂术甘汤；脾虚湿盛者，常用平陈汤、六神汤；湿郁化热者，先予芍药汤；肾阳虚者，用真武汤；脾肾俱虚者，用四神汤等。同时并不拘于温补脾肾，尚结合患者年龄老幼，体质强弱，病程新久，有无兼证，分清寒热虚实，辨证施治，灵活运用《医宗必读》之治泄九法以提高疗效。

（三）胆胀的辨治经验

胆胀一病临床常见，对于肝郁脾虚、气滞湿阻所致者，王自立常用柴胡疏肝散加味获效。究其发病，多因情志失调致肝气不疏，横逆克脾，脾失运化，胃失和降，湿浊内生，阻滞气机，经络不畅；或伤于饮食，脾运失职，宿积不化，酿湿生痰，阻碍经络，不通则痛，发为胆胀。

治宜疏肝健脾，理气止痛。临证之时，王自立常酌加"四金（郁金、金钱草、鸡内金、海金砂）"以加强利胆之力。兼泛酸者，常重用浙贝母；有郁热者，酌加牡丹皮、栀子、连翘；疼痛明显者，加郁金、细辛；脾运失健者，加石菖蒲、炒麦芽、仙鹤草；大便秘结者，重用白术、枳壳、郁李仁、肉苁蓉。

（四）湿邪的辨治经验

湿有内湿、外湿之分。外湿多由气候潮湿、涉水淋雨、居处潮地、汗出沾衣伤人肌表经络而致。内湿则由多食肥甘、过饮酒酪、湿浊内盛、脾失健运、水湿停聚或脾胃素虚、运化失司、聚水成湿所致。

1. 外感夹湿

外感夹湿，顾名思义，即为感触风寒或风热表邪的同时兼夹湿浊为患。外感夹湿临床极为常见，多因脾胃虚弱、运化失健、水湿停聚、酿生痰浊、复感外邪、内外相合为患，或风寒湿或风湿热邪同时侵犯机体为患。湿为阴邪，其性黏滞，难以速去，且易于从阳化热，从阴化寒。故临证之时不宜单用解表或过用苦寒清热燥湿及辛燥祛湿之剂，宜用轻清宣散之剂使表邪外解，芳香化湿和中之剂使湿从内外分消，健脾祛湿化痰之剂以杜绝痰湿内生之源，如此，湿祛邪解而不伤正。王自立临证之时常以验方"清气饮子"化裁而获效。

方药组成：藿香15g，金银花15g，蝉衣6g，紫苏10g，半夏10g，陈皮10g，茯苓10g，甘草6g。

方义：方中既有辛温解表、化湿和中之藿香、紫苏，又有甘寒清热、疏风解表之金银花、蝉衣，合燥湿化痰之二陈汤，共奏疏风解表、化湿和中之功。

加减用药：咳甚痰少者，加桑白皮、地骨皮，以清肺止咳；痰多者，加紫菀、枇杷叶，以化痰止咳；痰稠色黄者，加连翘、黄芩、大青叶、浙贝母，以清肺化痰；痰味腥有成痈之势者，加鱼腥草、芦根、桃仁、冬瓜仁、败酱草，以清热解毒，化瘀消痈；痰多胸闷者，加瓜蒌、浙贝母、杏仁、芥子，以化痰止咳，宽胸理气；咽喉肿痛、充血者，加青果、僵蚕、王不留行，以清热疏风，利咽解毒；头颈强痛者，加白芷、川芎、葛根、钩藤，以祛风活血，柔筋止痛；四肢疼痛者，加桑枝、秦艽，以祛风除湿，通络止痛；鼻中时流清涕者，加荆芥、防风，以解表散寒；舌苔厚腻者，加苍术、厚朴，以行气燥湿；小便频数或淋沥不尽者，加白茅根、车前草、竹叶，以清热利湿通淋。

2. 湿阻于内

湿阻一病临床比较常见。王自立认为，湿阻为病多因饮食失节，损伤脾胃，运化失健，湿浊内生，阻滞气机。湿阻少阳，一身尽痛，手足沉重，寒多热少，脉濡者，治以柴平汤。湿阻三焦，身热、纳呆、呕恶、大便不爽或黏滞、舌苔黄腻、脉滑数者，治以三仁汤，开上焦肺气。肺主一身之气，气化正常则能通调水道，使湿从小便而出。湿阻脾胃，从中焦着手，治以健脾燥湿，方用平陈汤化裁。若失治误治，聚湿成痰，郁而化热，复为外邪引动，蒙塞清窍者，宜加芳香清化之剂，选用不换金正气散加减。王自立强调，临证用药应以轻疏灵动为贵，这样既可透达湿邪，又能醒脾助运。用药时不宜频繁更方，须守方调治，以求痊愈。

3. "一源三歧"

王自立非常重视脾胃功能的调理，认为脾胃居中焦，中焦"如沤"。脾为太阴湿土，喜燥恶湿。湿邪具有易感性和隐匿性，与秽浊黏困于脾，至脾损而百病生。

对于湿热之邪对人体的影响，王自立提出"一源三歧"理论。"一源"即脾胃。饮食不节，或劳倦伤脾，或思虑伤脾，可导致脾失健运，酿生湿热。湿邪下注下焦（大肠、胞宫、膀胱——"三歧"）而出现三种不同的疾病。其病机为湿热下注。阻于膀胱则淋，阻于大肠则为痢，阻于胞宫则为带。阻之膀胱是因上源不清，水道不利，湿热为患故为淋，治当清上达下，方用清热通淋汤。阻之大肠乃因肠道素有积滞，湿热与积滞相兼为患，治用芍药汤。阻之胞宫乃带脉不固，治以固带脉，祛湿热，方用易黄汤。

4. 湿邪的治疗

湿的产生与肺、脾、肾功能失调关系密切。肺失宣降，水津不布，水聚成湿。脾脏受病或脾脏本虚，运化失司，则聚液为湿。肾主蒸化水液，肾阳不足，蒸化无力，水不化气，而致水湿停留。湿为阴邪，湿性黏腻重浊，其生也渐，其去也缓，病势缠绵，难以速愈。根据湿邪产生的脏器不同，采用不同的治则。

（1）"气化湿亦化"：《三因极一病证方论》云："在天为雨，在地为土，在人脏为脾，故湿喜归脾，脾虚喜中湿。"湿为阴邪，其性黏滞。湿邪中阻，易伤脾阳，更碍气机。气滞、阳虚又使湿邪内生，加重湿病。湿不自化，气机调畅则湿邪易化，所谓"气化湿亦化，气行则水行"。湿病必兼气滞，调气有助除湿，湿化则气畅，因此理气化湿为治疗湿邪的重要法则之一。

（2）"治湿当健脾，脾旺湿自绝"：脾胃同居中焦，乃化湿制水之本。饮食伤胃，劳倦损脾，脾胃受伤，失于健运，则水液运行、输布障碍。肺无以通调，肾无以下输，水湿内停。治以燥化水湿，健脾与除湿共施。健脾以绝生湿之源，除湿有助脾之健运，诚如丹溪所云："治湿不理脾胃，非其治也。"

（3）"治湿当利小便"：通利小便以急治其标，给邪以出路，亦为治湿之大法。如《儒门事亲·金匮十全五泄法后论》说："凡治湿，皆以利小溲为主。"《医学启源》谓："治湿不利小便，非其治也……气味相合，上下分消，其湿气得以宣通矣。"《医学正传》谓："……大抵宜发汗及利小便，使上下分消其湿，是其治也。"

（甘肃省中医医院　田旭东　王煜）

隗继武辨治脾胃病学术思想与临证经验

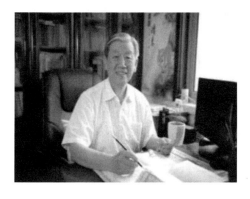

隗继武（1936—），全国名老中医，山东中医药大学教授，博士研究生导师，全国中医内科学会脾胃病专业委员会委员。曾任山东中医药大学副校长，全国第三批老中医药专家学术经验继承工作指导老师，中华中医药学会名医研究会委员，济南市政协委员，山东名人协会常务理事等。曾赴俄罗斯、美国进行学术访问，2000 年赴瑞士行医、讲学 1 年。

从事临床工作 50 年，治学严谨，医德高尚，学验俱丰，发表"中西医结合治疗亚急性肝坏死的体会""脾胃论及其临床纲要""消化系统疾病舌象变化规律与计算机智能化研究"等 20 多篇论文，主编《传统医学丛书——中医内科学》，参编《英汉实用中医药大全》等多部著作；主持完成省级科研课题 5 项，荣获省教委一等奖两项。其经验入选《华夏英杰》《辉煌成就——世纪曙光》《2000 中国风——杰出人物特辑》《大地之子》《中国专家人名辞典》《共和国专家成就博览》。

一、脾胃病辨治思路

在脾胃病辨证方面，隗继武重视脏腑辨证。因脾胃为后天之本，气血生化之源，而气血的生成与五脏有关，以其"生化于脾，总统于心，藏受于肝，宣布于肺，施泄于肾""肺朝百脉"，因此，隗继武认为，只要以脏腑辨证为主要辨证方法，就能全面把握内科病之阴阳气血、寒热虚实的证治特点。在脏腑辨证的基础上，隗继武将《伤寒论》的核心"六经辨证"活用于内科疾病，这是其学术思想的一大亮点。在内科疾病治疗方面，隗继武认为，五脏之中尤以肝脾为要，故临证治疗应以调补肝脾为本。《素问·玉机真脏论》云："五脏者，皆禀气于胃，胃者五脏之本也。"百病皆由脾胃衰而生，百病皆生于气，故他提出"治病必治脾""调气不忘脾胃"。他常说，执中央以健四旁，百病不愈必寻到脾胃而愈，因此，无论遣方的寒、热、虚、实，他均以调理脾胃为要。

二、学术思想

(一) 善用"和法"，脾胃并重

"和法"为中医八法之一，它不同于汗、吐、下三法专事攻邪，又不同于补法专事扶正，旨在"调和"。如戴北山说："寒热并用之谓和，补泻合剂之谓和，表里双解之谓和，平其亢厉之谓和。"饮食物的消化吸收是在脾与胃的纳运互助、升降相因、燥湿相济的相互配合协调中完成的。脾胃所居为人之中州，是气机升降之枢纽。各种原因损伤脾胃，可使寒热之邪错杂于中焦，或痰饮湿浊困阻于中，升降失常，气机滞塞则病生矣。此时，当理寒热，化痰湿，调气机，复升降，和其体用。肝主疏泄，可调畅脾胃气机，肝与胆的功能正常与否与水谷的运化和脾胃气机的升降密切相关，故《灵枢·四时气》有"邪在胆，逆在胃"之说，叶天士曾谓："肝为起病之源，胃为传病之所。"

隗继武认为，脾胃病病机复杂，治疗上需调升降，畅气血，寒温相宜，阴阳相顾，虚实同理。如吴鞠通言："补中焦以脾胃之体用各适其性，使阴阳两不相奸为要。"脾胃病大多表现为虚实夹杂，寒热互见，纯虚或纯实证者较少。隗继武认为，对寒热错杂、升降失常、虚实兼夹病机比较复杂的脾胃病，选用纯攻、纯补、纯清、纯温等方法治疗均难以收效，唯有采用肝脾同治、胆胃同调、兼顾各脏、寒热并用、升降配合、正邪兼顾之剂调和，方可愈病。

(二) 辨证辨病，审因论治

隗继武临证主张"七结合"原则，即宏观与微观结合、局部与整体结合、主观与客观结合、辨证与辨病结合、内治与外治结合、治病与调心结合、防病与治病结合，对脾胃病的诊治具有重要指导意义。

1. 宏观与微观结合

自然界是人类生存的宏观环境，无时无刻不在影响着人体。人体脏腑、组织、器官则是生理病理变化的基本单位和微观因素。《素问·宝命全形论》云："夫人生于地，命悬于天。"因此，诊治疾病应该从宏观着眼，微观入手，即将个体、人群、生态环境、社会因素等诸多方面综合考虑，把生命活动和疾病的发生发展过程看作宏观条件下的微观变化。如临床上常见的消化道疾病、心脑血管疾病等，自身脏器的病理变化是客观存在的，但社会、环境因素，如精神刺激、饮食习惯等则能导致或促进这些疾病。因此，综合考虑，统筹兼顾，方能收到好的治疗效果。

2. 局部与整体结合

人体是一个有机的统一体，整体的功能是由各脏器、组织共同完成和实现的。局部与局部之间、局部与整体之间在生理上相互联系，密不可分；在病理上相互影响，互为因果。因此，诊治疾病要注意整体与局部之间的辩证统一关系，既要注意局部变化，又要注意整体反映；既要考虑既病之脏之腑，又要考虑相关联的他脏他腑。

隗继武非常重视中医的整体观念，将其贯穿于辨证施治的各个方面。他认为，人体各脏腑都有各自不同的生理功能，而这些生理功能又是整体功能活动的组成部分。诊治疾病时，只有以整体观念为指导，统观全局，审证求因，燮理阴阳，调理脏腑，疏通气血，调节升降，才能使机体达到"阴平阳秘，精神乃治"的状态。

3. 主观与客观结合

就疾病的发生、发展和治疗过程而言，人体的功能和精神状态是矛盾的主要方面，是内因；治疗手段和环境改善是客观条件，是外因。客观必须通过主观而发生作用。从物质角度看，机体正气的盛衰是决定疾病发生、发展和转归的关键因素，所谓"正气存内，邪不可干""邪之所凑，其气必虚"。药物及其他治疗手段亦需借助人体的正气方能鼓邪外出。从精神角度看，不但不良的精神刺激可导致或诱发疾病，既病之后的精神作用对疾病的治疗也有一定程度的影响。对此，《素问·五脏别论》云："凡治病，必察其下，适其脉，观其志意与其病也……病不许治者，病必不治，治之无功矣。"由于人的主观能动性是战胜疾病不容忽视的因素和条件，因此在使用药物和其他治疗手段的同时，应时刻注意发挥人的主观能动作用。一方面应顾护人体正气，使正气足，邪气祛；另一方面要注意精神调节，消除不良的精神刺激，帮助患者树立战胜疾病的信心和决心。

4. 辨证与辨病结合

所谓辨证与辨病结合是指治疗中既要充分利用西医学的先进理论和手段明确疾病的性质、部位，做到胸中有数，有的放矢，又要以中医理论为指导，统观全局，辨清阴阳，审证求因，因证施治。作为一个医生，既要借鉴和利用西医学的方法和手段，更要发挥中医辨证论治之特长。

隗继武在诊断脾胃疾病时非常重视辨证，认为辨证是中医治疗疾病的精髓所在，也是取得治疗效果的关键。他指出，之所以要辨病，是因为脾胃疾病具有杂慢的特点，如慢性腹泻、溃疡性结肠炎、肠易激综合征、消化器官恶性肿瘤等，如果治疗不及时，会严重影响生活质量，甚至危及生命。因此，无论是中医辨证还是西医辨病，均应十分清楚，以免延误病情。中医辨证是整体观思想最集中的体现，要结合年龄、病史、发病因素、体质情况、环境、饮食习惯、用药等因素综合考虑，并分析病机所在、正邪关系、预后转归等，从现代临床角度出发，结合西医观点及检查结果进行辨证，并得出结论。中医的证反映了疾病的一般规律，所以疾病中可见同一证型，即"异病同证"。而每个脾胃病又有其特殊性，一个病又可见不同证型，因此又要在辨病的基础上辨证。

5. 内治与外治结合

人体的五脏六腑、四肢百骸是通过经络的作用而形成的有机整体，致病因素作用于机体，或导致一脏一腑功能失调，经络阻滞，或导致全身阴阳失衡，气血不畅。治疗就是用药物或非药物手段，达到祛除病邪、协调脏腑、平衡阴阳的目的。内治可以实现这一目的，有时外治同样也可以实现这一目的。如吴师机说："外治之理即内治之理，外治之药即内治之药，所异者法耳，医理药性无二，而法则神奇变幻。"隗继武常将内治法与外治法有机结合，如急性阑尾炎，在用内服药的同时配以大蒜、大黄、芒硝外敷。其他如外熨、烫洗、膏药等也是他经常使用的外治方法。

6. 治病与调心结合

个体是社会的一分子，诸多社会现象为人体感官所感知，从而导致精神或情绪的变化。而人的精神活动与脏腑器官的功能又有着密切的联系。一方面，外界不良的精神刺激作用于机体，可导致脏腑功能失调而致病。《素问·举痛论》云："怒则气上，喜则气缓，悲则气消，恐则气下……惊则气乱，劳则气耗，思则气结……"另一方面，脏腑功能失调而使气血偏盛偏衰时，又会导致异常的情绪变化。《灵枢·本神》云："血有余则怒，不足则恐……"因此，作为一名高明的医生，应当掌握精神因素与疾病发生及发展的关系，掌握精神因素的致病特点，在发挥药物治疗作用的同时，注意调节患者的精神和情绪，这样才能有效治疗和预防疾病。《素问·疏五过论》云："离绝宛结，忧恐喜怒，五脏空虚，血气离守，工不能知，何术之语？"

7. 防病与治病结合

此即所谓"未病先防，既病防变"。遵"圣人不治已病治未病"之旨，隗继武强调应注意调饮食，慎起居，消除或避免七情、六淫等致病因素对人体的侵扰，防患于未然。既病之后应根据脏腑经络的内在联系和疾病的发展规律，防其传变或阻断其发展，如肝胆病者理脾扶土、脾气虚者调升降等。

（三）吸纳新知，衷中参西

隗继武强调，"当代中医不仅要领会和感悟中医学的精髓和奥秘，也要懂得西医和现代科技知识，这就要比常人花费更多的精力和心血"。隗继武主张中西合璧，强调治病应以中医理论为指导，以临床疗效为标准，积极探索消化系统疾病新的诊疗方法。他善用中西医两法解决消化系统复杂和疑难问题，注重审证求因，重视疾病发生的因果关系。他善于吸取并运用西医诊疗技术，承古治今，兼容并蓄。隗继武认为，西医学集中了现代物理学、化学、生物学等学科的先进理论、先进手段和先进技术，对人类生命过程的认识由浅入深，由粗入细，由宏观到微观，达到了较为先进的程度。对于人类的优秀成果，不但西医可以利用，中医也应该利用。他指出，诊断脾胃疾病，除四诊合参外，应选择一些现代检查方法，他常借助 B 超、胃镜、结肠镜、CT 等检查手段，提高诊断的准确性及客观性。

（四）治学严谨，善用经方

隗继武治学严谨，尤其重视基本功的训练，强调病历书写的重要，推崇《伤寒论》《金匮要略》等经典著作，其中的许多条文他都烂熟于心。他将仲景学说融会贯通，汗、吐、下、和、温、清、消、补之法贯穿治疗始终。他认为，仲景学说言简意赅，古奥难懂，要掌握其真谛应注意两点：一是要精研细读，在"熟"字上下功夫。只有熟读，才能触类旁通。二是要大胆实践，在实践中验证理论，加深对理论的理解，创新和发展前人的理论。他对伤寒、金匮所载的许多方子都进行过验证，并逐渐形成了自己独到的经验。

（五）大胆尝试，勇于创新

魄继武认为，中医与其他自然科学一样，应该在实践中不断发展，不断创新，只有这样，才能使这门古老的科学焕发出青春活力，适应人类社会发展的需要。而创新必须建立在继承的基础之上，要不断地发掘其宝藏，整理散失的文献著作，尤其是埋没在民间的家传秘验方，为继承开凿源流，这样继承才能有雄厚的根基。长期以来，他在理论和实践上不断进行探索。特别是一些疑难重症、沉疴痼疾使用传统治法效果不佳者，他勇于打破常规，根据具体情况，改用新的治则，创立了一系列有效的新法新方，结果显示，大都收到较好的治疗效果。

如在中医理论方面，他根据《黄帝内经》人与天地相参、与日月相应的观点，提出因人、因地、因时的三因学说，为诊治疾病提供了客观因素，体现了辨证论治的整体性与灵活性的有机统一。在胃病诊治方面，他提出的"和、降、温、清、养、消"六法亦颇为实用。

三、临证用药经验

（一）重视升降，调节枢轴顺气机

气机升降理论是中医理论体系的重要组成部分，它从动态角度对脏腑特性、气化功能及人体整个生命活动进行了高度概括。《素问·六微旨大论》云："非出入，则无以生长壮老已；非升降，则无以生长化收藏。"说明升降出入是人体生命活动赖以存在的基本条件。而脾位居中央，禀气于胃，灌溉四旁，和济水火，升降金木，乃人体气机升降之枢纽，五脏生理活动之中心。五脏本身及其之间的生克制化皆以脾升胃降正常为前提，故而治疗疾病时应重视气机的升降，尤其是脾胃气机的升降。正如清·吴鞠通所言："治中焦如衡，非平不安。"魄继武诊治脾胃疾病时，将调节脾胃升降功能作为其用药之精要所在。如治疗浅表性胃炎，虽以黄芪、柴胡、升麻等升发脾阳，但又配以黄连、薤白、枳壳等苦降胃气，使清升浊降，进而"炎症随浊去而化"。

（二）用药平和，首保胃气存津液

魄继武认为，脾为脏属阴，胃为腑属阳。脾主运化，胃主受纳。脾主升，胃主降。脾胃为升降之枢，一脏一腑，一阴一阳，一升一降，相互配合，共同完成水谷的受纳、消化、吸收、输布，营养全身各个器官。脾喜燥恶湿，胃喜润恶燥。脾病易湿、易寒、易虚、易陷，胃病易热、易燥、易实、易逆。故治脾宜燥、宜温、宜补、宜升，治胃宜清、宜润、宜泻、宜降。因此，一般情况下，他力戒大辛大热、苦寒攻伐之品。病情需要用偏寒、偏热刚烈之品时，他讲究配伍法度，注意柔中有刚，刚中有柔，刚柔相济。他强调选用药物时要区别药性的温凉润燥，提出大凡治病，既要强调治法的精专，又须讲究药物配伍之阴阳相济，君臣佐使，性味归经。由于阴阳气血具有相互依存的关系，在遣方用药时应做到阴阳相济，气血兼顾，药性平和，治寒不过热，以甘温为宜，治热不过寒，以甘凉为佳，如此方可防止药物的偏性，达到祛除病邪、保护正气的目的。

（三）重视配伍，善用对药除顽疾

隗继武始终重视药物的配伍，临证多有独到之处。如吴茱萸配丁香治疗脾胃虚寒引起的吐酸。朱丹溪曰"治酸必用吴茱萸，顺其性而折之，乃反佐之法也"，且"丁香气味辛爽无毒，凡中焦寒滞，气有不顺者，最其所宜"。党参、附子等配大黄，以通因通用之法治疗虚寒积滞久痢。桂枝配白芍，通过剂量的调整，分别达到解肌和营卫、化气调阴阳的目的。肉桂配伍寒凉清热药，既能引火归原，又可防寒凉伤中。白胡椒配黄连，既能温胃止痛，又可防温燥助火。白术配党参、茯苓、山药、薏苡仁等益气止泻，配伍柴胡、桔梗、杏仁、郁李仁等治疗顽固性便秘。牡蛎配伍止咳化痰药软坚化痰，配伍黄芪、白芍等止汗。陈皮配伍白术，补而不滞，行气而不耗气。半夏配伍陈皮、白术等燥湿化痰，配伍夏枯草、牡蛎等软坚散结。肉苁蓉配伍锁阳甘温润降，能温补精血而通便。

（四）善用花、叶类药

隗继武认为，药物除寒热温凉之性外，尚有升降沉浮之势。花者华也，集天地之灵气而生，质轻气香，能升发阳气，醒脾疏肝之力最优，用之得当，可成逆流挽舟之势，使湿化气行，肝郁得解。

《金匮要略·脏腑经络先后病篇》指出："见肝之病，知肝传脾，当先实脾。"说明肝脾同居中焦，关系密切。脾的运化有赖于肝的疏泄，脾胃功能健旺，运化功能正常，则肝有血所藏。脾升胃降有利于肝之疏泄，同样，肝的疏泄功能正常有助于脾胃受纳、运化。肝属木，脾属土，生理状态下，肝木克脾土，使肝脾功能相互协调、促进。脾胃为仓廪之本，培土可以荣木。因肝属木主风，滋生于水，滋养于土，体阴而用阳，乃藏血之脏，性善升散条达。脾为土脏，主湿，主运化，为后天之本，气血生化之源，肝与脾有乘侮之制约关系。肝脏与性情关系最大，如有怫郁，气机不畅，可直接影响脾之运化功能，而导致多种脾胃病的发生。张锡纯说："欲治肝者，原当升脾降胃，培养中宫，俾中宫气化敦厚，以听肝木之自理，即有时少用理肝之药，亦不过为调理脾胃剂中辅佐之品。"使用花、叶类药物，重在取其芳香馨甘之性，悦肝醒脾之力。如此可使肝之怫郁得解，脾之运化得行，虽不化湿，湿自去，虽不治痰，其痰自除。

（五）善用黄芪随病配伍巧投出

黄芪味甘，性微温，善治肺脾气虚和中气下陷证，素有"补气诸药之最"的美称。隗继武对各种脾胃病，凡属脾胃气虚证者常用之，并针对不同胃病予以灵活配伍。如治萎缩性胃炎合麦冬、莪术、桃仁、绞股蓝以益气养阴，祛腐生新；浅表性胃炎配伍柴胡、升麻、地骷髅、黄连以益胃升阳，升清降浊；消化性溃疡则佐炮姜、白及、乌贼骨、浙贝母以温胃愈疡，逐腐祛瘀；浅表－萎缩性胃炎配伍石斛、玉竹、桃仁、香橼以益气养阴，活血化瘀。对脾水、脾约等病证，亦每配相应之药。另治其他杂症，也喜用之。如以重剂黄芪合肉桂、乌贼骨、五味子、防风等疗虚寒泄泻；配当归、生地黄、全蝎、附子、威灵仙、鸡血藤等治痹证；与橘叶、白芥子、柴胡、漏芦、丝瓜络、鹿角霜等相合治疗乳腺癌；辅莪术、生薏苡、白及、山慈菇、白花蛇舌草等预防胃癌术后复发；配人参、当归、女贞子、白术等对抗化疗毒副反应；并在利尿通淋配伍海金沙、石韦的基础上掺入大剂黄芪促进泌尿系结石的排出。

（山东中医药大学附属医院　迟莉丽　梁峻尉）

李乾构辨治慢性萎缩性胃炎学术思想

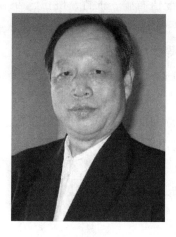

李乾构（1937—），主任医师，教授，第三届首都国医名师。1964 年于广州中医学院（现广州中医药大学）毕业，后分配到北京中医医院工作，从医半个多世纪，积累了丰富的临床经验。曾任北京中医医院院长，全国人大代表，北京市人大常委，中华中医药学会常务理事，中华医学会理事，北京中医药学会副会长，全国脾胃病专业委员会主任委员，中央保健委员会会诊专家，中国保健协会中西药保健工作委员会名誉会长，北京市卫生技术系列（中医）高级专业技术资格评审专家，北京中医药学会终身荣誉理事。

主编我国第一部中医胃肠病专著《中医胃肠病学》，以及《实用中医消化病学》《中医脾胃学说应用研究》等，任《中国中西医结合脾胃》杂志主编。在国内外发表《治胃 15 法》《治脾 15 法》《急症胃痛诊疗规范》《口腔溃疡证治体会》《五子育春丸治疗男性不育症的临床研究》等学术论文 50 余篇。"羊角资源开发与利用"等科研课题先后获部级、市级、局级科技成果奖 8 项，多次参加国际学术会议，进行中医学术交流，先后应邀赴德国、日本、荷兰、中国台湾等地进行讲学。1990 年获北京市中医管理局 1989 年度科技成果二等奖，1991 年获北京市中医管理局 1990 年度科技成果一等奖，1992 年获北京市科学技术进步奖二等奖，1998 年获北京市科学技术进步奖二等奖，1999 年获国家中医药管理局中医药基础研究奖三等奖，2000 年获北京市科学技术进步奖三等奖。2007 年获国家中医药管理局授予的研修项目优秀指导老师。2013 年获《中国中西医结合杂志》终身成就奖。

擅长治疗疑难胃肠病，如慢性萎缩性胃炎癌前病变、胃食管反流病；功能性胃肠疾病，如消化不良、慢性腹泻、慢性便秘；口腔黏膜溃疡等。

慢性萎缩性胃炎（chronic atrophic gastritis，CAG）是以胃黏膜上皮和腺体萎缩、黏膜变薄、黏膜肌层增厚并多伴有肠腺化生、异型增生为特征的消化系统常见病、多发病，为难治性慢性胃病。

早在 1978 年，世界卫生组织就将慢性萎缩性胃炎列为癌前状态，由浅表性胃炎→胃黏膜萎缩→肠上皮化生→异型增生→胃癌的发病模式已得到认可。西医学认为，

CAG 的发病与幽门螺杆菌（HP）感染有关，此外与环境因素、胆汁反流、免疫因素、遗传因素、上呼吸道慢性炎症、滥用非甾体类药物、高龄、长期不良饮食习惯、吸烟酗酒、高盐及低维生素饮食等因素有关。

中医学认为，慢性萎缩性胃炎的发病与情志失和、饮食不调、外邪侵犯、药物伤胃及先天禀赋不足、后天脾胃虚损等因素有关。上述病因损伤脾胃，致使脾失健运，胃失和降，从而产生气滞、食积、湿（痰）阻、寒凝、火郁、血瘀等病理产物。这些病理产物瘀阻胃腑，进一步妨碍气机之升降。脾胃运纳功能受损，气血生化乏源，使胃络失养而致病。

慢性萎缩性胃炎病位在胃，与肝脾关系密切，且病程较长，临床常表现为本虚标实、虚实夹杂之证。本虚主要是脾胃气虚，标实主要是气滞、血瘀、湿（痰）热、食积、寒凝、火郁。脾胃亏虚、气滞血瘀是本病发生的基本病机。其中，血瘀是最重要的病理因素，瘀血是发生发展甚至恶变的病因病理环节。

中医治疗慢性萎缩性胃炎的共识意见分六个证候进行辨证论治：①肝胃气滞证。②肝胃郁热证。③脾胃湿热证。④脾胃虚弱证（含脾胃虚寒证）。⑤胃阴不足证。⑥胃络瘀阻证。

李乾构治疗本病经验丰富，并提出了一套辨证论治体系和综合治疗方案。

一、按主证候进行辨证论治

慢性萎缩性胃炎以脾胃虚弱、气滞血瘀证最为多见，是本病的主要证候（即主证候），其他较少见的证候称为次要证候或兼见证候。

治疗时要按主证候进行辨证论治，随兼见证候和兼见症状进行加减。"邪之所凑其气必虚""百病皆由脾胃衰而生"。慢性萎缩性胃炎多由浅表性胃炎发展而来，病程迁延，然"久病必虚"，故脾胃虚弱是发病的根本。脾失健运，胃失和降则气血生化乏源，导致气血不足，脏腑功能低下，胃膜失养，日久而萎缩。

患者多见面色萎黄、消瘦乏力、胃脘胀满、嗳气、纳差等，胃镜下多见胃黏膜色泽变淡，红白相间以白为主，黏膜变薄，黏液减少，此均为脾胃虚弱之象，治以补益脾胃为根本大法。脾胃为后天之本，气血生化之源。《素问·平人气象论》曰："平人之常气禀于胃，胃者平人之常气也，人无胃气曰逆，逆者死。"《脾胃论》曰："百病皆由脾胃衰而生。"《金匮要略》曰："四季脾旺不受邪。"

中医补益脾胃的基础方剂是四君子汤，临床上需灵活运用。四君子汤来源于《太平惠民和剂局方》，由人参、白术、茯苓、甘草组成，具有益气健脾功效，为补气健脾的基础方剂，主治脾胃气虚证，适用于食少便溏、四肢无力、面色萎黄、舌质淡红、脉象细弱等。

方中人参为君药，临床可用党参代替，气阴两虚者可以太子参代替人参。如果有口干舌燥阴伤之象，党参可改为北沙参以益气生津。如果大便干燥，大肠燥热津液不足，可将党参改为玄参以增液润燥。

臣药白术要视病情而炮制。大便干燥者，用生白术30g以健脾通便；大便软者，用炒白术；大便溏者，用焦白术；大便稀溏、排便次数多者，改用苍术。

四君子汤的佐药为茯苓。若兼水肿，改用茯苓皮；兼失眠，改用茯神；兼口舌生疮或胃肠湿热，见舌苔白厚腻，改用土茯苓。失眠多梦，心脾两虚证，加当归、枣仁、夜交藤，以补益心脾，养血安神；兼两胁胀痛，肝脾失调证，加柴胡、白芍、山药，以健脾和胃，疏肝止痛；兼剧痛黑便，气滞血瘀证，加白及、三七、延胡索，以宁络止血，化瘀止痛；兼口干舌燥，胃阴亏虚证，加麦冬、生地黄、玉竹，以养阴益胃，生津润燥；兼畏寒肢冷，阳虚证，加桂枝、炮附子、干姜，以温补脾肾；兼口苦烦怒，肝胃郁热证，加栀子、丹皮、龙胆草，以清泄肝热；兼身重、苔黄厚腻，湿热证，加茵陈、黄芩、六一散，以清化湿热。

随兼症加减：兼嗳气者，加旋覆花、代赭石；兼呃逆者，加丁香、柿蒂；兼反酸者，加乌贼骨、瓦楞子；兼烧心者，加吴茱萸、黄连；兼恶心者，加橘皮、姜夏；兼纳呆者，加砂仁、鸡内金；兼胃凉者，加桂枝、干姜；痞满明显，加枳实、厚朴；兼胃痛甚，加延胡索、九香虫；便秘者，加麻仁、芒硝；兼口黏苔白腻，加茵陈、白豆蔻；兼烦急易怒，加栀子、龙胆草；兼失眠，加炒枣仁、柏子仁。

二、宏观辨证与微观辨证相结合

李乾构认为，宏观辨证与微观辨证相结合是提高疗效的最佳方案。在辨证用药的同时应参照化验检查和胃镜检查结果进行加减。如胃镜下见胃壁蠕动减弱，为脾气亏虚，可酌加党参、黄芪以补气健脾；如见胃黏膜光滑变薄，以红为主，分泌物少，为胃阴不足，可酌加麦冬、玉竹以养阴益胃；若见胃黏膜暗红、水肿，或黏膜粗糙，有结节隆起呈颗粒状，为瘀血阻滞，可酌加丹参、三七活血化瘀；若见黏膜充血、水肿、糜烂，为湿热中阻有炎症，可酌加蒲公英、黄芩、黄连清热燥湿以消炎；若见胃溃疡，可酌加乌贼骨、贝母，以促进溃疡愈合；若见有出血点，可酌加仙鹤草、三七粉以宁络止血；若见胆汁反流，可酌加乌梅、山楂、白芍等，取其酸性作用，以中和十二指肠液的碱性，防止损伤胃黏膜；若活检病理有肠上皮化生或异型增生，可酌加莪术、白花蛇舌草、薏苡仁健脾化湿，清热解毒，活血消癥。

根据胃液分析加减：胃液分析可见胃酸分泌过多或胃酸分泌过少。胃酸减少者，酌加增强胃酸的乌梅、山楂、木瓜；胃酸检测升高者，酌加制酸的海螵蛸、煅瓦楞、煅牡蛎。

三、活血化瘀是治疗的重要法则

活血化瘀要贯穿于疾病治疗的整个过程。慢性萎缩性胃炎病位在胃，胃为多气多血之腑，病程长、迁延反复为血瘀的形成和发展奠定了基础，"久病入络""久病必瘀"。各种病因导致胃的气机阻滞、胃失和降，可直接影响胃络的血液运行而成胃络瘀阻之候。

据统计，慢性萎缩性胃炎患者有 73% 左右存在血瘀证。血液流变学研究表明，存在血液流变学改变者高达 82.4%，常见症状为痞满，胃脘痛、痛有定处、反复难愈，舌质暗红或有瘀斑，舌下静脉增粗曲张。胃镜下可见黏膜呈颗粒状或结节状，血管透见，这些均提示有瘀血的存在。研究结果显示，血瘀是慢性萎缩性胃炎发生、发展甚至恶变的关键病理改变。所以活血化瘀是治疗本病的重要法则，要贯穿于治疗始终，并根据病情灵活选用活血化瘀之品。

兼寒凝血瘀者，治以温经活血，基础方中酌加川芎、桂枝；兼气滞血瘀者，治以行气活血，酌加郁金、延胡索；兼阴虚血瘀者，治以养阴活血，酌加熟地黄、赤芍；兼阳虚血瘀者，治以温阳活血，酌加肉桂、当归。研究表明，活血化瘀类药可以改善胃黏膜灌注，增加血流量，改善微循环和缺血缺氧，增强和保护胃黏膜的屏障功能，消除胃黏膜代谢障碍，促进局部炎症吸收及萎缩腺体复生，促进增生性病变软化，促进病理恢复。

四、抑杀幽门螺杆菌是治愈的关键

幽门螺杆菌（HP）感染被认为是萎缩性胃炎形成和发展的重要病因。有报道称，慢性萎缩性胃炎患者的幽门螺杆菌检出率最高可达 92.5%。幽门螺杆菌通过产生多种酶和细胞毒素，并诱导免疫反应，产生细胞因子等引起黏膜损伤。反复而长期的黏膜损伤会引起黏膜的炎症反应及腺体萎缩，促进肠上皮化生与异型增生的形成。研究表明，幽门螺杆菌感染者肠上皮化生发生的危险是非感染者的 47 倍，其感染与胃黏膜肠上皮化生、异型增生密切相关，可以说，幽门螺杆菌是慢性萎缩性胃炎的元凶。

研究表明，早期根除幽门螺杆菌可预防萎缩性胃炎的形成，对已形成的萎缩，根除幽门螺杆菌可消除慢性炎症长期刺激，降低因感染所致的胃黏膜细胞高增值状态，防止病变进一步发展，在一定程度上逆转肠上皮化生和异型增生。因此，抑杀幽门螺杆菌是治愈慢性萎缩性胃炎的关键。

感染幽门螺杆菌者多见舌苔黄厚腻，多有湿热，治宜在辨证用药的基础上加黄连、大黄清化湿热，加蒲公英清化解毒，加丹参活血化瘀，以改善胃黏膜血液循环和局部营养，改变胃内环境，从而达到根除幽门螺杆菌的目的。幽门螺杆菌感染与人体正气不足有关，脾胃气虚可为幽门螺杆菌的附着、繁殖、致病提供客观条件，感染后可进一步损伤脾胃，加重脾胃虚弱程度，使机体抗邪无力而不能清除病菌。研究显示，脾胃虚弱患者不仅幽门螺杆菌检出率高、菌量多，还可引起细胞变性崩解，且胃炎的活动程度也较其他证型患者高。临证要采用健脾益气法调节机体的免疫功能，以改善临床症状和病理表现，清除幽门螺杆菌，防止复发。

五、治疗慢性萎缩性胃炎的要药

慢性萎缩性胃炎患者的胃镜活检病理除胃黏膜萎缩外往往伴有肠上皮化生和异型增生，治疗时应在辨证论治的基础上加入莪术、白花蛇舌草、薏苡仁。这些药物有活血化瘀、健脾化湿、清热解毒功效，并具有抗癌防癌作用，非常适合本病的病机特点，可阻断癌前病变的发展，逆转胃黏膜萎缩、肠上皮化生和异型增生。

莪术有健脾和胃、行气活血、消积止痛功效。莪术油（B-榄香烯）已制成注射液用于癌症治疗。研究表明，莪术能抑制癌基因和肿瘤细胞增殖，促进肿瘤细胞凋亡，抑制肿瘤细胞的侵袭和转移；可改善胃黏膜的血供及营养，增强胃黏膜抗损伤能力，降低血管的通透性，减少炎症渗出。胃黏膜血液微循环改善后，可增加胃黏膜局部血流，加速胃黏膜上皮细胞新生和胃黏膜固有腺体再生，使肠上皮化生消失，恢复其生理功能，从而达到逆转肠腺化生和异型增生的目的。

白花蛇舌草具有清热解毒功效，主治痈肿疮毒、咽喉肿痛、毒蛇咬伤。药理研究证实，白花蛇舌草在体外对金黄色葡萄球菌和痢疾杆菌有抑制作用。其煎液能刺激正常和人工阑尾炎兔网状内皮系统增生，并增强白细胞在体内外的吞噬能力，从而发挥抗炎作用。白花蛇舌草（相当于生药6g）在体外对急性淋巴细胞型、粒细胞型、单核细胞型及慢性粒细胞型的肿瘤细胞有较强的抑制作用，对吉田肉瘤和艾氏腹水癌有抑制作用，是防癌抗癌的良药。

薏苡仁具有益气健脾、祛湿解毒功效。药理研究证实，薏苡仁具有抗癌作用。薏苡仁醇提取物腹腔注射对小鼠艾氏腹水癌有抑制作用，能明显延长动物的生存时间，对小鼠子宫颈癌有明显抑制作用。从其丙酮提取物中分离出抗癌成分为薏苡仁酯。研究表明，薏苡仁可逆转肠上皮化生和异型增生，尤为适宜治疗慢性萎缩性胃炎癌前病变。

六、药膳是辅助治疗的有效手段

药膳调养脾胃是最常用、最直接的有效手段。调养的手段很多，但也需要辨证。

1. 脾胃虚弱证

可喝山药薏米粥。

原料：山药60g，薏米30g，大米30g，小米15g。

制作方法：先将山药、薏米、大米、小米淘洗干净，放入锅内，加水煮成粥。

功效：健脾益胃。

2. 脾胃虚寒证

可吃当归羊肉汤。

原料：当归15g，生姜15g，干姜10g，葱1段，花椒10粒，植物油、料酒、盐少许。

制作方法：先将羊肉和药物同放入砂锅内，大火煮沸后改小火慢慢煮烂，吃肉，喝汤。

功效：健脾养胃，温中散寒。

3. 肝胃气滞证

可吃瘦肉炒萝卜丝。

原料：瘦肉100g切丝，白萝卜100g切丝，陈皮丝10g切丝，植物油、盐、黄酒、葱适量。

制作方法：先用大火将油烧热，放入瘦肉、白萝卜、陈皮丝炒熟，加调料后即可食用。

功效：健脾养胃，理气调肝。

4. 胃热阴虚证

可喝百合银耳羹。

原料：百合60g，银耳60g，玉竹30g，冰糖少许。

制作方法：将百合、银耳、玉竹洗净后加水，小火炖至软烂，加冰糖即可食用。

功效：养阴清胃。

七、稳定情绪，科学合理的饮食

情志因素在疾病的发病与治疗过程中起着相当重要的作用，现代生活、工作压力加大，易导致肝郁不疏。本病久治不愈，患者担心发展成胃癌，故忧心忡忡，精神抑郁，或烦躁易怒，或悲观失望造成失眠、多虑。这些表现反过来又会影响治疗，加重病情。心理调摄是有效的康复和调摄方法。治疗过程中，医生要耐心聆听患者倾诉，详细解释病情和治疗中可能出现的问题，解开患者"心结"，解除其心理负担，使其了解疾病的相关知识，掌握调摄方法，树立治愈信心，保持稳定的情绪，做到劳逸结合，适当参加体育锻炼（如打太极拳、做操、散步），以促进疾病康复。

辨证论治方中可酌加疏肝理气药，理气药具有通、降、和的作用。特别是久病难愈伴有抑郁焦虑情绪者，应加1~2味柴胡、香附、郁金、玫瑰花、合欢花、绿萼梅、香橼、佛手等疏肝理气药，以调整抑郁焦虑情绪，提高疗效。除中药治疗外，应注意科学饮食，宜吃清淡柔软易消化食物（高蛋白、高纤维素和无机盐丰富食物，如奶类、蛋类、豆类、藕粉、新鲜蔬菜和水果等），吃七八分饱，细嚼慢咽，戒烟酒，不暴饮暴食，不吃辛辣、熏炸、腌制、霉变、生冷之品，不宜饮咖啡、可乐等，以利于萎缩的黏膜逆转。

（首都医科大学附属北京中医医院　孟捷）

周学文毒热病因论治消化性溃疡与临证经验

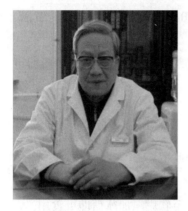 周学文（1938—2018），辽宁省辽阳市人，辽宁中医药大学附属医院主任医师，教授。享受国务院政府特殊津贴，曾任国家食品药品监督管理总局药品审评中心审评员，中华中医药学会内科学会副主任委员、脾胃病学会副主任委员、中药临床药理学会副主任委员，辽宁省中医药学会内科分会主任委员、脾胃病专业委员会主任委员，辽宁省新药审评委员会委员、副主任委员，《世界华人消化杂志》副总编，《中国中西医结合脾胃》杂志副主编等。所研究的溃疡病的辨证治疗、胆汁反流性胃炎的治疗、萎缩性胃炎的辨证施治分获辽宁省科技进步一、二、三等奖，国家中医药管理局中医药基础研究三等奖；所研究的课题获国家新药证书两项。主持的"863"课题"中药新药临床试验关键技术及平台建设"2005年获辽宁省科技进步一等奖。研制的"溃得康颗粒剂"等4种新药获国家中药新药证书。

行医近50载，一直在教学、科研、临床一线工作。在脾胃病的诊治中建立了独树一帜的理论体系和治疗体系，尤其擅长消化性溃疡的治疗。创新性提出"毒热"病因学说，认为"毒热"是消化性溃疡形成的主要原因。治疗中以痈论治，采取清热解毒、消痈生肌之法，对胆汁反流性胃炎、萎缩性胃炎、溃疡性结肠炎以及肝胆病等常见的疑难性脾胃病疗效满意。

一、创毒热病因说，以痈论治消化性溃疡

消化性溃疡是一种临床常见的脾胃病，主要发生在胃和十二指肠，因溃疡的形成与胃酸、胃蛋白酶等消化性因素关系密切，故称为消化性溃疡。消化性溃疡活动期在消化内窥镜下可见卵圆形或圆形溃疡面。溃疡面深且壁硬，边缘光整，常有增厚或出血水肿，底部伴有灰黄色或灰白色渗出物。周学文认为，消化性溃疡的临床表现及胃镜下的病理形态变化可以用"红、肿、热、痛"四个字概括，这与中医外科痈证的临床表现极为相似，故称其为"内痈"，由此提出了"以痈论治"消化性溃疡的观点。在此基础上，他创新性地提出"毒热"病因学说，认为"毒热"病邪的致病重点在于"毒"。

"毒"是一种致病能力强并且对人体脏腑、气血及经络产生损害的一种致病因素。病由毒起，毒瘀化热，或外邪伤胃，或肝胆之火侵脾犯胃，以致脾胃气机升降失司，气机壅遏，邪毒不解，日久则从郁化热，最终形成毒热蕴胃证，以致血败肉腐而成溃疡。

周学文认为，"毒"可分为阴毒、阳毒、内毒、外毒。外毒主要包括外感六淫之邪、疫疠之邪、饮食或药物所伤等。内毒是指脏腑功能调节失常，气机逆乱，气血失养，瘀而化热，致毒热内蕴。在一定条件下，内毒与外毒可相兼为患，病情往往缠绵难愈，反复发作，日久渐成溃疡，感邪即发。毒邪不仅是胃溃疡的发病因素，亦是复发因素，还是影响其预后的重要因素。

周学文经过反复临证后，拟定出"清热解毒、消腐生肌"之法，并将中医外科的"消""托""补"法引入本病治疗，提出遣方用药及用药剂量不可过分拘泥，而应根据患者病情而定，证变法变方亦变。

周学文认为，消化性溃疡发病的关键环节是其活动期，在治疗上要注意清热解毒，消腐生肌，同时注重护脾和胃，托毒生肌。只有这样，才能更好地促进溃疡愈合。清热解毒首选黄连，此外紫花地丁、败酱草、地榆等药均可选择，意在清热解毒，清理疮疡；护脾和胃首选黄芪，然沙棘、砂仁、白豆蔻亦可选，意在固护脾胃，托毒生肌。黄芪等既可健脾益胃，又能托腐生肌，反佐黄连苦寒之品再伤其胃。

药物处方配伍要视患者具体情况而定。周学文提出，该病初起多毒热偏盛，清热解毒药量可适当加大，正如《素问·六元正纪大论》所谓"有故无殒，亦无殒也"。病至中后期，毒热之力大减，应适当减少该类药物，后期应处处固护脾胃之气，已达护脾和胃、托毒生肌之效。同时还要对药物剂量和药物的炮制方法加以关注。初起毒热偏盛，黄连、地榆、甘草均可生用，中后期黄连可姜炒，地榆亦当炒用，甘草当炙，瓦楞子当煅碎入药，白及用粉，等等，不胜枚举。

二、"肝脾并调，胆胃同治"，治疗胆汁反流性胃炎

胆汁反流性胃炎（bile reflux gastritis，BRG），又称碱性反流性胃炎，是由于含有胆汁的十二指肠内容物异常地反流入胃，引起的胃黏膜炎症。患者一般会有腹部不适、烧心、呕吐等症状，后期可能会发生贫血、机体消瘦。若不积极治疗，有发生胃癌的可能。周学文认为，本病的病因多为情志失调、饮食不节、劳倦过度等，病位在胆胃，涉及肝脾。病变可由实转虚，也可寒热互化，日久还可由气到血。根据"邪在胆，逆在胃"（《灵枢·四时气》）、"肝胆之火逆入于胃"（《医宗金鉴》）理论，结合西医学认识，周学文将胆汁反流性胃炎的病机特点概括为"胆邪逆胃，胃络损伤"。他认为，中气不足为本病发病的内在因素，也是本病反复发作的根源，上逆之胆汁可直接导致胃络损伤。脾胃同居中焦，是气机升降之枢纽。脾升胃降，肝气条达，则胆汁随胃气之降，以助脾胃运化水谷精微，营养四肢百骸。若情志失调，肝气郁滞，或饮食不节，

或劳倦过度，损伤脾胃，则中气不足，气机升降失司，胃气不降反升，胆汁随胃气上逆犯胃，灼伤胃络则见诸症。

本病病情复杂，虚实错杂。周学文提出应"肝脾并调，胆胃同治"。所谓"肝脾并调"，即疏肝健脾宜兼顾；所谓"胆胃同治"，即利胆护胃相合。辨证时要注重局部与整体相结合，考虑胆随胃降，以降为用，适当加用通利腑气、通降胃气之品，使胆汁下降，以减少对胃络的伤害。他研制出"溃得康颗粒剂"，用于本病治疗效果满意。临证中他常用柴胡、青皮疏肝解郁，并强调中病即止，恐伤正气，有时也用银柴胡、紫苏梗等代之；健脾益气首选黄芪，甘草、白术亦常选用；利胆清热除湿用黄连、苦参、黄芩、金钱草等，因此类药为苦寒之品，故不可久服；和胃护膜用白及、浙贝母、海螵蛸、砂仁、白豆蔻等；疼痛重多涉及血分，故用川楝子、延胡索止痛，或用丹参、三七，或合用芍药甘草汤；降逆除满、通利腑气用厚朴、莱菔子、瓜蒌等。

总之，临证组方用药遵先后缓急之法，祛邪务尽，善后务细，用药因人而异，灵活取舍。

三、"通补兼施，寒热平调"，巧治萎缩性胃炎

慢性萎缩性胃炎（CAG）是指胃黏膜上皮反复受到损害后而导致的固有腺体减少，伴或不伴肠腺化生和（或）假幽门腺化生的一种胃部疾病。本病具有病程长、难治、易癌变等特点，常常表现为腹部胀满、疼痛，食欲下降，消瘦乏力，后期可见营养不良、贫血、齿龈萎缩等，属中医学"痞满""胃脘痛"等范畴。病因不外乎外感六淫、饮食不节、情志不畅、劳逸不调、素体脾虚等，其病变脏腑主要在胃，与肝、脾关系密切。周学文认为，本病病机以本虚标实为主，多见虚实夹杂，寒热错杂。病机关键是脾胃虚弱为本，肝胃郁热为标，气血瘀滞为变。

周学文认为，本病的治疗难点在于病情迁延、难以根治，以及药物治疗不易阻断肠上皮化生和异型增生。临证中他总结出通补兼施、寒热平调的治疗原则。他认为，萎缩性胃炎多由慢性浅表性胃炎迁延不愈演变所致。病情日久，累及血分，气血壅滞，致胃络瘀阻，正所谓"久痛入络""久痛必瘀"。药用郁金、佛手、延胡索、金铃子、三七等行气活血之品，借其辛通之性，以促进气血运行，疏通胃络瘀血，络通痛止。现代药理学证实，这些药物还能调节血液循环，抑制组织增生，从而起到阻断胃腺体萎缩、防治肠上皮化生与异型增生的作用。

本病多在久病基础上而发，往往因胃病不愈，导致气血精微生化乏源，久致阴阳气血亏虚。因此，本病在"通"的同时必施于补，寓补于通，通补兼施。胃为阳土，喜润恶燥，阴阳之虚所偏，以阴虚为多。临床上胃痛也多见于阴虚者，表现为口干、舌苔少或无、脉细。治疗采用沙参、麦冬、石斛、白芍、玉竹、乌梅、五味子等以生发胃阴，濡润胃络，缓急止痛。舌质红干、口干甚者可用生地黄养阴生津。因阴阳互根，胃之阴津有赖于脾气健运才得以生化，正如"善补阴者，必于阳中求阴"，故常加

用太子参、党参或黄芪以益气生阴。寒热错杂，治宜温清并用。在气滞血瘀、脾胃虚弱的基础上病久多产生郁热，周学文常效仲景诸泻心汤之法，温清并用。温补辛开可健脾运脾，苦降清泄可解除郁热。在配伍清热药方面，他多选用柴胡、黄芩、黄连、蒲公英等，并嘱不可过用苦寒之品，以免损伤脾胃。临床证实，单纯较长时间使用清热解毒药虽可清除引起慢性萎缩性胃炎的幽门螺杆菌，但因其损伤脾胃而降低了患者治疗的顺从性。周学文结合运用扶正补益药，不仅避免了清热解毒药苦寒伤正之弊，而且提高了临床疗效。

四、"祛湿清热，固本益肠"，灵活辨治溃疡性结肠炎

溃疡性结肠炎是一种病因尚不明确的直肠与结肠慢性非特异性炎症性疾病，多呈慢性、迁延性，反复发作，属难治性疾病。在我国，本病的发病率在逐年增高，临床表现为持续或反复发作的腹泻、黏液脓血便伴腹痛、里急后重和不同程度的全身症状，可有皮肤、黏膜、关节、眼、肝胆等肠外表现，属中医学"便血""休息痢""久痢""肠风"等范畴。本病病位在大肠，与脾、胃、肝、肾等密切相关。本病多由素体脾胃虚弱或饮食不节，或忧思恼怒、外感六淫等导致脾胃损伤，传导失司，水湿内停，郁久化热，湿毒之邪蕴结大肠，并可合并他邪，使肠络受损，血腐肉败化为脓血，从而形成溃疡。周学文认为，脾胃虚弱和肠道湿热是本病最主要的发病机制。

周学文在疾病治疗中总结出祛湿清热、固本益肠为治疗大法。常用药物如黄芪、黄连、苦参、白及、陈皮、白芍、白术、三七、甘草等。其中黄芪、白术、甘草补脾益气，固本益肠；苦参、黄连、陈皮清热祛湿，凉血止痢；白芍缓急解痉；白及、三七止血止痛。根据具体情况，再进行化裁。脓血便重者，加白头翁、败酱草、秦皮；腹部拘急而痛，加延胡索、川楝子；便前腹痛、腹痛欲泻、泻后痛减，加木香、防风；少腹胀满，加苍术、厚朴；肾阳虚腰酸怕冷，加补骨脂、肉豆蔻；肝郁气滞胀痛明显，加柴胡、青皮；息肉形成，加炒薏米；神疲乏力、纳呆满闷、四肢不温、完谷不化、下利黏液等脾虚症状明显，加强健脾益气之力，酌加党参、太子参、补骨脂、甘草等；若腹痛、发热、里急后重、下痢脓血、舌苔黄腻等热毒炽盛者，加强清热解毒之法，酌用青黛、苦参、败酱草、胡黄连、白头翁、秦皮等；若久病不愈，反复发作，适当佐以活血化瘀、通络止痛之品，酌加丹参、当归等；大便鲜血量多，酌加地榆炭、槐花、血余炭等；夹有积滞者，酌加鸡内金、神曲、麦芽。周学文强调，在活动期禁用诃子、赤石脂、五味子等收敛固涩之品，以免闭门留寇。同时要配合局部治疗，倡导中药保留灌肠，使药物直接作用于肠壁，更好地发挥中药的优势。灌肠多采用清热祛湿、收敛止血之品，如黄柏、苦参、蒲公英、白及、煅牡蛎等，根据不同情况，辨证论治，灵活用药。

五、"毒损生积"，早期防治慢性肝损伤

慢性肝炎多归中医学"肝郁""黄疸""胁痛""积聚"等范畴。慢性肝炎多为外来湿热毒邪侵入人体，若素来脾虚或体内正气不足时，内外合邪，可出现一系列临床症状。该病病程较长，病情缠绵难愈。病久湿热入血，气血失调，损伤脏腑，胶痼难解而成为慢性顽疾。因此周学文认为，湿热内蕴血分既是慢性肝炎的主要病机，又是该病复杂病情表现的病理基础。慢性肝炎临床上具有湿热表现和血分症状同时存在的特点，既可表现为腹胀纳呆、口苦口黏、舌苔黄腻等湿热久恋症状，又可有面色黯滞、肝掌、蜘蛛痣及鼻衄、齿衄等血分表现，这为湿热毒邪内蕴血分提供了临床依据。周学文将其病理变化概括为毒侵、正虚、血阻，且三者相互联系，相互影响，共同决定着疾病的发生和转归。

经过多年临床，周学文摸索出"清热化湿解毒以泻肝、行气活血以疏肝、益气健脾以养肝"的治疗大法，研制出"卷苦肝泰颗粒剂"。方中独特地首选"入足厥阴、少阳血分"（《本草备要》）的卷柏和味苦性寒的苦参。卷柏味辛，性温，具有行气活血之功。现代研究表明，卷柏内含黄酮酸性成分、海藻糖等多糖类和少量鞣质，有减少肠道细菌的作用。两药一辛一苦，一温一寒，清热利湿。配以清热渗湿、利胆退黄、利尿之要药茵陈，平肝息风、清热解毒之珍珠草，以助苦参祛邪之功。山豆根主要含生物碱，具有保护肝细胞膜的作用。栀子有促进胆汁分泌、降低血清胆红素的作用。白花蛇舌草可通过抑制炎症渗出，减轻肝细胞损伤。蒲公英具有较强的清热解毒、消痛散结功效。白花蛇舌草可以抗肿瘤，对 HbsAg 有较强的抑制作用。黄芪味甘，性寒，有益气健脾之功。方中还佐以活血行血之丹参、三七，两者均有一定的抑制肝纤维化增生和促进肝内纤维吸收的作用。甘草味甘，性寒，用以善后调理，可补脾益气，清热解毒，缓急止痛，调和诸药，可谓一药多功。全方遵循"久病入络"理论，遵循"毒邪内陷"理论，采用扶正补虚、健脾益气、培补中土等治则，组方用药上尤其重视湿、热、瘀的关系，认为湿瘀同源，利湿而不活血非其治也，治肝需治湿毒，治湿毒又必治血，血行则湿毒易去。全方以消为主，调肝解毒、补脾益气为辅，消不伤正，寓补脾消散于一炉，虽不言泻，而泻在其中。

六、"审因求证，辨证论治"，治疗其他内科疾病

（一）从脾论治，内清外柔治疗高脂血症

血脂异常是一种极其常见的代谢性疾病，主要是指机体脂质代谢异常，胆固醇、甘油三酯、低密度脂蛋白胆固醇、高密度脂蛋白胆固醇等血中脂质成分出现一种或多种成分异常改变的代谢紊乱状态。临床多以胆固醇、甘油三酯、低密度脂蛋白胆固醇高于正常范围，或高密度脂蛋白胆固醇低于正常水平为多见，这种疾病状态称为高脂

血症。中医理论中并没有"血脂"这一名词，周学文认为可将其归于中医学"痰湿""血瘀""膏脂""膏粱之疾""胸痹""中风"等范畴。他认为，血脂异常的病机关键主要在脾，但非独限于脾，与肝肾虚损密切相关，尤以脾功能受损为主。脾虚为血脂异常的始动因素。脾主运化、升清，为气血生化之源，对水谷精微具有消化、吸收与转输的作用。饮食不节，伤及脾胃，脾失健运，聚湿成痰，水谷精微不能正常运化，化为浊脂注入脉中而成痰湿。痰湿入脉，血行不利，脉络瘀阻而成瘀血。肝失疏泄，横逆犯脾，脾运化失健，痰浊内生。肾为先天之本，脾为后天之本，二者在生理病理上相互影响。肾阳不足，炉火不旺，脾阳不能得到温煦，水谷精微蒸化失司，而生水湿、痰饮。本病为本虚标实之证。脾虚为本，而与肝肾相关。痰浊、瘀血等留于脉内，阻塞脉道变生各种病证为标。

对于本病，周学文总结出从脾论治、内清外柔的治疗大法。所谓从脾论治，即运用健脾、补脾、运脾、温脾之法。内清外柔，即内清浊脂瘀血，外柔脉络。周学文以复方沙棘作为治疗首选之品。沙棘味酸、涩，性温，具有止咳祛痰、消食化滞、活血散瘀之功效。沙棘中富含维生素类、胡萝卜素类、黄酮类、氨基酸类等天然化合物，其中沙棘黄酮对心血管系统、免疫系统、血液系统等具有一定作用，配合补益脾气的人参、西洋参、黄芪、山药、白术，以及桃仁、红花、川芎、丹参、三七、赤芍、延胡索等活血化瘀，可起到降血脂的作用。临证也可佐以山楂、决明子加强脾胃功能，促进润肠通便，加速浊脂代谢。周学文强调，在采用以脾论治、内清外柔治疗血脂异常的同时，要兼顾预防其他心脑血管疾病的发生，先安未受邪之地，如此则疗效确切。

（二）从心论治，补虚泻实治疗失眠

失眠是指以经常不能获得正常睡眠为主症的一种疾病。一般认为，正常睡眠少于6小时，且每周至少发生3次，并持续1个月以上者可称为失眠症。中医学称失眠为"不得眠""不得睡""不能卧""卧起不安""不得瞑""不寐"等。周学文认为，人之寤寐受心神调控。《景岳全书·不寐》云："盖寐本乎阴，神其主也。神安则寐，神不安则不寐。"营卫阴阳运行正常是保证心神充养、调节寤寐的前提，饮食不节、情志失常、思虑过度、过劳、病后、年迈体虚皆能导致心神不安，神不守舍不能由动转静而致不寐。睡眠和觉醒是由神的活动主宰的，神源于脑髓，统摄于心，关乎五脏。

周学文认为，失眠病位在心，与肝、脾、胃、肾有关。其病机特点是阴阳失调，水火不济。若肾阴上济心阴，制约心阳而防止其过亢，心阳下至肾水以温肾水，心肾相交而能寐。一旦肾阴不足，不能上济心阴以制约心火，或心阳不足，不能下达于肾而温阳，则心肾失交，水火不济发为失眠。

治疗本病，周学文以从心论治为大法，以补虚泻实、调节脏腑气血阴阳、安神定志为原则。急躁易怒而失眠者，多为肝火内扰，治以疏肝泄热；胸闷、苔腻而失眠者，多为胃脘宿食，痰浊内盛，治以清热化痰，消导和中；心烦心悸而失眠者，多为阴虚火旺，心肾不交，治以滋阴降火；面色少华、肢倦神疲而失眠者，多为脾虚不运，心

神失养，治以益气养血，健脾补肝益肾。在泻实补虚的基础上安神定志，养血安神，清心安神，并配合精神调摄及适当运动。治疗失眠他常用对药夜交藤、合欢花，养心解郁安神；茯苓、神曲消退饮邪，胃气和顺，神安自然能眠；黄连、肉桂交通心肾，治疗心肾不交之失眠；龙骨、牡蛎镇惊安神，主治心神浮越之惊悸失眠。

　　脾主运化升清，乃后天之本。胃主受纳降浊，为水谷之海。脾胃同居中焦，为气机升降之枢纽，共同完成饮食物的消化吸收及精微的输布，使其滋养全身。受饮食所伤、情志失调、劳倦过度、外感六淫等影响，脾胃的受纳、运化、升降、统摄功能失常，会出现一系列脾胃病证，如胃脘痛、痞满、呕吐、噎膈、呃逆、嘈杂、反胃、腹痛、泄泻、痢疾、便秘等。从先秦两汉至今，历代医家结合不同的医疗实践和时代背景，提出了各具特色的脾胃学术观点，总结出疗效显著的脾胃病治疗经验，形成了流派纷呈的脾胃学说思想，使脾胃病研究呈现出百家争鸣、相互补充、不断完善的局面。周学文熟读医书，学贯古今，对经典继承与发展，提出"溯源求本、内外相济、脏腑并调、尤重于脾"的"源于临床，应用于临床"的学术思想与理论体系，多角度地展示了中医调治脾胃病的特色与优势。周学文常言："悟其理，行其道，且苦行其道，方能有成。"

（辽宁中医药大学附属医院　白光）

田德禄学术思想与萎缩性胃炎治疗经验

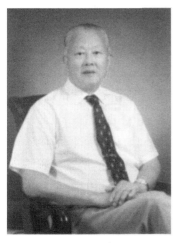

田德禄（1938—），北京中医药大学博士研究生导师，主任医师，全国第四批老中医药专家学术经验继承工作指导老师，北京中医药大学及国家中医药管理局师承博士后指导老师，首届全国名中医，享受国务院政府特殊津贴，国家有突出贡献专家。

师承著名中医学家董建华教授，深得其治疗消化系统疾病之精髓。在中医内科，尤其在消化内科方面形成了自己的学术观点和方法。在酒精性肝病、慢性胃炎、消化性溃疡、胃癌前病变、慢性结肠炎等疾病上摸索和建立了一套诊治系统，提出了许多切合临床的新观点，在国内外消化领域产生了一定影响。

从事医教研工作50余年，先后主编多版适合各级人员学习的《中医内科学》教材，参编数十本中医学专著，发表论文80余篇，先后主持国家"七五""八五"攻关课题等。2016年获全国"中医药高等学校教学名师"称号。现任北京中医药大学东直门医院脾胃科首席专家、瑞士华人中医学会名誉会长。

一、学术思想

（一）辨证善脏腑，参合八纲气血

田德禄在辨证中重视脏腑辨证，参合八纲辨证及气血辨证，六经辨证、卫气营血辨证和三焦辨证亦有涉及。

以他讲授的"胃痛"章节为例：他认为，病变在胃，兼及肝脾诸脏。治以气滞、化热、血瘀、伤阴为纲，统合肝胃……法从证立，方随法出，加减化裁，丝丝入扣。

在胃者，气滞主以香苏散（以苏梗易苏叶），兼表者合解表，夹食者合保和丸，寒凝者合良附丸。化热者，单在阳明经气分，主以白虎汤；若为腑实，主以承气汤；在血分，主以泻心汤；血瘀者，丹参饮合失笑散；伤阴者，主以益胃汤。

肝胃同病者，气滞主以柴胡疏肝散；化热者，选用化肝煎；血瘀者，主以血府逐瘀汤；伤阴者，一贯煎为法。

在脾者，气虚主以四君子，兼有不运者选六君子或香砂六君子，兼有中气下陷者主以补中益气；阳虚者，适用理中辈；气血同补，当归补血汤或八珍汤；兼顾脾之气阴，则百合、乌药、参苓白术、资生丸……

若脏腑同病者，脾胃同病，寒热错杂，上热下寒，半夏泻心为法；肝脾同病，肝郁脾虚血弱，药用逍遥散；肝脾肾同病，寒热虚实夹杂，药用乌梅丸；肝脾肾同病，肝郁脾虚，肝肾阴血不足，药用滋水清肝饮；胆胃同病，药用黄连温胆汤、柴芩温胆汤、蒿芩清胆汤；胃脾肾同病，药用温脾汤。

（二）四诊重舌象，以内镜为中用

"舌为脾胃之外候""苔乃胃气之所熏蒸"，故舌象与脾胃的关系非常密切。田德禄门诊以消化系统疾患为主，诊断上每每四诊合参，尤重舌象。他曾于临床潜心验证，表明脾胃病在舌象的反映上的确迅速而灵敏。

田德禄 1972 年开始接触和学习胃镜。作为国内最早接触和应用胃肠镜的中医学者，20 世纪 80 年代初，他首次观察研究舌象与胃镜下胃黏膜像之间的关系。观察发现，"厚腻苔与胃黏膜肿胀、分泌物增多有关""黄苔与胃黏膜充血、水肿、糜烂、出血等炎症改变有关""暗红舌与胃黏膜充血、出血有关""淡舌与胃黏膜苍白有关""十二指肠球部溃疡的舌象多接近正常""慢性胃部病变以实证、热证多见"，从而最早提出将胃镜黏膜像作为舌诊延伸，并用于指导用药。

田德禄以消化内镜为中医望诊之延伸，并受外科痈疡学说的启发，首次提出"内疡"学说。脾胃为后天之本，气血生化之源，阳明多气多血，肝主藏血，脾主统血，胃为气血之海，故而胃肠疾病与肝、脾、胃密切相关。胃肠既病必致气血壅滞，日久则化热生毒，甚则化腐成疡。故在消化道溃疡的治疗中，田德禄重视活血解毒法的应用，以理气活血解毒法治疗胃溃疡。

田德禄将具有清热作用的常用中药分为两类，临床参考舌象与胃镜黏膜像而选择应用。一类中药是清热燥湿药，若见舌苔黄腻，胃镜下见黏膜水肿、分泌物多且黏稠可参考使用，常用药如黄芩、黄连、黄柏、大黄。另一类中药是清热解毒药，若见舌红或暗红，胃镜下见黏膜充血、糜烂可参考应用，常用药如蒲公英、连翘、虎杖。

在临床疗效判定方面，田德禄努力寻求获得全面疗效的满意度，尤其强调内镜下病理改善的效果。如萎缩性胃炎，患者临床症状多不典型，他强调对比治疗前后胃镜病理的详细情况，如固有腺体减少的程度、肠化的类型及程度、异型增生的程度，强调治疗尊重病理改善的基本时间规律，以 3 个月为最短疗程，按照病情程度确定服药疗程，坚决反对以单纯的症状改善为终点。

（三）理论推湿热，合于脾胃中焦

田德禄认为，脾胃湿热证是中医脾胃学说的重要内容，薛生白所说的"太阴内伤，湿饮停聚，客邪再至，内外相引，故病湿热"概括了脾胃湿热证的病因病机。

脾胃湿热证之病因有外感与内伤两端。如章虚谷所云："胃为戊土属阳，脾为己土属阴，湿土之气，同类相召，故湿热之邪，始虽外受，终归脾胃也。"外感湿热之邪，侵于脾胃，致升降失调，运化失常，而成脾胃湿热之证。若内伤脾胃，脾病则水谷不运，蕴而生湿；胃病则通降不行，郁而为热。脾因湿而病，胃因热而疾，日久而成脾胃湿热之证。

湿为阴邪，热为阳邪，二者相合，必有湿热孰轻孰重之别。田德禄指出，于此当四诊合参，详细辨证。正如严鸿志所云："湿多者，湿重于热也，其病多发于太阴肺脾，其舌苔必白腻，或白滑而厚……神多沉困嗜睡……胸膈痞满，渴不引饮，或竟不渴……小便短涩黄热，大便溏而不爽，甚或水泻……热多者，热重于湿也，其病多发于阳明胃肠……其舌苔必黄腻，舌之边尖红紫欠津……证必神烦口渴，渴不引饮……口气秽浊，余则前论诸证或现或不现，但必胸腹热满，按之灼手，甚或按之作痛。"《感证辑要·湿热证论治》

对于脾胃湿热证的治则，田德禄指出应遵从以下几点。

1. 两分湿热，其病易解

脾胃湿热证之湿热相合，缠绵难解。正如薛生白所言，"热得湿而愈炽，湿得热而愈横。湿热两分，其病轻而缓；湿热两合，其病重而速（《湿热病篇》）"，故而两分湿热则解其缠绵之势，病易速愈。

2. 清化并举，尤重祛湿

叶天士云："热自湿中而出，当以湿为本治""热从湿中而起，湿不去则热不除也。"田德禄临证亦从此说，常用苏叶、佩兰、藿香、荷叶等芳香化湿，半夏、厚朴、陈皮、苍术、蔻仁等苦温燥湿，茯苓、猪苓、通草、竹叶、泽泻、薏苡仁等淡渗利湿。处方常以黄芩滑石汤、藿朴夏苓汤、三仁汤等化裁。清热宜轻，因"寒则涩而不流"，清热过重易致湿郁不化，使热势愈难外达。热轻者选蒲公英、连翘等兼具轻清流动之品，热重者选黄芩、黄连、黄柏等苦寒之药。

3. 健运脾胃，调其升降

脾胃功能失调是脾胃湿热证的主要病机。叶天士言："脾宜升则健，胃宜降则和（《临证指南医案》）。"吴鞠通云："中焦病重，故以升降中焦为要（《温病条辨·中焦篇·湿温》）。"因而治疗脾胃湿热，恢复脾胃功能，必当调节脾胃之升降。田德禄注重和胃助运，以得胃降脾升之效。临证用药常选苏梗、苏子、荷叶、荷梗、香附、陈皮、枳壳、焦三仙等，或以香苏散等化裁。

4. 行气活血，缩短病程

田德禄认为，脾胃湿热证常兼见气滞血瘀，而气血之调畅对湿热的消除有利。即使气滞不明显，佐以理气之品也可提高清热化湿的疗效。如柳宝诒所云："治湿热两感之病，必先通利气机，俾气水两畅，则湿从水化，热从气化，庶几湿热无所凝结。"活血有助于气行，理气可以和血。他每以丹参饮、金铃子散、失笑散等化裁行气活血，常用药有川楝子、延胡索、丹参、生蒲黄、五灵脂、赤芍、三七、莪术等。

5. 病证结合，灵活变通

田德禄认为，脾胃湿热证胃镜像多表现为黏膜充血水肿或糜烂出血、分泌物黏稠而量多等，他常选用黄连、蒲公英、虎杖、连翘、赤芍、莪术等清热解毒、活血化瘀之品以提高疗效。如属萎缩性胃炎，镜下表现为胃黏膜变薄、分泌物减少，并兼有虚象者，治疗时采用甘平通补之法，每加甘平补益之品，药选百合、乌药、沙参、丹参、香橼、佛手等。

（四）治法承"通降"，倡用"清降"新则

田德禄全面继承了董建华院士"通降论"的学术思想。董老的"通降论"认为，胃在生理上以"降"为顺，病理上因"滞"而病，治法上以"通"为用。胃为六腑之一，"六腑传化物而不藏"。如《灵枢·决气》所言："胃满则肠虚，肠满则胃虚，更虚更满，故气得上下，五脏安定，血脉和利，精神乃居。"故胃以降为顺，"降"是胃的生理特点的集中体现。若胃失和降，胃气壅滞，则水反为湿，谷反为滞，因"滞"而为病。"气血痰火湿食因"，可出现气滞、湿阻、食积、痰凝、热郁、血瘀等变化，形成多种病理产物互为交阻。故胃气壅滞，治法都要着眼于一个"通"字，尤以通降胃之气机为先。气机和降，则湿、食、痰、热、瘀等病理产物随之消散。

田德禄经过日常观察及临床实践认为，随着时代的变化及生活水平的提高，脾胃病的病因病机也在变化。一者，当代人饮食结构发生变化，饮食无节，过食肥甘厚味，壅滞中焦，困阻脾胃，内生湿热。二者，多坐少动，水谷不消，气机壅滞，郁而化热。三者，随着就医条件的改善，患者每于病变之初期即及时就诊，而"初病多实，久病多虚"，病变初期多见实、热之证。四者，随着生活节奏的加快，患者精神压力较大，必然影响肝之疏泄，进而化火、成瘀。

经临床观察，田德禄认为，脾胃病患者多实证、热证，而寒证、虚证者相对较为少见。病位多在肝胃，以肝胃郁热、湿食热瘀为常见病机。基于以上认识，田德禄在"通降论"的基础上，进一步提出了"清降法"的治则。"清降法"以董建华理气和胃通降为基础，更加强调清肝降胃，以祛除胃中湿热瘀滞、恢复肝胃调畅为重点。

田德禄认为，目前上消化道诸病具有多实、多郁、多热（火）的特点，与中医病位之胃、脾、肝（胆）密切相关。如胃食管反流病，虽见胃气上逆之症，但细辨之下，每因肝火胆热夹胃气而上逆。病变早期多属于"吐酸""胆瘅"等范畴，病机多为肝胃气滞，肝胃郁热，胆热夹胃气上逆。若病情日久，久病入络，或失治误治，以致痰瘀夹毒相互胶结，正气耗损，而致"噎膈"之病。对于胃本位的病变，多见胃气壅滞之实证。即使有脾胃虚弱，也常虚实夹杂。无论胃气壅滞抑或肝胃不和，还是虚实夹杂，日久均可化热。若失治误治或久病入络，可致痰瘀毒互结，耗损正气，见"胃癌""胃岩"之病。

（五）方药多采撷，囊括百家心法

田德禄对于方药知识有用则学，广收博取，喜学善用。学习与临证期间，虚心师于诸前贤时俊，如疏肝之药，除熟知习用之柴胡、香附诸药外，荆芥穗之用习于赵绍琴，白蒺藜、皂角刺之用习于焦树德，旋覆花、广郁金之用习于董建华，苏木之用习于宋孝志，薄荷、青蒿、丝瓜络之用习于科室前贤。

田德禄每习于时方验法，参于医理药论，化为己用。他学习某中成药研究，如龙胆草所含之龙胆总苷较之秦艽为少，故取秦艽清肝泄热之能，以之参用于肝胃郁热之证。《药性论》述秦艽能"利大小便"，故有"促进胃动力"之效。田德禄旁习国医大师李玉奇教授应用威灵仙的经验，并结合本草所言"……肠内诸冷病，积年不瘥，服之效"（《唐本草》），参考现代药理学研究结果，用于临床，取其"改善胃肠动力"之用。在农村巡回医疗时，他见当地老农伤食饱胀每自取牵牛子十余粒，焙黄嚼服，症状速解。李杲言其"除气分湿热，三焦壅结"，故他以之代甘遂，用于湿热壅盛之痞满便秘，简便易用，且副作用小。

莪术消积散结，行气破血；薏苡仁利湿健脾，舒筋除痹，清热排脓；白花蛇舌草、半枝莲清热解毒。现代药理研究表明，以上诸药均有抗癌作用，故临证中，他每每辨证选用于萎缩性胃炎癌前病变者。

（六）杂病尤思辨，不落俗套窠臼

田德禄不但擅长诊治消化系统疾病，对于杂病诊疗也勤于思考，绝不盲从，且勇于探索，不受俗套羁绊，每有创见。临证中重视滋补肾阴，尤重阴虚火旺，且善肝肾同治。

田德禄精研丹溪著作，认为现今社会与"丹溪生当承平，见人多酗酒纵欲，精竭火炽"（《医旨绪余》）之风情相近，且肾虚证中以阴虚火旺者居多，故治疗多从阴虚火旺为治。临证中辨析阴亏之轻重及火旺之程度，他常酌选六味地黄丸、知柏地黄丸、大补阴丸、左归丸或左归饮及河车大造丸。针对当下肾阴不足之证常兼夹痰湿瘀热阻滞经络之病机，他倡导"通补"治法，酌情于补阴之中参用化痰活血、清利湿热之法。他结合文献学习及自身经验，针对丹溪"远彼帷薄"之说提出"饮食男女，人之大欲存焉"。"男女"如"饮食"，虽不可纵，亦不可废，总以适度为宜。过度强调肾之"闭藏"，而忽视肝之"疏泄"，譬犹有冬无春，对人的养生并无益处。

对于高鼓峰肝肾同治的学术思想，田德禄也非常推崇。他认为，肝肾同治之法，对于当今真阴暗耗及急躁暴怒以致肾阴亏虚兼肝血不足者颇有现实意义。临床中，治疗慢性肝病、代谢综合征，见有胁肋胀痛、失眠便秘、头晕目涩、急躁易怒、腰膝酸软、舌红苔少、脉象弦细滑者，他常以滋水清肝饮、黑逍遥散等化裁。

对于更年期综合征患者，田德禄认为，"任脉虚，太冲脉衰少，天癸竭"，言其肾精亏虚为本，烘热汗出、如水淋沥与"有汗之骨蒸"机理类似，为阴虚内热之象，一般以六味地黄丸、二至丸、河车大造丸滋阴清热，尤善以青蒿鳖甲汤加地骨皮养阴退热并举，因切中病机，故能迅速缓解症状，实为创见。

二、临床经验

慢性萎缩性胃炎（chronic atrophic gastritis，CAG）是消化系统难治疾病之一。田德禄曾就本病主持过国家"七五""八五"攻关课题，故对本病有深入研究。他指出，本病的理论研究重在深化对其病因病机的认识。他认为，慢性萎缩性胃炎属中医"胃痞"之"虚痞"范畴。"胃痞"虽有实痞、虚痞之分，"有邪有滞而痞者，实痞也；无邪无滞而痞者，虚痞也"（《景岳全书》），然临床所见，"虚痞"多由实致虚，胃病及脾，以中气不足、脾胃不和为契机，乃虚实夹杂，本虚标实，而非单纯的"无邪无滞"。究本虚标实之由，一是本病因胃病及脾，胃病邪未尽，而脾病则已虚。脾胃同病，故见虚实夹杂，本虚标实。二是内外邪气乘脾虚而入，易见虚中夹实。慢性萎缩性胃炎之"虚痞"，初病在胃，久病及脾。胃虚多见阴津损伤，脾虚重在中气不足，继之可见气血两虚之证。

（一）和降胃气为总则

田德禄秉承董建华教授"通降论"的学术思想，认为"胃宜降则和"，赞同叶天士所言"脾胃之病，虚实寒热，宜燥宜润，固当详辨，其于升降二字，尤为紧要……胃气上逆固病，即不上逆，但不通降，亦病矣"（《临证指南医案·卷三脾胃》）。饮食不节、忧思恼怒、湿热中阻、久病体弱等可直伤胃气，或由肝及胃，或由脾及胃，终致胃失和降。胃和降失职，可致痞闷胀满等症，以"浊气在上，则生䐜胀"。临证中，田德禄常用苏子、苏梗、香附、陈皮、香橼皮、佛手等和降胃气，此即基于董老之加味香苏散也。

（二）益气养阴以固本

中土脾胃，生理相关，病理相连。《脾胃论》云："饮食不节则胃病……胃既病，则脾不能禀受……脾亦从而病焉；形体劳倦则脾病……脾既病，则胃不能独行其津液，胃也从而病焉。"据文献报道，本病之本虚有诸多不同，如脾气虚、脾阴虚、脾阳虚、气阴两虚、气血两虚、阴阳两虚、脾肾两虚等。田德禄辨治慢性萎缩性胃炎之虚多从以下三法入手。

1. 甘寒益胃法

症见胃脘嘈杂，灼痛隐隐，舌红体瘦，苔少或花剥，脉象弦细。以气津两伤、阴津不足兼有虚火为主。基本方以益胃汤为主，药如丹参、北沙参、玉竹、麦冬、白芍、香橼皮、佛手、甘草。胃镜下见糜烂出血，加生蒲黄、生地黄、丹皮；虚火显著，加生地黄、石斛。

2. 甘平养胃法

症见胃中胀满不舒、纳少而不饥、纳后脘痞加重、形瘦疲乏、舌淡红、苔薄白、脉象缓弱，为气阴两虚而无火者。处方以百合乌药汤为基础，药如炙百合、乌药、太子参、生白术、黄精、山楂等。

3. 甘温健胃法

症见胃脘痞满、隐痛不舒、劳累加重、休息或进食稍缓，面色少华，神疲乏力，纳少便溏，舌淡胖，苔薄白，脉虚弱。基本方以香砂六君子汤合当归补血汤为主，药如木香、砂仁、党参、茯苓、炒白术、炙黄芪、当归、鸡内金。泄泻明显，酌加灶心土、肉豆蔻、五倍子；血虚明显，合四物汤。

通过国家"七五""八五"对慢性萎缩性胃炎的攻关研究田德禄发现，气阴两虚型最多，以甘平养胃法应用最多，而阴虚有火、脾虚有寒相对少见，故确立甘平养胃法为慢性萎缩性胃炎癌前病变补虚扶正的主要治法。百合平补气阴，可"除心下急满痛……"（《药性论》）。乌药温通下气，"凡一切病之属于气逆，而见胸腹不快者，皆宜用此"（《本草求真》）。气虚明显，合四君子汤、黄精等品，以求滋补而不滋腻。兼湿热，加黄连、厚朴、黄芩、藿香、薏苡仁等；兼食滞，加鸡内金、焦三仙等；若热较盛，加栀子、蒲公英、连翘等；兼蕴痰，合二陈汤等。

（三）祛瘀化痰以散结

脾主统血，胃为多气多血之腑。脾气虚弱，气不帅血，由虚致瘀；胃气壅滞，"初病气结在经，久病血伤入络"，气滞日久伴生血瘀。脾气虚弱或胃气壅滞均可致水湿输布失调，内生痰湿。痰瘀留滞，相互搏结而为病。对于慢性萎缩性胃的辨治，田德禄强调结合胃镜下表现进行中医辨证。合并黏膜糜烂、出血者，加失笑散、赤芍、丹参、三七粉等以活血止血；病情较重、胃黏膜大片苍白、黏膜下血管网清晰可见、甚至伴气血亏虚者，加党参、黄芪、当归等益气补血；胃镜下见黏膜粗糙不平、结节隆起为血瘀痰凝之象，加莪术、丹参、土贝母化痰散结，逐瘀通络；病理活检揭示异型增生的胃癌前病变者，选白花蛇舌草、三七粉、半枝莲、薏苡仁、半边莲、莪术等。

此外，本病缠绵难愈，田德禄认为多与邪毒有关。或火盛成毒，或湿蕴成毒，痰瘀已成，再夹毒邪，胶结不分，致癌、岩变症。有鉴于此，为求既病防变之效，田德禄于临证治疗时每合以清热解毒之品，如虎杖、蒲公英、白花蛇舌草等。

（北京中医药大学东方医院　张厂）

蔡淦学术经验

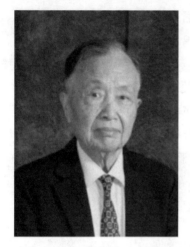

蔡淦教授（1938—），1962 年毕业于上海中医学院（现上海中医药大学），同年应聘上海曙光医院。现任上海中医药大学及附属曙光医院终身教授，博士研究生导师，中国中医科学院博士后导师，全国老中医药专家学术经验继承工作指导老师，中华中医药学会内科分会顾问等。先后获首届全国名中医（2017 年）、首届上海市名中医（1995 年）、上海市高校教学名师（2007 年），上海中医药大学教学名师（2006 年）等，享受国务院政府特殊津贴。

蔡淦是全国著名的中医内科临床家和教育家，在国内外享有很高声誉，被国医大师任继学先生评价为"新中国培养的第一批名中医"。

蔡淦长期从事中医内科的医疗、教学和科研工作，尤其擅长胃肠疾病的治疗和研究，主持各级课题 20 项，发表论文 116 篇，先后获得省部级以上科技进步奖 7 项。在中医教育和人才培养方面贡献突出，自 20 世纪 80 年代起，连续十年负责举办全国中医内科高级师资进修班，培养了一大批中医内科师资骨干，创立"三阶段案例教学法"，培养博士研究生 30 名、硕士研究生 28 名。两度荣获上海中医药大学优秀博士研究生导师称号。

一、学术思想

（一）深化中医内科识病辨证理论

1. 率先规范病、证、症的含义，强调辨证要密切结合辨病

蔡淦在从事中医学教育及临床工作中，对于中医学应用的不规范有所感触，遂在 20 世纪 80 年代编写的《高等中医院校教学参考丛书·中医内科学》总论篇，首先规范了中医内科病、证、症的含义。"症"是指症状，只作为疾病的临床表现来解释。"证"是指证候，是疾病发展过程中，在致病因素及其他有关诸因素的共同作用下，机体所产生的临床综合表现，并经过分析、综合、归纳而得出的证据。"病"是由一组具有临床特征症状构成，并各有其不同的演变规律，包括发生、发展、结局的全过程。

从 20 世纪 60 年代以来，蔡淦积极倡导中医临证应注重辨证与辨病的结合。任何一种疾病，无论其证候如何变化，但证候的性质、特征均可反映该病的本质，治疗时兼顾其病，往往疗效更高。辨病是对疾病发生发展全过程的纵向认识，有助于抓住贯穿于整个疾病过程中的基本病理变化（基本矛盾）。辨证是对疾病发生发展过程中某一阶段的横断面认识，便于找出发生于特定个体的某一疾病在其所处一定条件下的主要矛盾和矛盾的主要方面。

2. 提倡运用现代科技为辨证辨病服务

过去因限于历史条件，构成中医病与证的症状、体征等全凭患者的主观感觉及医者用感官（不用仪器设备）直接获得，即通常所说的"望闻问切"四诊，因此辨病与辨证仅停留在宏观的唯象辨识之中，前人称谓"因发知受"。近年来，随着科学技术的快速发展，中医诊察疾病已逐步采用实验室检查，以及 X 线、超声波、CT、MRI 等各种现代科学技术手段，使中医对疾病的认识不断深化。同时，传统的中医辨证由于运用现代多学科、多途径的探索也在不断深化，从宏观的唯象辨证，向微观、微量的方向发展，并为阐明"证"的实质提供了许多新的物质基础和新的客观指标，如"瘀血证""肾阳虚证"等都有许多客观的指标。这些指标可以反映中医"证"的本质，但并不能代替疾病的诊断。辨证的客观化、微观化还必须与辨病相结合，要病证合参，才能全面地认识疾病，从而正确指导治疗。

（二）论治中医内科疑难杂病须分外感内伤

内伤杂病多缠绵难愈，或病邪峻厉，或正气不支，或症情复杂，宿疾而兼新病，内伤又兼外感，寒热错杂，虚实互见，乃多种因素，集合而成，治疗应针对不同情况采取不同对策。对外感热病的治疗，应采取"扭转""截断"的方法。所谓"扭转"，即因其势而导之。所谓"截断"，即"先安未受邪之地"。其目的是使疾病不再继续发展，从而迅速得到控制。所谓"治外感如将，兵贵神速，机圆法活，去邪务尽，善后务细"。对内伤杂病的治疗应采取"调养""调整"的方法，所谓"调养"，即扶助正气，使正气得充而驱邪有力。所谓"调整"，即调整人体的阴阳，使之归于平衡。因病久缠绵，根深蒂固，治疗切不可操之过急，只要辨证不误，治疗方向正确，方能切中病机，不必轻易改弦更张，应守法守方，缓缓图之。所谓"治内伤如相，坐镇从容，神机默运"。

热病又可外感热病与内伤杂病的治法虽有不同，但两者又有联系，内伤杂病容易感受外邪，而外感热病又可进一步促进内伤杂病，所以在治疗疑难杂病时应遵循王孟英之旨，外感病宜"实中求虚"，内伤病宜"虚中求实"。

（三）"三观"辨治，应用脾胃学说指导其他脏腑诸病的治疗

蔡淦经过近五十年的临床实践，在中医脾胃病及内科杂病方面形成了自己独特的学术特色，临证遵循李东垣脾胃学说和吴鞠通"治中焦如衡"的学术思想，提倡"三观（即整体观、动态观、平衡观）"治疗脾胃病。

1. 治脾胃大法，宗东垣之说

蔡淦治疗脾胃病，以脾胃为中心，宗东垣之说，擅长应用"补脾胃泻阴火"之法。他指出，饮食劳倦，脾胃损伤，此种认识《内经》早已明述。《素问·调经》云："有所劳倦，形气衰少，谷气不盛，上焦不行，下脘不通，而胃气热，热气熏胸中，故内热。"李杲在《兰室秘藏·劳倦所伤论》进一步明示："夫喜怒不节，起居不时，有所劳伤，皆损其气。气衰则火旺，火旺则乘其脾土，脾主四肢，故困热无气以动……"治疗宜用健脾补中之法，健脾益气，同时根据伤于饮食、伤于情志的不同，佐以甘寒或甘苦，或辛通开泄。《兰室秘藏·中满腹胀门》之中满分消丸，《兰室秘藏·心腹痞门》中之消痞丸、失笑丸虽无辛甘发散之风药以升提中气，但均是补脾胃、泻阴火之变法。据此，蔡淦研制出乐胃煎、胃一方、胃二方、新胃方等协定处方，随症加减，在临床中取得了良好疗效。

2. 治中焦如衡，非平不安

清代医家吴鞠通创三焦辨证，倡导"治中焦如衡，非平不安"。蔡淦深谙此说，并加以阐释。因脾胃居于中焦，脾气主升，胃气主降，两者升降相因，互相协调，只有保持平衡，才能做到脾主升清，胃主降浊，确保水谷的受纳、消化、吸收、排泄过程正常进行。若因外感或内伤等使脾胃升降失常，则会导致消化功能异常。

在治疗上，对于内伤虚损涉及脾胃之病，吴鞠通在《医医病书》中指出，"必究上、中、下三焦，所损何处""五脏之体为阴，其用皆阳；六腑之体为阳，其用皆阴""补中焦以脾胃之体用，各适其性，使阴阳两不相害为要"，且主张用药分刚柔，治内伤杂病以顾护胃气为要。

蔡淦根据吴鞠通以上论述，认为脾胃一阴一阳，一升一降，一"喜燥而恶湿"，一"喜润而恶燥"，"太阴湿土，得阳始运；阳明燥土，得阴自安"，二者相反相成。正因为如此，脾胃病往往多见兼病，治疗慢性脾胃病时需考虑脾胃体用不同，以平为要，两不相害。用药应虚实兼顾，寒温得宜，升降并调，气血同治，刚柔相济，动静结合，做到补勿过腻，泻勿过峻，寒勿过苦，热勿过燥。

3. 治脾胃，安五脏

人体是一个有机的整体，脾胃有病可影响到其他脏腑，其他脏腑有病也可影响到脾胃。在实际工作中，蔡淦经常应用脾胃学说指导心、肝、脾、肺、肾诸病的治疗。如对于久病肺虚之慢性肺系疾患往往以"肺脾两虚"概之，驱邪同时，予以健脾益肺，选用生脉饮、香砂六君子汤、补中益气汤等不同方剂。对于心血不足或心脾两虚者，辨识准确，擅长用归脾汤加减治疗；对于脾虚痰浊内生、痹阻心络者，用顺气导痰汤、十味温胆汤等加减治疗。脾胃病的发生发展及转归与肝的功能状态密切相关，对于肝失疏泄的患者，重视肝病传变规律，临证组方，重在疏肝理气，不忘健脾，用方如柴胡疏肝散、逍遥散，同时根据气郁程度不同，选用郁金、延胡索、香附、佛手、八月札、木蝴蝶等，合用白术、茯苓等。对于肝脾不和、肝郁脾虚的患者，肝脾同理，应用四君子汤的同时选用疏肝理气药，平衡配伍。对于脾虚肝旺的患者，用痛泻要方为主，以抑木扶土。

在脾胃病诊治及慢性内科杂病膏方调理中，蔡淦应用脾肾同治之法尤为广泛，若患者兼见视物模糊、耳鸣、腰膝酸软、头晕乏力等，在健脾益气的同时往往合用左归饮、右归饮等加减治疗，以健脾补肾。他围绕脾胃论治内科疑难病证，使纷杂之病机条理清晰，且辨证用药丝丝入扣，方药看似简单，实则举重若轻。仔细揣摩，获益良多。

二、临床经验

（一）治疗慢性萎缩性胃炎胃癌前病变经验

1. 脾胃气虚是萎缩性胃炎的病机根本

慢性萎缩性胃炎是指胃黏膜固有腺体萎缩、分泌功能障碍的疾患，属中医学"胃痞""胃脘痛""嘈杂""吐酸"等范畴。蔡淦认为，本病病位在胃，而与脾关系密切。无论饮食失节、情志失调、外邪反复侵袭，以及他脏病变影响，都易损伤脾胃之气。脾胃之气既伤，则胃失纳，脾失运，精微难化，脾不为胃行其津液，胃体失润，胃络失养，日久可导致胃腺体萎缩而变生慢性萎缩性胃炎。慢性萎缩性胃炎胃体亏乏，当责之于脾胃气虚。就临床而言，患者往往以脾胃气虚兼夹其他证候者为多，症见脘痛隐隐、脘腹胀闷、纳差、神疲乏力、面色少华、舌淡边有齿痕、苔薄、脉虚细等。胃镜下胃黏膜红白相间，以白为主，或灰白，或灰黄，甚至苍灰，此皆气血不荣之象。

蔡淦临证每取"阳生阴长"之意，以四君子汤补中益气，使脾胃之气回复，化源充足，胃体得润，胃络得养，胃阴自复。中焦虚寒明显者，酌加炮姜、高良姜、豆蔻之属温中散寒。若胃阴不足且夹热明显，症见胃脘灼热而痛、口燥咽干、口渴、便秘、舌红少苔、脉细数，先以南沙参、北沙参、天冬、麦冬、生地黄、石斛等助胃阴，以黄连、连翘、蒲公英等泄胃热，少佐四君子、陈皮、木香等以防苦寒及滋腻太过而重伤脾胃之气，待症状改善后，再以益气补中为主，适当伍用养阴之品巩固疗效。此外，脾胃不足，肝木易乘，补土勿忘抑木，他常伍柴胡、郁金、延胡索、当归、白芍等理气柔肝之属，土木和调，升降有常，胃焉能不复。至于其他兼症，随症进退可矣。

2. 气滞痰阻络瘀是胃癌前病变的病机关键

脾胃居于中焦，乃气机升降出入之枢纽。脾胃升降有序，周身气机得以斡旋，气血才能通畅。然脾胃中土，冲繁要道，为患最易，各种致病因素都会直接或间接地影响到脾胃。损脾胃可致气虚，碍脾胃则为气滞，气虚、气滞日久，脾胃纳运失司，则水反为湿，谷反为滞，生痰成浊，即《推求师意》所谓"因气成积，积气成痰"。痰浊内生，或在胃腑，或入胃络，使中焦之气难展，痰气互为因果，相互加重，缠绵难瘀。"凡气既久阻，血亦应病，循行之脉络自痹"（《临证指南医案》）。叶天士又提出了久病入络之论。蔡淦非常推崇痰瘀致病论，更谓胃病之久者，无不因痰瘀而然。萎缩性胃炎以脾胃气虚为主，病变逐步发展，生痰成瘀，气、痰、瘀交互为患，搏结胃络，积久不散，即可变生肠化、异型增生等有形之疾而成癌前病变。胃癌前病变患者舌黯或紫，舌下脉络曲张，舌苔浊腻，脉涩。胃镜下局部黏膜粗糙不平，呈颗粒状隆起，部分黏膜下血管显露，此皆为痰瘀有形之邪为患之象。对于胃癌前病变，蔡淦在益气健脾、疏肝和胃的基础上，更针对气滞痰阻络瘀这一特征而酌用木香、枳壳、陈皮、厚朴等畅中理气；以柴胡、佛手、八月札等疏肝理气；以延胡索、郁金、香附等行血理气；以陈皮、半夏、苍术、甘松等醒脾化痰；以焦楂曲、鸡内金等消食化痰；以茯苓、泽泻、薏苡仁、白扁豆等渗湿化痰；以瓜蒌、贝母等散结化痰。瘀血轻者，延胡索、郁金、路路通足矣；瘀血重者，用莪术、石见穿破血通络，谓莪术得补气之资，通络不损气，破血不伤血；石见穿得补气之功，散结消痈而不伤形。胃脘疼痛明显者，重用延胡索，并加入徐长卿通络镇痛。此外，蔡淦还常伍用现代药理证实具有抗癌作用的木馒头、藤梨根、白花蛇舌草、水红花子、半枝莲等消肿散结、清热解毒之品，以使胃癌前病变消退。

3. 综合施治、合理调养应成为医患共识

胃癌前病变之人苦病日久，往往情绪低落，焦虑甚至悲观，为医者首先应帮助患者解除思想顾虑，树立战胜疾病的信心。患者一旦意识到胃癌前病变绝非不愈之疾，心情豁然之时，疾病便已藏恢复之机。另外，本病疗程宜长，一般至少半年以上。方药一旦中病，当守法继进，所拟基本治则不宜轻易变动。若仅根据患者自述感觉的好坏及个别症状的变化而随意变更治法，则药效难以为继，必事倍功半。蔡淦谓非一日之病，必不求一日之功，应遵循"治中焦如衡，非平不安"的原则，以平和之药缓图。另外，胃癌前病变的发生因于生活调摄失偏者十居七八，要扭转病情绝不能单凭药物之力，必须引导患者戒除一些不良生活习惯，如避烟酒，以及浓茶、咖啡等一切刺激性食物，少食煎炸碍胃之物，慎用非甾体消炎药、激素等刺激性药物；适当从事有一定强度的工作，适度进行体育锻炼以增强体质，从心理和生理上促进胃癌前病变的恢复。总之，胃癌前病变的恢复绝非一朝一夕之事，是一个综合施治、多方调养的长期过程。

4. 用药特色

（1）常用药对

砂仁—白蔻仁：均为化湿醒脾、行气宽中的要药。砂仁香浓气浊，温燥之性较强；白蔻仁芳香气清，温燥之性较弱，两药合用，可增强化湿和胃醒脾之功。

海螵蛸—瓦楞子：均为制酸要药。海螵蛸有收敛作用，瓦楞子有散结之功，两味并用，相辅相成。

八月札—路路通：均为理气要药。八月札疏肝理气而散结，路路通行气宽中而活血，两药并用，相得益彰。

黄连—吴茱萸：黄连苦寒，吴茱萸性热，两药并用，辛开苦降，一寒一热，相反相成，共奏清肝泻火、降逆止呕之功。

延胡索—金铃子：延胡索活血行气，行血中之滞而止痛；金铃子清热行气，泄气分之热而止痛，两药相配，止痛之效益彰。

连翘—蒲公英：连翘清热解毒，蒲公英消痈散结，两药同用，可增强清热解毒之功。

（2）用药指导：用药配伍遵循清代吴鞠通"治中焦如衡，非平不安"的学术思想，虚实兼顾，寒热得宜，升降并调，气血同治，刚柔相济，动静结合，补勿过腻，泄勿过峻，寒勿过苦，热勿过燥。

（3）经验方——莪连颗粒（原名乐胃煎）

组成：党参、白术、茯苓、生甘草、半夏、陈皮、黄连、白花蛇舌草、蒲公英、丹参、莪术、当归

适应证：慢性萎缩性胃炎、胃癌前病变。

（二）治疗肠易激综合征（IBS）经验

1. 详审病因，突出肝郁脾虚的发病机制

本病的发病及症状加重与情绪紧张密切相关，忧思恼怒，久郁不解，导致肝气不舒，日久横逆犯脾，脾气渐虚，形成肝脾不和而发病。情绪变化亦常导致本病复发或加重，从而出现一系列脾胃症状，如腹泻、腹痛、腹胀等。蔡淦认为，这些多与中医肝脾不调有关。"肝为起病之源，脾为传病之所"。盖肝脾两脏在生理上相互协调，相互为用；在病理上相互影响。脾为阴土，主运化，其性阴滞，须依赖肝之疏泄，始能运化有度，此为"土得木而达"。肝为刚脏，体阴用阳，其性疏泄条达，且有赖于脾生化气血以滋养，才能刚柔相济，即"脾土营木"。本病之腹泻常以情志不遂为诱因，以腹痛急迫、痛而欲泻、排便不畅、泻后痛减为特点，患者亦常出现肝脾不调、气机郁滞之脘胁满闷、急躁易怒、四肢倦怠、精神不振等症。

2. 治则以抑木扶土为主，擅用痛泻要方

蔡淦临证发现，本病的腹痛、腹泻与土虚木乘、肝脾不和、脾虚肝旺的痛泻之症颇为相似。如《医方考》所说："泻责之于脾，痛责之于肝；肝责之实，脾责之虚，脾虚肝实，故令痛泻。"本病病机主要在于肝脾不和，脾虚肝旺，故用痛泻要方正合病机。蔡淦临证多喜用该方加味治疗肠易激综合征，认为痛泻要方虽为泄泻立方，但法为抑肝扶脾，能起到调节肠道功能之用。使用时不可拘泥，亦可用于治疗便秘型肠易激综合征。因肝郁则气机不畅，脾虚则运化无权，肝脾不和可导致升降失调，肠传导失司，大便内停，发为便秘，即"气内滞则物不行"。患者便秘的同时常伴有胸胁胀满、嗳气、纳少、脉弦等肝郁脾虚之症，长期使用本方能起到顺气导滞、解郁通便之功。

3. 运用时随症加减，灵活处方

肠易激综合征腹痛较甚者，重用白芍，并合用甘草，此乃芍药甘草汤之意，酸甘并用，入营和阴，以养其筋脉，和中缓急。胁腹胀满较甚者，加柴胡、枳壳疏肝达气，理气止痛，或用青皮、木香疏肝醒脾，理气散结。腹泻较甚，且伴腹坠胀肠鸣者，为脾之清阳不升，湿浊滞留肠道，加葛根配合防风，以升发脾胃清阳之气而止泻。部分患者大便呈糊状，伴大量白色或透明黏液，属小肠吸收或分泌功能障碍，可加泽泻、茯苓、生薏苡仁以利湿化浊。对于腹泻日久，伴有大便溏薄、次数较多、腹中冷痛等脾阳虚弱症状者，可在痛泻要方中加乌梅、肉豆蔻、补骨脂收涩固肠，以抑制过于亢进的肠蠕动。乌梅与防风相伍，更具抗过敏作用，可起到减轻肠道易激状态的作用。

肠易激综合征中的便秘症状亦属常见，且较为顽固。若肝郁日久，化火伤津，肠道津少，失于濡润，患者可出现大便硬结难下，状若羊屎或卵石状，3~4日一行。蔡淦认为，其病机仍以肝郁脾虚为主，不可盲目采用攻下荡涤之法，以图一时之快。此为肝气郁结、气机不畅所致，虽有腹胀便秘，大便艰涩难下，但无明显寒热偏盛，与热结肠中的腹满痛、拒按，苔黄腻者不同，治宜顺气降逆，通便导滞，可用痛泻要方加枳实、陈皮、木香、郁金、乌药、八月札以加强行气解郁之功。肝郁日久有化热之势，大便干结难下，伴口干口苦、胁痛、舌红者，可加沙参、麦冬、生地黄以配合方中白芍养阴清热，必要时加桃仁、苦杏仁、火麻仁润肠通便。若患者病久，脾肾阳虚，阴寒凝滞，可加肉苁蓉、当归、怀牛膝、核桃仁以助温补脾肾，养血润肠。

4. 从整体出发，重视身心调理

肠易激综合征是一种典型的功能性疾病，患者常有紧张的生活经历，治疗中最主要的是在医师与患者之间建立良好的关系。蔡淦认为，"因郁致病，郁去则病除"。临证时，他常向患者耐心解释所患疾病的性质、病因、发病机制及转归预后，说明本病属良性疾病，同时简单介绍肠道运动规律，使患者知晓症状起源，消除对本病不必要的恐惧感，建立对医生的信任和治疗的信心，帮助患者正确面对自身的心理矛盾和情绪紊乱，然后配合用药，往往事半功倍。对于有可能引起症状的过敏食物，如海鲜、产气食物、高脂肪食物等嘱患者尽量避免，以减少病情复发。有条件的情况下，叮嘱患者参加体育锻炼，保持生活规律及良好心情，增强体质，整体调理，以利于疾病痊愈。

5. 经验方——肠吉泰（原名肠吉安）

组成：白芍、白术、陈皮、防风、乌梅、甘草。

适应证：肠易激综合征（肝脾不调）。

（三）溃疡性结肠炎分期治疗

溃疡性结肠炎是一种慢性非特异性结肠炎症，病变主要位于结直肠黏膜层，其病因及发病机制迄今未明，一般认为与遗传、感染、环境因素和肠道免疫异常密切相关。本病中医学属"痢疾""腹痛""泄泻""便血""滞下""肠风""脏毒"等范畴，最常见的症状是腹痛、腹泻、脓血便、里急后重反复发作，病程较长，迁延难愈。蔡淦治疗溃疡性结肠炎的经验如下。

1. 病机遵从叶天士"脏阴有寒，腑阳有热"理论

蔡淦提出，溃疡性结肠炎的病机当遵从叶天士"脏阴有寒，腑阳有热"理论，即脾肾虚寒为本，大肠湿热为标，寒热虚实错杂。他认为，该病的主要致病因素为湿邪，湿性黏滞，故发病缓慢，病程长，反复难愈。湿性重浊伤于下，故病位始于大肠。

本病初发时多为大肠湿热。湿为阴邪，阻碍气机，气滞不畅，郁而化热，湿热壅滞肠道。气机不通，故表现为腹痛、里急后重。热邪炽盛，血败肉腐，可见下痢赤白脓血。如热毒壅盛，尚可出现发热。大肠与胃同属阳明，病久则伤胃。胃又与脾互为表里，故病邪继之困脾，由腑及脏。其病机也由大肠湿热转化为脾胃虚弱。由于病程缠绵难愈，长期腹泻、便血耗伤阴血、津液、气血，且病多及肾，最后可导致脾肾两虚之证。因此，该病病初以大肠湿热为主，在发展阶段以脾胃虚弱为主，在后期则以脾肾两虚为主。疾病无论在发展阶段还是在后期，如果出现复发或发作，往往在脾胃虚弱或脾肾两虚的基础上兼有肠道湿热。由于病情迁延日久，反复发作，"久病入络"，肠络瘀滞，常导致气虚、血瘀、湿热、气滞相互影响。

2. "三观"为纲，审证求因，分期论治

蔡淦治疗溃疡性结肠炎时主张以"三观"辨证，即从整体观、动态观、平衡观来把握论治。所谓整体观，即认为人体与外界环境是一个统一的整体，人体本身也是一个有机的整体，需从整体来认识疾病的病机。动态观则是强调辨证论治，治法方药随着患者病情的变化而更换，不能机械固定方药，而应"法随证转""药随法变"，灵活运用。用药时遵循清代吴鞠通"治中焦如衡，非平不安"的学术思想，根据病情的本虚标实、寒热错杂等，用药虚实同理，寒温相适，气血兼施，以平为期。

基于以上观点，本病在急性发作期病机以标实为主，可见下痢赤白、里急后重、腹痛、舌苔黄腻或白腻、脉濡数，总由湿热下注肠腑，湿阻气机，热伤血络，脓血混杂而下，治疗重在祛邪，以清利大肠湿热、理气通腑、化瘀止血为主。诚如刘河间所谓"调气则后重自除，行血则便脓自愈"。此时蔡淦常以白头翁汤、芍药汤、葛根芩连汤为基本方，常用药物如葛根、黄芩、黄连、黄柏、秦皮、白头翁、凤尾草、地榆、槐花、马齿苋、白芍、赤芍、丹皮等。下痢赤多白少、舌苔黄腻者为热重于湿，用药以清热燥湿为主；下痢白多赤少、舌苔白腻者为湿重于热，适当减少性味苦寒的清热药；热毒深重、便血紫暗时，使用白头翁汤加减，清热解毒，凉血止痢，或用生大黄攻下，以清热解毒，以达"通因通用"之效。此外，在疾病初始或发作阶段，慎用收敛固涩药，以免关门留寇，加重疾病。

对于肠腑湿热，蔡淦喜用凤尾草、马齿苋，认为两药与苦参、秦皮、白头翁等清热泻火燥湿药比较，具有苦寒不伤正的优点。对于便血为主要症状者，凉血止血、化瘀止血、收敛止血等方法结合使用，忌单纯收敛固涩止血，以防瘀血内存，变生他证。

　　慢性迁延期的病机以本虚为主，治疗重在固本，以调补脾肾、固涩止泻为法。蔡淦常根据患者病情，补虚泻实，寒热兼顾，温清同用，气血兼施。若症见一派脾虚征象，大便脓血消失，伴有黏胨或见不消化食物，面色不华，神疲乏力，或见肢冷便溏，苔薄腻，脉濡细，以脾气虚寒为主，运化无力，湿浊内盛，仿中医之"休息痢"辨治，予以健脾温中、益气扶正为主，予理中汤、参苓白术散合连理汤之类方剂加减，常用药如党参、炙黄芪、炒白术、茯苓、山药、生米仁、豆蔻、莲子肉、煨木香、当归等。此阶段如果大便次数较多，可用一些收敛固涩之品，如石榴皮、乌梅、五味子、煨诃子等。在疾病后期，发展到脾肾两虚时，他常以四神丸、真人养脏汤、桃花汤等为基本方，药如熟附片、诃子、补骨脂、肉豆蔻、干姜、肉桂、赤石脂等；如久泻中气下陷，用党参、黄芪、升麻、煨葛根、柴胡升阳举陷。

3. 内外兼治，疗效事半功倍

　　根据肠镜检查结果，本病一般见有结肠局部黏膜组织充血、水肿、糜烂出血、血管纹理模糊、脓性分泌物附着等表现，与体表溃疡相类似，因而对于病变范围在直肠、乙状结肠的患者，蔡淦主张在内服药物治疗的基础上采用灌肠治疗，仿中医外治法之旨，内疡外治，将药液直接作用于病变局部，使药物的有效成分更能充分发挥作用。常用具有清热解毒、收敛生肌作用的药物，如青黛、白及、生黄芪、锡类散、地榆、槐花、银花炭、荆芥炭、马齿苋、白头翁、秦皮等、三七粉（或云南白药）、鸡冠花等，以祛瘀止血，清热利湿，消肿生肌，促进局部黏膜修复。对病变较为严重，单纯中药灌肠亦难以奏效者，则考虑配合激素类西药灌肠，如地塞米松、甲强龙等，以有效避免该类药物口服应用的副作用。

（上海中医药大学附属曙光医院　丛军 凌江红）

王常绮治疗脾胃病的学术思想与临床经验

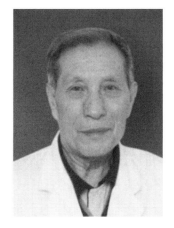

王常绮（1938—），主任医师，青海省首届名医，全国第四、第五批老中医药专家学术经验继承工作指导老师，悬壶济世五十余载，勤求古训，临证不辍，学有建树，造诣深厚，理论独到，经验颇丰，业绩卓著，声名远播，学而不厌，诲人不倦，虚怀若谷，平易亲和，广受尊崇。临证重视调理脾胃，经过多年的临床实践，逐步形成了脾胃病诊疗的学术思想，在类风湿关节炎、癫痫等疑难杂病治疗上也取得了很好成绩。曾参与国家"七五"攻关课题——"类风湿关节炎机理的研究"，获国家科技进步三等奖。撰写论文23篇，其中3篇获优秀论文奖。先后5次被评为青海省中医院先进工作者，1998年获"青海省人民的好医生""青海名老中医"等称号。先后任青海省中医院内科主任、医务科科长、业务副院长等职，曾任中华中医药学会脾胃病专业委员会委员，青海省中医药学会常务理事、各家学说委员会委员、名医研究会委员，青海省针灸学会理事长等。曾在青海医学院中医系、西宁卫校举办的青海西医离职学习中医班及陕西省函授学院青海分站教授《内经》及《中医基础理论》。

一、脾胃病的病因病机

王常绮借鉴汲取历代医家的学术观点与实践认识，结合临证经验，对脾胃病的病因病机深有感悟及心得，逐步形成了有关脾胃病病因病机的学术观点及理论认识，对临床诊治脾胃病具有重要的指导作用和实践意义。

谈及脾胃病的病因，王常绮认为不外乎以下几方面。

1. 饮食所伤，或贪恣生冷，嗜食炙煿；或喜好肥甘，快意辛辣；或妄饮酒浆，饮食不节；或饥饱无常，节食暴瘦；或食不厌精，惯食夜宵；或喜食腌熏，过食酸渍。凡此种种，日久则损伤脾胃，贻害中焦。

2. 情志所伤，或忧思抑郁，或恼怒愤懑，或悲伤寡欢，或急躁焦虑。以上情形，久则情志不遂，肝失疏泄，横逆犯胃，损害中焦。

3. 劳逸无常，作息无时，或以妄为常，过劳努力；或安逸无劳，四体不勤。上述失常，久亦耗气伤脾，损害中焦。

4. 久服药物，药毒伤胃。

5. 寒温不适，外邪伤胃。

6. 疫毒害胃（幽门螺杆菌感染伤胃）。

7. 其他脏腑久病，日久损及脾胃。

论及脾胃病的病机关键，王常绮认为总不离本虚标实，虚实夹杂，寒热错杂。其本多为脾胃气虚，或脾胃虚寒，或脾肾阳虚，或胃阴亏虚，或气阴两虚；其标多为气滞、血瘀、寒凝、热毒、湿浊、湿热、食积等。王常绮同时指出，上述诸如气滞、血瘀、寒凝、热毒、湿浊、湿热、食积等标实之证，既为脾胃病的致病因素，亦可成为脾胃病的病理产物，致病因素与病理产物两者之间互为因果，相互影响，且每种标实邪气亦可相互影响，相互转化，环环相扣，如环无端，共同引发和促进疾病的发生发展。

二、脾胃病治疗经验与用药特色

（一）调畅气机，升降并用

脾胃病从病机而言，气机失调、胃失和降较为常见，因此治疗应以和胃降气为主，兼以升举清阳。实际上，升清之法临床较少用，升清的同时也必合用少量降气和胃之品，使升中有降，勿使升举太过，如此方可用药无偏，为周全之法。

观察王常绮调理气机升降的用药习惯，降气和胃时多选苏梗、柿蒂、降香、厚朴、厚朴花、枳实、枳壳、陈皮、青皮、木香、香附、香橼、佛手、槟榔、莪术、莱菔子、二丑、郁金、瓜蒌、旋覆花、代赭石、藿香、佩兰、白豆蔻、草豆蔻、生白术、白芍等，以和胃降逆，理气消食，芳香降浊；升举脾阳时惯用柴胡、升麻、葛根、桔梗等，以升清举陷。

王常绮擅于根据病势轻重缓急之不同，决定理气药的用药力度及迟速轻重。如同属实证，同为胃失和降，气机阻滞，若病情重，病势急，出现较为明显的痞满燥实之证，则选用理气破气降逆重剂，且往往药量较大，短期使用，以求速效，缓解病痛。但王常绮同时指出，此类理气破气药药性较为峻猛，性燥耗气，峻烈破气，只可短期应用，中病即止，不可长期大量使用，以防破气耗气，耗伤正气，损伤脾胃，反于治病不利。若中焦脾胃气机失调，胃气不降，但病情轻，病势缓，症状不著，则不必操之过急，避免选择破气重剂，选用理气性缓之品即可。应用时要时刻顾护脾胃，应用时间稍长无妨，以徐图缓治，方为稳妥之计。

王常绮在调畅中焦气机时喜用清灵平和之品，少用温燥或辛温之品，以防伤胃。无论中医辨证如何，临床症见恶心、呕吐、嗳气、呃逆时，王常绮每每必用旋覆花与代赭石这一药对，简单用药之中寓调畅之法，升降之意，平淡而神奇，简约而奇巧。

旋覆花质轻而清扬,用量宜轻;代赭石质重而沉降,用量宜大,两者一升一降,升中有降,降中有升,很好地体现了王常绮调畅气机时的治疗观念与用药旨意。临证使用这一药对时,他常常配伍降香同用,以进一步增强和胃降逆之力。

(二)治本为主,重在扶正

王常绮治疗脾胃病在祛邪的同时,注重补虚扶正之法的应用,将其置于更高的地位加以灵活施用,以扶正补虚,培补脾胃。对于脾胃虚弱或虚寒者,多选用香砂六君子汤、补中益气汤、黄芪建中汤、理中汤、小建中汤、大建中汤、参苓白术散等,并随症加减,灵活化裁,以达健脾益气、醒脾和胃、温补中焦、芳香化湿之效。对于胃阴亏虚,惯用益胃汤、沙参麦门冬汤等遣方用药,以益胃生津,养阴滋补。对于气阴两虚,多选用太子参、茯苓、白术、沙参、麦冬、黄精、百合、玉竹、石斛、黄芪等,以气阴双补,健脾助运。

王常绮治疗脾胃病虽然擅于滋补,但从不一味呆补,而是根据病因病机、中医辨证、病程长短、病势缓急、虚实侧重、虚实的因果关系,以及兼夹证之不同等巧妙而准确地把握和决定滋补的时机与分量,做到补而不腻,滋而不滞,时刻牢记杜绝闭门留寇、滋腻碍胃、增湿聚痰、壅滞气机、瘀阻血脉、遏阻阳气等弊端与后患,使病祛而不留邪,治病而不遗祸。

(三)芳香醒脾,和胃降浊

脾喜燥而恶湿,王常绮应用化湿法时多选用芳香醒脾、化湿降浊、淡渗化湿、性平温和之品,如藿香、佩兰、砂仁、白豆蔻、草豆蔻、白芷、茯苓、白术、薏苡仁、荷叶、厚朴花、苍术、猪苓等,以依从脾脏之生理本性和喜好,起到相得益彰之效。同时避免选用药性峻猛之品,以免耗伤正气,损伤脾胃。同时时刻注意顾护脾胃之气。

王常绮认为,脾胃病日久则脾胃多虚,脾虚则水湿不化,聚而生痰,因此治疗时往往加用陈皮、法半夏、川贝母、制胆星等化痰之品,以祛除病邪。

王常绮还喜用植物成熟的果实及种子入药,以化湿降浊,如砂仁、白豆蔻、草豆蔻、草果等。若湿浊较重,则每每白豆蔻、草豆蔻合用,以加强化湿之力。此为王常绮应用化湿之法的重要用药特色。如果化湿降浊药物疗效不佳,仍湿浊难化,舌苔厚腻不退,症状不减,他常加莱菔子,使湿浊从大肠而去。

王常绮治疗脾胃病虽擅用化湿健脾之法,但因此类药物多属辛温、苦温、香燥之品,易伤津耗气,不宜过用、久用、重用,故应用时必适当配伍养阴生津药,如百合、沙参、麦冬、太子参等(选其中一两味即可),以润燥相济,防温燥化湿之品耗气伤津,时时顾护正气,祛邪而不伤正,用药而不留后患。

(四)气血同治,重在化瘀

王常绮治疗脾胃病务必理气活血,化瘀行滞,重在化瘀。他认为,气为血之帅,气行则血行,气滞则血瘀,气滞与血瘀往往相因为病,相互影响,因此化瘀必行气,气行瘀易除，在注重活血化瘀的同时必须加强理气行气，气血同治，相互为用。

气血同治时王常绮多选用理气活血兼备之品，惯用金铃子散（金铃子、延胡索），并配伍香附、郁金气血同治，行气以活血，活血以行气。行气理气药多用制香附、陈皮、青皮、香橼、木香、枳实、枳壳、郁金、川楝子、厚朴、甘松、槟榔、苏梗、降香、厚朴花、大腹皮、佛手等，视病情缓急和病程长短，欲速则枳实、槟榔，欲缓则枳壳、大腹皮。因行气理气药多辛温香燥，易耗气伤阴，故法到药到，无须多用，两三味足矣，亦不可久用，且多选陈皮、香橼、枳壳、甘松、苏梗、厚朴花、佛手、大腹皮等性缓平和之品，少用香附、青皮、木香、枳实、厚朴、槟榔等性烈温燥之剂，并时刻顾护气阴，防理气行气药损伤正气，耗伤气阴。在应用理气行气药时，他必配伍一两味养阴生津之品，如麦冬、沙参、玉竹、白芍等，以制此类药辛温香燥之性，时刻顾护胃阴。活血化瘀擅用延胡索、赤芍、丹参、川芎、丹皮、当归、桃仁、莪术、三七粉、王不留行等，且用量较大，一般多用至 15 ~ 20g，重在活血行血，破血化瘀，通络止痛。

除此之外，王常绮采取活血化瘀法治疗脾胃病时惯用失笑散（蒲黄、五灵脂）。如果胃脘疼痛较剧，难以缓解，一般活血止痛药疗效不佳，他则加用三七粉止痛，效果满意。王常绮认为，脾胃病病久难愈，缠绵迁延，顽固难除，病越久则瘀越甚。瘀血往往深入络脉，胶柱鼓瑟，根深蒂固，非破血搜剔之品难以奏效，故每遇瘀血较重者，必用莪术、三棱、穿山甲、全虫等破血之剂及虫类药，大刀阔斧，以攻城拔寨，搜剔脉络。需要注意的是，此类峻猛之剂不可多用久用，应中病即止，以防损伤正气，耗伤气血。若瘀血顽邪大半已除，根基动摇，则改用活血化瘀药，以除余邪。

（五）寒温并用，辛开苦降

王常绮治疗寒热错杂型脾胃病惯用半夏泻心汤，且从不拘泥僵化，固守不变，而是根据临床表现与中医辨证，于寒热错杂之中再度勘察寒热之轻重主次，虚实之多少甚微，详参是否夹杂其他兼夹之症，灵活变通使用。寒多则重用温药，热多则重用清泻药；虚为主则重在扶正，实为主则重在祛邪，此为常法。若寒热错杂中兼见气滞、血瘀、湿浊、食积等，则分别兼施理气、活血、化湿、消积等法，仍以寒热并用、辛开苦降、调畅气机、和胃降逆、开结除痞为要，不失其主旨。

除半夏泻心汤外，王常绮擅于根据患者临床表现不同，灵活加减化裁，选用生姜泻心汤、甘草泻心汤治疗。同时指出三者的不同之处及辨证使用要领。他认为，三者的证候、病机、治法、方药大致相同，皆为寒热错杂、升降失调、脾胃不和、气机痞塞之心下痞而设。半夏泻心汤证以心下痞、呕逆较著，故以半夏为君，和胃降逆。生姜泻心汤证因兼水饮食滞，以干噫食臭为主要表现，故于半夏泻心汤中加生姜，减干姜量，旨在宣散水气，和胃降逆。甘草泻心汤证脾胃虚弱较甚，以下利较重、腹中雷鸣、谷不化、干呕、心烦不安为主，故于半夏泻心汤中增加炙甘草用量，以补中和胃。

因脾胃病病程多长久，久病多虚，患者多见脾胃虚弱，只是程度不同而已。虽然半夏泻心汤有补虚温中之品，但使用时间一旦稍长，他仍嫌黄连、黄芩苦寒伤胃。脾胃本已虚，岂耐苦寒之药再伤脾胃？故使用半夏泻心汤时，若胃热不甚，则弃黄连、黄芩不用，而以药性更为平和的蒲公英、白花蛇舌草、重楼等药代之。这样即使用药时间略长，亦无苦寒伤胃之虑。反之，即使胃热较盛，王常绮仍认为黄连、黄芩此类苦寒之品不宜过用、久用，以防其损伤脾胃。

（六）清热解毒，治病求因

王常绮十分重视热毒在脾胃病发病中的作用，强调病机决定清热解毒法的应用时机与强度，对病程较长、热毒蓄积的病例必加用清热解毒之法。热毒壅盛则重用该法，选用清热解毒重剂，如黄连、黄芩、栀子、龙胆草、玄参、紫花地丁、山慈菇之属。热毒不甚，则轻解热毒，选用清热解毒轻剂，如蒲公英、白花蛇舌草、重楼、半枝莲、白茅根、金银花、连翘、芦根、丹皮、赤芍、土茯苓之类。

王常绮认为，脾胃病单纯辨证为热毒内蕴者非常少见，常常为各种证型夹有热毒，需结合中医辨证加以灵活运用，临证之时应根据中医辨证的不同证型，分别在疏肝理气、健脾和胃、益胃养阴、活血化瘀、清热化湿、芳香降浊、寒热并用、温补脾阳等治疗法则的基础上加用清热解毒之法，以祛除致病之因及疾病之病理产物。虽然热毒为脾胃病的病机关键，治疗时应注重清热解毒，但若非热毒炽盛，则尽量少用苦寒清热之重剂，以时刻顾及脾胃，一般他多选用较为平和、药性微寒之品，即使用药时间略长，也不会重伤脾胃。

每遇烧心较著者，他多考虑胃热较甚，热毒内蕴，喜用白茅根，而不用生地黄清热解毒。他认为，生地黄虽有凉血清热解毒之功，但药性较为滋腻，恐其滋腻碍胃，寒凉伤胃，故弃而不用。白茅根有清胃泄热之效，且药性较为温和平润，无生地黄滋腻碍胃之弊，用药略久亦无妨。对于热毒内蕴、胃热炽盛而有明显烧心者，他多选用黄连、黄芩、蒲公英、白花蛇舌草、重楼、白茅根等，同时加用一两味降气药，其常常可取得比仅用清热解毒药更为显著的疗效。

（七）用药平和，以平为期

王常绮遵从用药平和、以平为期的理论，谨守病机，用药无过，润燥相济，凉温相宜，临证时多选用性平温和之品，药性不寒不热，不燥不腻，尽量不用偏性较为显著的药物，以防过热伤阴，过燥伤津，过寒损阳，过凉困脾，过滋碍胃。他所用药物补而不滞，滋而不腻，平和长久，从无大碍。治脾健脾，他推崇甘淡、平淡、平和、淡渗之法，若非脾胃阳虚，阴寒内盛，则忌用过于辛温香燥之品。此类药物虽健脾燥湿、温阳散寒效佳，但用药稍过即有耗气伤津、损伤胃阴之弊，绝不可过用久用，以免造成湿浊虽去但胃阴却伤的不利局面。治胃养胃，他提倡平润、温润、清润、柔润之治，除却胃阴大伤，津血亏耗，必忌用过于滋腻寒凉之品。此类药物虽养胃滋阴、生津润燥功著，但服药稍长便有滋腻困脾、寒凉伤胃之嫌，亦不可重用久用，以免造成阴津虽复但脾阳已伤之复杂病势。

王常绮在强调和遵循用药平和、平淡这一原则时，更偏于推崇养胃益胃，和胃生津。养胃益胃也仍以平和、温润为法，喜用或加用太子参、百合、黄精、沙参、麦冬、玉竹、石斛、枸杞子等平和之品。在辨证论治的基础上加用上述养阴之品一两味，以润胃益胃，补养根本，除非阴血大亏，阴耗液竭，避免使用熟地黄、龟甲等咸寒滋腻之品，以防碍胃伤阳。

（八）辨证为主，结合辨病

王常绮认为，中医的疾病多是以症状命名，存在病、症、证难分，难以揭示疾病的本质等不足。在西医理论中，"病"的概念是较明确的，借助现代科学成果，能够准确直观地反映疾病的病因、病位与病性，从而较为准确地预测疾病的预后和转归。王常绮认为，西医"病"的概念和定义较中医"病"的概念要清晰，且西医的病与中医证结合的组方配伍思路也很多。因此他认为，随着西医学和药理学的发展，对疾病和中药的认识也更加深入，我们应该将这些研究成果有效地应用于临床，为患者服务。

（九）综合调理，形神同治

由于脾胃病的发生多与饮食不节、劳倦太过、情志失调等伤及脾胃相关，因此在治疗中，王常绮特别注意从以下三个方面调治。

1. 饮食宜忌

由于脾胃病与饮食不节有关，加之青海西宁地处青藏高原，气候寒冷干燥，人们喜食辛辣厚味及牛羊肉，易伤脾胃，致脾失运化，水湿停聚，耗伤津液，渐致胃阴亏虚或久病致瘀。因此王常绮时常嘱咐患者慎饮食，节口味，肥甘助湿、辛辣增热、生冷遏阳均当忌之。否则用药精良，亦不能奏效。

2. 劳逸结合

《素问·上古天真论》指出："其知道者，法于阴阳，和于术数，食饮有节，起居有常，不妄作劳……"因而动静结合、劳逸适度、节制饮食、顺应四时对防治脾胃病有重要意义。王常绮要求患者生活要规律，睡眠要充足，要积极工作和学习，不宜过度疲劳，同时要适当运动，尤其饭后适当散步有利于胃肠运动。

3. 精神调护

《丹溪心法》云："气血冲和，百病不生，一有怫郁，诸病生焉。故人生诸病，多生于郁。"说明情志波动、失其常度是许多疾病的致病因素。生活节奏加快、生活方式和工作环境的改变，使自主神经功能发生紊乱，从而导致胃黏膜炎症变化，由此王常绮提出，脾胃病不仅需要药物治疗，还需要情绪、心理等诸多方面的调护，解除患者疑虑，使其对疾病有正确的认识，树立治疗疾病的信心，在此基础上配合药物治疗，才能收到良好疗效。

（青海大学附属医院中医科　杨如意）

邵祖燕诊治脾胃病学术思想与临床经验

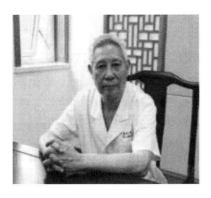

邵祖燕（1939—），教授，主任医师。全国第二批老中医药专家学术经验继承工作指导老师，天津市首届名中医，天津中医药大学第二附属医院脾胃病科专科专病首席专家。享受国务院政府特殊津贴，全国名老中医药专家传承工作室指导老师，全国优秀中医临床人才培训项目指导老师。

1963年毕业于天津中医学院（现天津中医药大学），从事医疗、教学、科研工作近六十年。历任中华中医药学会理事、脾胃病天津分会副主任委员，全国老年医学研究会副理事长，天津市老年医学研究会副理事长，国际华夏医学会副理事长，天津中医药学会常务理事、终身理事，国家自然科学基金、天津市自然科学基金评审专家。天津市公费医疗用药目录评审委员，天津市老年医学研究会副理事长，天津中医药学会常务理事，天津市高级技术职称评审委员。历任天津中医药大学第二附属医院内科副主任、主任、副院长、正处级院长顾问。1994年获天津市劳动模范称号。1995年入选《天津科技界名人录》。

出版论著7部，发表论文30余篇，获天津市科技成果1项、天津市科技进步三等奖1项。研制出"胃速安散""五丹胃福颗粒"临床应用30余年，擅长诊治慢性胃炎、胃癌前病变、胃息肉、食管炎、消化性溃疡、幽门螺旋杆菌感染、结直肠炎、难治性便秘、慢性肝胆胰疾患等消化系统疾病。

一、学术思想

（一）精研经典，衷中参西

邵祖燕精勤不倦，崇尚经典，勤读古籍，精研经典，尤其推崇《黄帝内经》《伤寒论》《金匮要略》等。邵祖燕常说：中医的经典著作是几千年来中医精华的积淀，各代中医学家的学术思想及临床经验是中医学的理论基础与临床精华所在，长期以来，经典一直有效地指导着中医的临床诊疗。因此，必须熟读、背诵、理解、活用经典。只有谙熟经典，博览各家，才能更好地理解中医学的整体观念和辨证论治，更好地掌握理法方药的运用技巧，临证时思路方可开阔，治疗时用药方能得心应手。

邵祖燕认为，西医学的诊断、检查技术是人类自然科学的成果，应为人类所共享，它不应该被定位属于中医或者西医。中医临床要发展创新，应该汲取现代科技成果，与西医学的诊断技术、检查手段相结合，更深入地探寻临床现象中蕴含的客观本质，更全面地了解疾病的发展动态，更有效地制定出临床治疗方案，以造福患者。邵祖燕一直强调，现代中医临床必须将中西医理论融会贯通，充分利用西医学的各种检查技术，早期准确诊断，及时有效治疗，以阻断病情发展。他治病时本着治病求本的原则，治疗用药不仅要缓解和消除临床症状，还要使诊断该病时的各项检测指标达到基本正常。他认为，中医也要与时俱进，吸取和利用现代各种科技成果，在传承的基础上不断创新，不断发展进步。

（二）辨病辨证，病证合参

邵祖燕临床擅长辨证与辨病相结合，主张在保持中医特色的前提下，将西医学对疾病诊断的病理、生理认识引入临床辨证当中，补充中医辨证的内容，进一步发展中医辨证理论，完善中医辨证论治体系。他强调，辨证论治作为中医学的一大特色，在某些方面的确优于单纯的辨病治疗，但随着时代的发展、科技的进步、病种的增多，仅靠辨证论治已不能适应临床的需要。中医辨证论治的理论和实践亦应随着时代的发展，借助于新科技而不断提高。

（三）"天人合一"，整体调治

邵祖燕非常重视中医学理论的整体观念。人是一个有机的统一整体，以五脏为中心，联系相应的腑、形、窍、志、液，形成五大生理系统。五个系统在生理上共同维持机体生命活动的正常进行，在病理上相互影响制约。邵祖燕认为，整体观念是最能科学解释人体内部、人与社会、人与自然和谐统一的学术思想，因而强调诊治疾病要从整体观念出发，在整体层面上对局部病变进行调节，探求局部病变与整体病变的内在联系，从而确定适当的治疗原则及方法。此即"天人合一"的思想。邵祖燕临证强调三因制宜，用药前他常仔细询问患者所居环境及常住地等，询问时诙谐幽默，平和亲切。患者与他交谈时放松自如，畅所欲言，如此良好的医患沟通使跟师学习者受益匪浅。因时制宜是诊治疾病时要考虑季节气候和昼夜时辰的影响，邵祖燕临证时告知患者预防疾病应注重因时制宜，"春夏养阳，秋冬养阴"是他经常强调的。

随着社会的发展，医学模式在发生着变化，生物医学模式逐渐转变为生物－心理－社会医学模式。这种医学模式强调以患者为中心、以家庭为单位、以社区为基础、以预防为导向。与此同时，现代中医学提出的"人－自然（环境）－社会（心理）"的综合医学模式也得到了广泛的认同。现代社会竞争激烈，人们经常情志不调，气机逆乱，气血失和，因而邵祖燕临证时非常注重疏畅气机，调和气血。

（四）重视气机，善理脾胃

邵祖燕擅治脾胃病，根据脾胃的生理特性，他创立新说，提出了脾胃病系统的诊治规律，逐步形成了自己独特的学术观点。

脾主运化，具有将水谷化为精微并转输至全身的生理功能，《素问·厥论》云："脾主为胃行其津液者也。"《素问·经脉别论》亦曰："饮入于胃，游溢精气，上输于脾，脾气散精，上归于肺。"脾气升则水谷精微得以正常吸收，并上归心肺，通过心肺的作用，化生气血，以营养周身。因此，升是脾气的运动特点，升清是脾运化的结果。升降出入是人体气机的基本形式。脾胃同居中焦，是升降运动的枢纽。脾主升清，胃主降浊。"升清"是指水谷精微等营养物质的吸收和正常输布。"降浊"是指食物入胃，经胃的腐熟，下行小肠，经小肠的分清泌浊，将浊者由大肠传导而出，故脾升、胃降，两者概括了整个机体对饮食物的消化吸收、输布和排泄的全过程，共为后天之本，气血生化之源。

（五）巧用外治，事半功倍

中医外治疗法源远流长，《黄帝内经》有大量论述外治法的篇幅，其重要地位可见一斑。实践证明，中医外治疗效独特，作用迅速，具有简、便、廉、验之特点。特别是近年来，由于药源性疾病的日益增多，非药物疗法得到了国内外医疗卫生行业的重视，中医外治法备受瞩目。邵祖燕尤其推崇中医外治疗法的应用，认为中医外治法与内治法相比，具有"殊途同归，异曲同工"之妙。

脾胃居中焦，《素问·玉机真脏论》谓"脾为孤脏，中央土，以灌四傍"。脾与胃的关系体现为水谷纳运相得、气机升降相因、阴阳燥湿相济三个方面。邵祖燕擅从气机调理脾胃，借助中医外治疗法，如针灸、穴位贴敷、耳穴等调理脾胃气血的运行。气行血畅，否极泰来，阴阳氤氲，万物则生，万物生则乖戾之气无。邵祖燕还认为，随着社会多元化的发展，人们工作和生活中来自各个方面的压力越来越大，治疗脾胃病时要注意体会患者的情绪，这是临床实践中不可忽视的问题。总之，调气机、调升降是邵祖燕利用中医外治疗法治疗脾胃病的核心所在。

（六）未病先防，有病早治

《素问·四气调神大论》曰："圣人不治已病治未病，不治已乱治未乱，此之谓也。夫病已成而后药之，乱已成而后治之，譬犹渴而穿井，斗而铸锥，不亦晚乎。"邵祖燕非常重视"治未病"思想，经常强调未病先防，诊治时总要对患者进行养性调神、疏导情志、饮食调摄方面的宣教。现代社会竞争激烈，压力大，多数患者情绪压抑，持久、突然、强烈的精神刺激会使人体气机逆乱，脏腑功能失调而发病。邵祖燕经常嘱咐患者要保持乐观平和的心态，进行适当的锻炼，饮食定时定量，忌暴饮暴食，少吃油腻之品，多食蔬菜、水果等。并且一贯主张有病早治，诊治越早，疗效越好。早期诊治，可截断疾病传变途径，防止疾病恶化。邵祖燕在临床中还根据五行生克乘侮和脏腑经络相传规律，采取相应的治疗措施，阻止病变可能要传及之处。

二、临床经验

（一）对脾胃病病因病机的认识

邵祖燕认为，根据脾胃病的临床表现，其在中医学中属"胃痞""胃痛""嘈杂""胃胀"等范畴，根据证候还涵盖了以"胁痛、腹胀"为主要临床表现的其他消化系统疾病。邵祖燕认为，慢性脾胃病的主要病机是气机不调，升降失常是脾胃病病理的关键。

脾胃互为表里，胃主受纳，脾主运化。胃气主降，脾气主升。胃喜润恶燥，脾喜燥恶湿，两者相反相成，维持着气机升降出入之协调平衡。若四时气伤、起居失常、情志失调及饮食劳倦等损伤脾胃，或脾胃本虚均可致脾胃枢机不利，气机不调，升降失常。在胃则气机郁滞，通降失职；在脾则运化失健，清气不升。脾胃运化失常，升降失序，传导障碍，出入不利而出现种种病证。胃为水谷之腑，喜通利而恶壅滞，降浊是受纳的前提。胃气和降则胃肠纳化传导正常，出入平衡。若胃腑受邪，气机郁滞，通降失职，则传化物异常，出入失衡，病患由生。胃失通降的具体表现主要有胃气不降和不降反逆两种情况。脾运失职，清气不升。脾胃生理相连，病理相关，脾脏受邪或胃病及脾，皆能影响脾之运化和升清，使脾运失健，升清障碍。

（二）脾胃病治疗原则

邵祖燕认为，脾胃病治疗的核心以调升降为纲，且要贯穿始终。脾胃之病，寒热虚实，宜燥宜润，宜补宜泻，宜升宜降，故当详辨。其中"升降"最为关键。升降之枢得复，气机通畅，则纳化常，出入调，清气升，浊气降，生化有源，邪有出路，脾胃运化功能恢复正常，而诸症可瘥。临证治疗又当细察升降失调之主次，在脾在胃之偏重，或脾胃分治，或脾胃合治，或以降为主，或以升为重，或升降并调。立法用意皆在于以降助运，以升复降，升降相因，祛邪愈疾。同时宜注意治胃不忘运脾助化，治脾不忘开胃消导，脾胃同调，升清降浊。

1. 调胃以理气通降为主

适用于胃气不降、气机郁滞、腑气不通及胃气上逆等证。具体应用又有不同，如兼肝气郁滞者，宜疏肝理气通降；食积停滞者，宜消食化积通降；湿浊中阻者，宜燥湿和胃通降；腑气壅滞者，宜泻腑导滞通降；血瘀阻络者，宜祛瘀活血通降；郁热者，宜清热散郁通降；寒滞者，宜温中散寒通降；阳虚者，宜温阳益气通降；阴虚者，宜滋阴益胃通降。总之，以顺应胃之生理特性，治疗以"宜降、以通为用、以通为补"为宗旨。

2. 调脾以助运升清为宜

适用于脾失运化、清气不升或脾气下陷之证。脾气不升，浊气不降，湿浊内阻者，治宜健脾助运，化湿升清；脾气不升，清气在下者，宜健脾助运，固涩升清；脾气下陷，久泻滑脱者，宜温中助运，固摄升提。用药总以辛通流动为主，不滥用滋腻呆补之药，以免壅脾滞气碍运，处处顺应脾之"喜燥恶湿、喜温恶凉""以升为健、以运为补"之特征。脾得健运，清气升，生化有源，不补而自补矣，此即邵祖燕常述"补脾不如运脾"之谓。

（三）诊治脾胃病临床经典用药

1. 擅用五磨饮子，疏理气机，双向调节

五磨饮子由木香、沉香、乌药、枳实、槟榔五药组成，原方主治气厥，后世医家多用来治胀除满。五药合用，降气破滞除逆，能使滞气消、逆气降、浊气除。

邵祖燕临床擅用本方作为理气机、调升降的基础方，认为本方不仅善降逆气，适用于胃气不降之气滞、气逆证，而且经过适当的配伍与炮制，可用于升降失调及脾气不升之虚实夹杂证。邵祖燕认为，本方双向调升降的关键在于枳实、槟榔两味，临床若用于胃失通降之实证，则槟榔、枳实生用，专主降气破滞。若用于脾胃失和，升降失序，则槟榔宜炒焦用，枳实改用枳壳，以缓和其破气之性，且具消导之功，以平调气机之升降。若用于脾不升清、运化无权、脾气不升之虚实夹杂，或以虚为主者，则槟榔宜炒炭用，旨在消其破滞之力，增其收敛之功。枳壳炒用，更增强和缓升提之性。故本方经适当配伍及炮制，可改变药性，适用于脾胃升降失调所致诸症。临床上兼症常夹杂出现，或相互转化，治疗总以调升降为纲，配合扶正祛邪，灵活运用，切中病机，可提高疗效。

2. 巧用对药，疗效显著

通常将处方中经常使用的两味药的配伍称为"对药"。邵祖燕临证时善用对药，认为其可使药物作用协同，增强疗效，经过多年的临床总结，他筛选出一些较为安全、效高、价廉的对药，用于临床多获良效。

（1）肉桂—延胡索：肉桂辛甘而热，补肾火，温脾胃，且可通脉、散寒、止痛。本品为温中散寒之要药，能治沉寒痼冷之症。延胡索辛苦温通，活血兼能行气，为血瘀气滞诸痛的常用药。两药相配，温中散寒、活血通经止痛的功效较好。邵祖燕研制的"胃速安散"即以肉桂、延胡索为主药，用治溃疡引起的胃脘痛，有效率为93%，且取效迅速，无副作用。

（2）乌药—木香：乌药辛温开通，理气散寒止痛，尤善温散下焦寒湿冷气，治气逆寒郁的腹满痞胀、反胃及疝气、少腹胀痛。木香辛散苦降，芳香燥湿，能理三焦之气，尤善行脾胃中焦气滞，偏于行滞消积。两药相配，行气止痛功效更显。邵祖燕临床中常在健脾益气、活血化瘀方药中加木香和台乌两味药，对于消除慢性萎缩性胃炎的脘痞胀满症状效果显著。

（3）吴茱萸—高良姜：吴茱萸辛开苦降，性偏燥烈，既能温胃暖肝，又能开郁结，降寒浊上逆，为散寒、止呕、止痛的常用药。高良姜温能暖中散寒，辛可行气止痛，尤善治胃寒痛，并能止胃寒呕吐、嗳气。两药都有温胃降逆、止呕止痛之功，相配则温燥止痛效力较强，临床可用治胃痛、腹痛、呕吐、泄泻、泛酸等。

（4）柴胡—陈皮：柴胡性平味苦，清轻升散，能清少阳半表之邪，又长于疏肝解郁，并能升肝胆清阳之气，举下陷之清阳。陈皮辛散苦降，其性温和，燥而不烈，理气健脾，燥湿化痰，降泄肺胃浊气，且有降逆止呕的效力而治呕逆。两药相配，一升一降，气机流通，可恢复正常通降之能，使清气得以上升，浊气得以下降，辛开苦降，临床可用于因痰湿、饮食、气滞所致胀满，东垣多用之升降气机。

（5）苍术—香附：苍术辛温发散，气芳香而燥烈，为温燥之品，善治寒湿之证，能健脾化湿，对湿浊内困脾胃引起的胸腹胀满、泄泻疗效较好。香附辛甘微苦，能散能降，性平不偏寒热，善理肝经气滞，对肝经郁滞所致的胸胁脘腹胀痛有较好疗效。两药合用，健脾燥湿，行气止痛，常用于气滞湿郁的胸脘胀满、脘腹闷痛等。古方越鞠丸即以香附为主药，行气解郁，以治气郁；用苍术燥湿运脾，以治湿郁。

（6）丹参—砂仁：丹参苦寒降泄，入血分，可清血中郁热而除心烦，泄血中郁热而又活血通经，为血热而有瘀滞的常用药。砂仁辛温，行气宽中，芳香醒脾开胃，为脾胃虚寒气滞之脘腹胀满、食积不消、呕吐、泻痢的常用药。两药合用，有调气畅中、化瘀止痛之功，临床可用于气滞血瘀所致的胃脘疼痛。丹参饮即以丹参为主药，配伍砂仁，治疗血瘀气滞引起的心胃诸痛。

（天津中医药大学第二附属医院　李慧臻）

李恩复胃肠病学术思想与临床经验

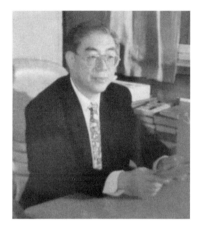

李恩复（1939—2012），教授，主任医师，河北大城人，毕业于天津中医学院（现天津中医药大学），著名胃肠病专家，享受国务院政府特殊津贴，河北省首批优秀专家，河北省劳动模范。全国第九届人大代表，全国归侨、侨眷、先进知识分子，曾任河北省中医院院长、党委书记，河北医科大学副校长、党委常委，国家中药品种保护评审委员会委员，国家药品监督管理局新药审评委员会专家，海峡两岸医药卫生交流协会常务理事，香港中文大学中医学院顾问。代表著作有《萎缩性胃炎治愈案100例》《胃肠病解惑》《胃病研究》《脉学阐微》等。

一、倡脾胃分治

脾胃皆属中央戊己土，是表里之脏，有经络相通。
脾居胃之下，以膜相连，为胃行津液，助胃气消化水谷。胃以降浊而助脾升清。脾胃在生理方面的诸多联系，使其有许多共同的特点，也产生了许多共同的疾病，所以临床上往往脾胃共称，如脾胃虚弱、脾胃虚寒等。《素问·太阴阳明论》云："太阴阳明为表里，脾胃脉也，生病而异者何也？"李恩复受此启发，认为脾与胃虽然在生理上相辅相成，但二者各有其特点，故各自有独特的发病规律，表现出各自的证候特点。因此，在对历代脾胃学说进行系统的整理归纳和分析研究后，他提出了"脾胃分治"理论。

《内经》对脾胃两者的性质和特点进行了分析，指明了其共性与个性的区别："阴阳异位，更虚更实，更逆更从，或从内，或从外，所从不同，故病异名也。"对此，李恩复认为，虽然脾胃同属戊己土，但脾为阴土，胃为阳土。脾为脏，胃为腑。脾为阴，阴主内，阴主下；胃为阳，阳主外，阳主上，这就是阴阳异位。另外，脾胃各有自己的经络循行，经络循行部位不同，气的运行也不同，故有胃以下行为顺、胃宜降则和的说法。若发生病变则气机逆乱。"阳病者上行极而下，阴病者下行极而上"。嗳气、呕、哕都是气机上逆的病变。"足太阴者三阴也，其脉贯胃属脾络嗌，故太阴为之行气于三阴。阳明者表也，五脏六腑之海也，亦为之行气于三阳"。

脾和胃有各自的生理特点。第一，脾喜燥恶湿。《素问·宣明五气论》云："五脏所恶，脾恶湿。"湿盛则困脾，主要是指运化不及，水湿潴留，清气下陷，临床可见胀满、濡泄、水肿。第二，脾喜升恶降。脾气上升是正常生理功能，是健运的表现。脾气健运中的含义是脾气能够保持上升状态，所以叶天士说："脾宜升则健，胃宜降则和。""脾气下降，清气不升"是脾的病理变化。第三，脾喜补而恶攻，所以治脾多用补的办法。实则阳明，虚则太阴。脾发生病变后，主要向阴、寒、虚的方面转化，因此补是为了适合脾的特点。第四，脾喜温恶寒。温则流通，寒则损伤脾阳，消乏脾气。临床上温中散寒法主要是治脾的方法，当然，并不排除胃有虚寒证。第五，脾喜香恶臭。辛香流动具有快脾的作用，如一些香味药砂仁、豆蔻、藿香、佩兰等，调味品生姜、大蒜、茴香、辣椒等。从这个角度分析，能芳香除湿辟秽、升清降浊、帮助消化的都属于健脾药，因为它符合脾的特点。这五条概括了脾的特性。

胃的特点与脾恰好相反。第一，胃喜润恶燥。"湿，阴之类也"。胃以津血为主，燥能伤津，所以伤阴者不能利湿，不能利小便。第二，胃喜降恶升，"胃宜降则和"。胃气和降是其正常的生理状态，发生病变后，则胃气上逆。第三，胃喜通恶滞。通降是胃的正常功能，六腑以通为补，滞则气结不宣，食停不化，重者可导致血络瘀阻。

二、提出慢性萎缩性胃炎"郁热阴伤"主要病机

慢性萎缩性胃炎以胃脘疼痛、痞满、纳呆食少、嗳气、嘈杂烧心等症状为主，属中医学"胃脘痛""痞满""纳呆""嗳气""嘈杂"等范畴。胃与脾同居脘腹中焦，无论内外病邪，皆可损伤胃腑，导致胃失和降而发病。李恩复常引《素问·太阴阳明论》之说，"太阴阳明为表……生病而异者何也……阴阳异位，更虚更实，更逆更从……故阳道实，阴道虚"，以为胃病发病机制之总括。在临床中，他对门诊和住院的慢性萎缩性胃炎患者的发病原因进行调查发现，其发病与外邪失治，进食热烫、辛辣、冷、硬、不洁食物，药物刺激，七情所伤等有密切关系，发病后的演变过程常呈现气滞→湿阻、食积→热郁→耗伤阴血→瘀阻胃络等规律性变化，而以"郁热伤阴"为病理重点，间或有寒凝气滞者。由于郁热伤阴，或寒凝气滞，气不布津，胃体失于滋荣，胃络失养而发生慢性萎缩性胃炎。日久正虚而病邪盘踞，尚可致积聚一类病变（恶变）。正如明·李中梓所云："按积之成也，正气不足而后邪气踞之。"积多年临床经验，李恩复提出"郁热伤阴成萎，此其常；寒凝于里，气不布津成萎，此其变"的病机说，揭示了慢性萎缩性胃炎的中医病机实质，并有效地指导临床治疗。

三、创立慢性萎缩性胃炎"凉润通降"治疗大法

脾胃之治，前人虽不乏其论，但尚无切合慢性萎缩性胃炎中医病理机制的完善治

疗方法。金元名医李东垣的《脾胃论》，详于治脾而略于治胃病最详，始"阳明燥土，得阴自安""胃宜降则和"，自是论超千古。然析其用药，则以清润为大要，或甘寒生津，或酸甘化阴，仍属滋润补虚之途，未能切中胃病"阳道实"之病机。李恩复积多年临床经验，根据胃"喜润恶燥，喜降恶升，喜通恶滞，喜凉恶燥"的生理特点，针对"郁热伤阴成萎"的主要病机，立凉润通降之大法，将养阴血、畅气机、和胃降逆、通络定痛等治法有机结合，形成了贯彻始终的基本治疗原则，对确系寒凝气滞者，不废温中散寒之治。然凉润通降之治，紧扣郁热伤阴这一基本病机，具有普遍的指导意义。

四、详辨证，重腹诊

李恩复认为，脾胃病所表现出的症状纷繁复杂，临床辨证时要抓住主要症状，详细辨析。尤其对疑似难辨之证，他常引前人理论，合一己之经验，剖析病机，启人颇深。

1. 喜热怕冷，非尽寒证

胃病患者，胃脘部喜热怕凉、手足欠温者甚为多见。李恩复认为，此乃气机阻滞、阳郁不达者居多，多由食、湿、气、血、瘀阻气机，使胃阳郁滞于中不能四达而引起，可见舌质坚敛苍老、色紫暗或暗红，苔色黄或黄腻，脉沉细滑、弦滑、弦细滑，舌脉均现郁热之象，此为辨证之着眼处。

2. 噫主于心，火土之郁

噫即嗳气，李恩复辨噫气之病机，宗《素问·宣明五气》"五气所病"之"心为噫"说。因心胃经络相通，火土之郁，致胃失和降，故噫气频作。

3. 腹满当辨，寒热宜分

腹满症状甚为常见，前人多责之于寒，谓脏寒生满病。李恩复宗《黄帝内经》"阳道实，阴道虚"和"诸腹胀大，皆属于热"之论，认为胃胀腹满之病以热胀为多。因胃喜柔润，以降为和，以通为用，凡食积、湿阻、气滞、络瘀皆可生热，使胃失润降，邪滞胃腑而致腹满腹胀。食火者，嗳腐吞酸，口苦口臭；湿热者，呕吐不食，便溏不爽；气郁热结，腹胀肠鸣，攻窜作痛，烦躁易怒；络瘀化热，患者自言腹满，腹形不大，口干不欲饮。

4. 胁胀缘胃，不尽属肝

两胁乃肝之分野，故胁肋胀满皆责肝气之郁。李恩复认为，胃病则腹满腹胀，上肢两胁，甚则牵引后背沉重疼痛，此因胃中浊气上逆或浊气上冲所致，不必专责于肝。冲脉隶于阳明，胃气上逆常导致浊气上冲，使气机有升无降，腹胁胀满加剧。

5. 背沉重痛，当责胃之肺气虚

胃病患者常诉背沉重痛，李恩复析其病机乃胃之肺气虚而致。胃为水谷之海，气血之源，五脏皆有胃气。胃气一虚，则水谷精微无以输送达肺。肺之气津不足，布展无力。《内经》云"肺俞在肩背"。肺气既虚，则气津不能灌注，荣养肌背，故有背沉重痛之苦。此乃母病及子，胃虚及肺之病。

6. 重腹诊，审胃病

清代医家沈尧封说："太阴阳明俱属土，同居中焦，病则先形诸腹。"胃病通过腹诊可得寒热虚实之机。李恩复尤其重视腹部触诊，认为在患者腹部浅层或深层发现的病条、病块及粗、硕、板、滞、痛等，结合病块、病条的分布和走行等，可判断病变的轻重、虚实以及气、水、瘀等病邪。腹诊时，他根据腹部柔软与坚硬程度，定为五类。

一类是正常人腹部的表现，肌肉丰满，多有弹性，皮肤光泽，触摸胃脘部柔软，无压痛板滞等征象。

二类肌肉丰满，富有弹性，皮肤光泽，触摸胃脘部失去柔滑之态，而有"滞""涩"之征。此为有形之始，说明胃部病变 1 年以上，已有轻微征象，此时可现浅表性胃炎胃镜、病理象。

三类肌肉较丰满，弹性较差，光泽亦差。触摸胃脘部失去柔、滑、韧之态，有"板直"之征象。此为有形之初，说明胃部病变已 5 年以上，较前发展，此时可现轻度萎缩性胃炎之胃镜、病理象。

四类肌肉干瘦，弹性几失，皮肤苍黄，触摸胃脘部失去滑韧之态，有"硬满"之征象。此为有形之成，说明胃部病变已 10 年以上，较前为重，此时可现中度萎缩性胃炎或伴中度肠化、异型增生之胃镜、病理象。

五类肌肉瘦薄，或腹部凹陷如舟状，松虚无弹性，皮肤苍晦，触摸胃脘部有"结固"之状。此为有形之长，说明胃部病变已 15 年以上，已较严重，此时可现重度萎缩性胃炎或伴重度肠化或异型增生之胃镜、病理象，亦可为早期癌的腹诊征象。

五、用药别有机杼

1. 重视理气和胃

脾胃居中州，为气机升降之枢纽。凡食积、湿蕴皆可壅滞胃气，气滞又可化火、伤阴、滞血，故行气药最为常用。对胃脘胀满、攻窜作痛诸症他常用木香、枳实、厚朴相伍；如食积滞气、嗳腐吞酸，合以鸡内金、焦三仙消导药；湿阻气机，脘痞苔腻，配伍茯苓、泽泻、菖蒲等理气化湿；气郁化火，胃中烧灼，伍用黄芩、黄连、石膏等；兼有阴伤则合之花粉、麦冬、生地黄等养阴益胃之品；若气滞日久，血瘀络阻，理气则选香附、延胡索等气中血药，使气运血行。

2. 清胃妙用石膏

生石膏为外感热入阳明胃经之主药，李恩复治疗胃热偏盛、胃脘灼痛、烧心烦躁者，常于清热药中加入生石膏，以清透肺胃。凡胃脘灼热、烧心烦躁而无虚寒之象者皆可用之。

3. 养阴不碍湿邪

胃热伤津，阴液不足，见有口干、灼热、便秘、舌红脉数等症状时，李恩复常用沙参、麦冬、花粉、百合等甘寒生津，或伍白芍、乌梅、木瓜酸甘化阴。胃阴不足使得润降失常，易致湿浊蕴积，故他常于养阴益胃药中配伍泽泻利湿，使养阴不碍湿邪。若湿热偏重，则重用茵陈、茯苓、泽泻利湿药，于黄芩、黄连清热燥湿药中加入沙参、百合等养阴而不助湿之品，使养阴、化湿并行不悖。

4. 善用通络之品

病久入络。脾胃系相关疾病，尤其是慢性萎缩性胃炎，一般病程较长，多有血络瘀阻，故治疗时他常将和胃降逆法与通络止痛法相伍，通络药常用蒲黄、五灵脂、三七粉、川芎等。蒲黄、五灵脂合用，《名医方论》谓其有"推陈致新之功，甘不伤脾，辛能通瘀，不觉诸证悉除，直可一笑而置之"。三七粉近代名医张锡纯云其"善化瘀血，又善止血妄行""化瘀血而不伤新血，允为理血妙品"。此类药物持续服用，可使瘀血暗消于无形，而无破血伤正之弊。

5. 治胃注意通便

胃阴不足者通降无力，常伴有大便秘结，糟粕不得下行，反致浊气上逆，而见脘腹胀痛不适，配合服用"通便灵"，大便得通，胃部症状亦可迅速减轻。"通便灵"系李恩复研制的治疗便秘的中成药，具有清热润肠、调肝益肾、宁心安神、交通水火之功，可使大便通畅，胃纳增加，免疫力增强。早在《素问·示从容论》中即有"年长则求之于府"之说，晋代炼丹家葛洪云："若要长生，肠中常清，若要不死，肠中无屎。""通便灵"有增强免疫功能、抗癌防癌的作用。

6. 和胃不忘利咽

咽为肺胃之门户，咽部红肿疼痛多与肺胃郁热上熏有关。各种类型的慢性胃炎患者常伴有慢性咽炎症状，且胃脘胀满疼痛等症常与咽部红肿发堵等症状呈并行的相关性。李恩复常在辨证用药的基础上加入板蓝根、山豆根等清热利咽之品，咽红肿甚者，再加梅花点舌丹口服，临床效果明显提高。

7. 分经主时用药

十二经脉融贯相通，行滞不行常致胃脘痛发作。其特点是常于该经主时之际发作或加剧。李恩复经过多年实践，创立了分经主时用药，审胃脘疼痛发于何经主时即加入该经药物，止痛效果明显。少阳经主时，加柴胡、黄芩；太阳经主时，加羌活；阳明经主时，加白芷；厥阴经主时，加川芎；少阴经主时，寒加细辛，热加女贞子、玄参；太阴经主时，加白术。

8. 治背沉重痛，妙用沙参

背沉重痛多由胃之肺气虚所致，李恩复治此症常于方中伍用沙参一味而收佳效。考沙参，《本经》谓其"除寒热，补中益肺气"，《名医别录》谓其"疗胃痹心腹痛，以安五脏"，《本草纲目》谓"其体轻虚，专补肺气"，《本草经百种录》言其"疏通而不燥，润泽而不滞"，《本草正义》谓"气味轻清，而富脂液，故专主上焦，清肺胃之热，养肺胃之阴"。妙用一味沙参，既可疗胃之阴虚，又可补肺之气津。遇肺气虚极而宗气下陷者，又伍以升麻、葛根，以助肺宣发敷布之用。

9. 善于守经用权

慢性萎缩性胃炎病程一般较长，药既中病，当守方服用，李恩复称之"守经用权"。经者，是根据慢性萎缩性胃炎的病机特点而制定的治疗原则，宜守而不宜轻易改动；权者，权宜之计，可作对症处理，如仅据症状有反复就改弦易辙，反易入歧途。李恩复常嘱患者坚持服药，不少患者守方数个疗程而痊愈。

六、五脏之邪，犯胃作病

"五脏相通，移皆有次"。李恩复根据中医整体辨证的思维，总结形成了"五脏之邪犯胃致病"的临证思想，认为胃者五脏之本，五脏之邪皆可犯胃致病。胃病之病位在胃，与五脏关系密切，故胃病治疗虽主应治胃，实则通调五脏亦可促进胃病恢复。

1. 肝邪犯胃

古人云，肝为五脏之盗贼，肝胃又为木土相克之脏腑，故肝邪最易犯胃。正如《类证治裁》所云："诸病皆自肝来，以其犯中焦脾，刚性难驯。"若情志过激，肝气横逆，直犯胃腑，可致脘腹胀满，痛连胁背，恶心嗳气；肝气郁结，木不疏土亦可致痞满不食等。

2. 脾邪犯胃

脾与胃以膜相连，脾为胃行其津液，两者同居脘腹中焦，保持着升降、燥润、运纳等矛盾运动的平衡，以维持正常的消化吸收。若脾运失常，则胃之受纳腐熟功能亦受影响。如湿蕴中焦，脾运困顿，可致胃纳失常、纳食减少、恶心呕吐、食少便溏；若脾虚失运，可致脘腹痞满、纳少便溏等。

3. 肾邪犯胃

肾藏元阴元阳，元阳不足，可致中虚失运。肾中元阴不足，亦可致胃燥而失纳，见胃中灼热、心悬若饥、五心烦热、大便秘结等，正如《冯氏锦囊》所云："土不得水，燥结何以生物。"

4. 肺邪犯胃

肺气肃降，可助胃之和降；肺之宣发，可敷布胃之水津于周身。王孟英云："肺金清肃不和，升降之机亦窒。"若肺气失于宣肃，则胃气壅而上逆，胃之水津不得敷布，而见呕恶、脘胀、肌肤枯槁、无汗等。

5. 心邪犯胃

心火虽可生中土，然心火亢盛亦可下迫于胃，火土之郁，可见胃脘烧灼、嗳气频作、心烦失眠、面如火燎、咽干便秘。此即李东垣所谓"心火亢盛，乘于脾胃之位"，嗳气由火土之郁而致，故《内经》有"心主噫"之语。

七、调五脏，治胃病

基于五脏之邪犯胃理论，李恩复形成了通调五脏治胃病的用药特点，在急慢性胃炎的治疗中取得了良好的效果。

1. 治肝邪犯胃

他倡用茵陈轻疏肝气，遂其升发条达之性，或用佛手、青皮等疏理肝气，防止郁结壅土之变。更妙在善用柏子仁调肝，对肝气横逆犯胃者，他恒用柏子仁。柏子仁质润多脂，凌冬不凋落，得金水之气最全。其滋润之性善养肝体，润胃腑，禀秋金之气可抑肝木之横恣，一物两善其用，制肝而善养肝，用于急慢性胃炎见有肝气犯胃者可谓匠心独运。

2. 治脾邪犯胃

如湿蕴中焦者，他擅用云苓、泽泻、葛根等化湿升清，以助脾之运。若脾虚失运影响到胃，他常用白术以助脾气，且不用大量，谓健脾之药用量轻清，以合脾运升清之性，而少峻补壅塞之弊。至于人参、黄芪性温大补之品，若未病至虚甚者不肯轻用。

3. 治肺邪犯胃

若肺气郁闭失肃，胃气上逆，他重用瓜蒌肃肺宽胸，和降胃气。若肺气失肃，不布胃津，则少伍苏叶、薄荷，宣畅肺气。肺之气虚，又善用沙参以补之。曾治一慢性萎缩性胃炎患者，胃脘疼痛，腹胀不适，形体消瘦，枯槁无华，虽夏令炎热之时亦无汗出，他于和胃降逆通络方中加入苏叶、薄荷，3剂而汗出肌疏，胃病症状亦大为减轻。

4. 治心邪犯胃

如心火亢盛、下迫胃腑者，他用黄连之苦寒直折其火，即安中土。火土之郁而致噫气频作，则以黄连配菖蒲，清心开窍而取效。对心血暗耗、虚火内浮、心神不定、眠差纳减者，常重用酸枣仁，仿仲景酸枣仁汤之古义，养心血而安心神，使胃腑自安。他还常用自制"得睡丹"，用于睡眠不佳者，药后多睡眠转佳，胃病亦减。古云"胃不和则卧不安"，此仅用其意，谓"卧安胃自和"。

5. 治肾邪犯胃

凡遇肾虚寒而胃气弱者，他常温肾散寒，炙附子为必用之品，然重药轻投。胃喜润恶燥，温燥之品不可轻用、滥用，如确系胃寒又势在必用，则运用之妙，神而明之。对肾水虚而胃失润者，他常用玄参、女贞子，补真水之不足，润胃腑之燥伤。《冯氏锦囊》有"滋水者滋土"之谈，清代名医陈修园亦云"赵养葵谓补水以生土，语虽离奇，却为妙旨也"。足见古今医理相通，先哲后贤，其揆如一。

八、提出饮食调养八大原则

关于胃病患者的饮食，李恩复提出了八大原则，即宜淡、宜少、宜缓（细嚼慢咽）、宜洁、宜软（烂）、宜温、宜鲜、宜精。饮食要富有营养，易于消化，切忌辛辣、热烫、黏腻、凉硬、陈腐之物入口；烟、酒、浓茶、咖啡更宜慎用。他提倡一日三餐，食不过饱，以免增加病胃的负担。

1. 饮食宜淡

淡味是养胃的。淡味一是指素食。素食易于消化、吸收，不仅有利于胃病的恢复，且也与长寿有关。清代陆以湉《冷庐杂识》中曾说："医家谓枣百益一损，梨百损一益，韭与茶亦然。余谓人所常食之物，凡和平之品，如参、苓、莲子、龙眼等，皆百益一损也；凡峻削之品，如槟榔、豆蔻仁、烟草、酒等，皆百损一益也。有益无损者惟五谷。"按：胃病以海参、西洋参入食为好，慎用人参。淡味的另一概念是饮食不可味"厚"和味"重"，味过厚过重照样可伤人，如咸多伤心，酸多伤脾，苦多伤肺，辛多伤肝，甘多伤肾。五味中，咸味最能凝血滞气，伤人更甚。所以多食咸食之人，颜色枯槁，脉络壅浊。而嗜味淡泊者，自然神清气爽，疾病少生。

2. 饮食宜少

饮食宜少是指饮食多少适中，善食而能善节入口。东晋·葛洪《抱朴子》说："不欲极饥而食，食不过饱，不欲极渴而饮，饮不过多。凡食过则结积聚，饮过则成痰癖。"饮食宜少，如晚饭宜少；食粗硬难消化之物宜少；食荤腥油腻之物宜少；食腐败之味宜少；食香燥、炙煿之物宜少；食五谷新登者宜少（古人谓其害有二：急难运化，一也；发诸般宿疾，二也）。茶宜少饮，不饮尤佳；酒宜少饮，切忌大醉，胃病宜戒酒。《内经》早就有"饮食有节，起居有常，不妄作劳，故能形与神俱，而尽终其天年，度百岁乃去"的科学论断，历代名医都将少食作为养生的要旨。"少"要求一日三餐或四餐，以八成饱为宜，并讲究营养。李恩复发现，胃病患者大多因食欲不振，或有食欲但消化吸收不好，而产生心理负担，担心营养不良而千方百计增加食量，甚或一日多餐，结果而适得其反，增加了胃的负担，使胃没有休息和修复时间，从而造成新的损伤，即食伤。

3. 饮食宜缓

饮食宜缓主要是指细嚼慢咽。古人说："饮食缓嚼，有益于人者三。盖细嚼，则食之精华，能滋养五脏，一也；脾胃易于消化，二也；不致吞呛噎咳，三也。"《备急千金要方》说"美食须熟嚼，生食不粗吞。"《医说》云"食不欲急，急则损脾，法当熟嚼令细"，均指出细嚼慢咽有益健康的道理。

4. 饮食宜洁

《金匮要略》早就提出："秽饭、馁肉、臭鱼，食之皆伤人。"《诸病源候论》指出："凡诸肉脯，若为久故茅草屋漏所浸，则有大毒，不可食。""宿食不可食"。患胃病之人，因胃弱抗力差，应防止食物或药物的致病菌和寄生虫之污染，更要注意食物的选购、制备和保存，以及食具的清洁卫生等。

5. 饮食宜软（烂）

坚硬之食最难消化，油炸、筋韧及半熟之物，以及干果更难消化，甚或刺伤胃络，引起出血或糜烂。胃病之人，所食之品必极软极烂，便于消化。一般而言，经过合理烹调的食物比较容易消化，烹调可使肉类的结缔组织和植物纤维素软化，使植物的淀粉粒破裂，便于消化吸收。

6. 饮食宜温

胃病患者多畏凉食，而喜热食。殊不知，热烫之品会对食道和胃造成极大损伤。古人明确提出："凡饮食专好极热，殊不知反伤咽喉、胃脘。"过食生冷瓜果之品也可损伤胃气。

7. 饮食宜鲜

饮食宜鲜一是指胃病患者应适量吃新鲜蔬菜和水果。水果、蔬菜的抗癌作用已被充分肯定。二是吃新鲜食物，不食陈腐和过夜食物，包括一些腌制食品。三是多食一些保鲜食品。

8. 饮食宜精

饮食宜精是指胃病患者不宜吃粗糙和粗纤维多的食物，尤其是消化不良患者，膳食纤维的摄入量应有所控制。《论语》说："食不厌精，脍不厌细。食馇而餲，鱼馁而肉败，不食；色恶，不食；臭恶，不食；失饪，不食；不时，不食；割不正，不食；不得其酱，不食。肉虽多，不使胜食气；唯酒无量，不及乱。沽酒市脯不食。不撤姜食，不多食。"

李恩复精研中医脾胃学，既有传承，又有创新；既重视辨证，又注重辨病；既重视治疗，又注重调养，在传承中医经典理论的基础上，又赋予了时代新的含义。

（河北省中医院　王彦刚　刘少伟）

陈卫川诊治脾胃病学术思想与临床经验

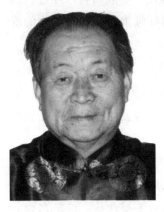

陈卫川（1939—2019），回族，首届全国名中医，宁夏回族自治区名中医，全国第二批老中医药专家学术经验继承工作指导老师，第五批国家级非物质文化遗产代表性项目"陈氏回族医技十法"传承人，荣获中华中医药学会终身成就奖。1956年毕业于宁夏卫生学校医士专业。1959年参加卫生部在宁夏举办的西医离职学习中医班3年，先后在吴忠市联合医院、吴忠市中医院、吴忠市人民医院、宁夏回族自治区中医院工作。1978年、1983年先后在中国医学科学院药物研究所、中国中医研究院（现中国中医科学院）进修中药学和中医理论。擅长应用香药、地方中草药鲜品配制各种中药，在"内病外治"方面取得了显著成效，善治多种疑难杂症，对脾胃病、肾病、肝胆病、血液病及妇科杂病积累了丰富的治疗经验。曾任吴忠市人民医院中医科主任、吴忠市中医院院长、宁夏回族自治区中医院内科主任、宁夏回族医药研究所名誉所长，兼任中华中医药学会内病外治专业委员会委员、外科学会外治专业委员会委员，宁夏中医药学会副秘书长、回族医药专业委员会主任委员、内科专业委员会委员，中国民族医药学会理事等。曾担任国家中医药管理局科研课题——"回族卫生保健研究"负责人。主编《吴忠市卫生志》《回族医药概览》《中国回族医药》《回族医方集粹》等，参编《中国回族大词典·医药卫生分科》《中国各民族百科全书·回族卷》。

一、明辨病因病机

《素问·至真要大论》云："审察病机，无失气宜，此之谓也。"又云："谨守病机，各司其属，有者求之，无者求之，盛者责之，虚者责之。"朱丹溪有言："治病者必明天道地理，阴阳更胜，既曰不知年之所加，气之盛衰，虚实之所起，不可以为工矣。"脾与胃以膜相连，互为表里，脾胃为仓廪之官，开窍于口。脾胃共同化生气血津液，供养全身，维持机体的生命活动。如《景岳全书·饮食门》说："胃司受纳，脾司运化，一纳一运，化生精气。"陈卫川认为，脾胃病的病因主要包括外感六淫、饮食不节、忧思恼怒、劳倦过度、脾胃素虚、病后失调等，基本病机为中焦气机不利，升降失常，润燥失济，影响水谷的消化吸收，使脾胃之受纳、转输、传导等功能失调。脾胃病的诊治，首先要注重通过望、闻、问、切明辨病因病机，针对病因病机治疗，从而恢复脾胃的功能。

二、重舌诊

舌诊受历代医家所重视，清代医家周学海在《形色外诊简摩·舌质舌苔辨》中指出："夫舌为心窍，其伸缩展转，则筋之所为，肝之用也。其尖上红粒，细于粟者，心气夹命门真火而鼓起者也。其正面白色软刺，如毫毛者，肺气夹命门真火而生出者也。至于苔，乃胃气之所熏蒸，五脏皆禀气于胃，故可借以诊五脏之寒热虚实也。"人体脏腑、气血、津液的虚实，疾病的深浅轻重变化，都能客观地反映于舌象。因此，陈卫川诊治脾胃病尤其重视舌诊，认为舌苔禀胃气而生，舌质有赖于气血的充盈，同时认为舌象变化是胃黏膜损伤的外在反映。他常结合胃镜及病理学检查，再结合舌诊来分析病邪的性质，疾病的深浅、转归及预后，并且通过观察舌象的变化来指导临床用药。舌质淡嫩，苔白而润或滑并伴有齿痕者，辨属脾胃虚寒，见此舌象，多以吴茱萸、肉桂、干姜、丁香等温胃散寒，佐以小剂量的连翘、蒲公英等，降低其燥热之性，加砂仁、木香等以芳香化湿，醒脾开胃。舌质红而苔黄腻者，辨属脾胃湿热，见此舌象，多以焦栀子清热利湿，加黄连、陈皮、藿香等清热化湿，并配合川楝子、香附等理气之品，同时反佐少量吴茱萸等温热药，使药物寒凉之性不至太过。若见舌色绛有裂纹，少苔或无苔，则提示胃阴亏虚，阴虚火旺，津液耗伤，舌体失于濡养，常用沙参、石斛、麦冬、山药等益胃生津，加香附、木香等行气运湿，使其滋而不腻。若见舌质紫暗，或有瘀点瘀斑，则加桃仁、蒲黄、赤芍等活血化瘀。

三、辨寒热虚实以论治

陈卫川认为，脾胃病应从寒、热、虚、实四个方面辨证。如中气不足、脾胃虚弱属虚证；脾胃气滞、气滞血瘀、寒凝血瘀属实证；脾阳亏虚、肾阳虚衰属虚证、寒证；寒湿困脾、寒邪犯胃属实证、寒证；湿热内蕴、热邪犯胃属实证、热证；胃阴亏虚、肝肾阴虚属虚证、热证。因脾虚不运则水湿不化，故脾病多与湿有关，而见本虚标实之证。而且脾虚也常影响他脏，出现兼证。其病位虽以脾、胃为主，但常涉及肝、肾。

陈卫川在临床辨治脾胃病时强调要从病象中分辨病证的寒热、虚实，继而遣方用药。以下以呕吐、便秘、泄泻、胃痛为例。

（一）呕吐（急性胃炎）

1. 热邪犯胃型

热病或热病之后见呕哕，烦躁，口渴，气短，舌淡红，少苔，脉弦细。

治则：清热除烦，生津止呕。

常用药：白茅根30g，竹茹15g。水煎，日1剂，分早、中、晚服。

2. 寒邪客胃型

症见突然呕吐，胃脘胀闷不适，伴恶寒发热，头身酸痛，胸脘痞满，舌质淡红，苔白腻，脉缓或浮。

治则：疏散表邪，芳香化浊。

常用药：苏叶 10g，生姜 6g，藿香 10g，沙枣 15g，苍术 10g，防风 6g，半夏 10g，陈皮 6g，佩兰 10g。水煎，日 1 剂，分早、中、晚服。

3. 胃热型

症见呕逆，口干口苦，恶心，烦渴，便干，舌红，苔薄黄，脉滑。

治则：清热止呕，降逆和胃。

常用药：薄荷 10g，连翘 15g，竹茹 15g。水煎，日 1 剂，分早晚服。

4. 胃热伤津型

症见恶心，呕吐，烦渴，少气懒言，舌淡红，少苔，脉细。

治则：清热生津，和胃止呕。

常用药：芦根 30g，白茅根 15g，竹茹 15g，回回豆 10g。水煎，日 1 剂，分早晚服。

5. 食滞胃脘型

症见脘腹胀满，呕吐酸腐，嗳气厌食，大便臭秽或溏薄或秘结，舌质红，苔厚腻，脉滑实。

治则：消食导滞，和胃止呕。

常用药：山楂 10g，神曲 10g，槟榔 10g，半夏 10g，砂仁 6g，莱菔子 12g，麦芽 10g，干姜 3g，白术 10g。水煎，日 1 剂，分早、中、晚服。

6. 肝气犯胃型

症见呕吐吞酸，嗳气繁，胸胁闷痛，舌边红，苔薄腻，脉弦。

治则：疏肝和胃，降逆止呕。

常用药：月季花 10g，玫瑰花 10g，木香 6g，紫苏梗 10g，半夏 10g，生姜 6g，枳实 10g，大黄 3g。水煎，日 1 剂，分早晚服。

7. 脾胃虚弱型

症见痰多呕逆或泛涎清水，恶心，纳差，舌淡，苔薄白，脉滑。

治则：醒脾祛痰，降逆止呕。

常用药：制南星 120g，丁香 30g，厚朴 30g，神曲 30g，麦芽 30g，橘红 30g，白扁豆 30g，砂仁 30g，青皮 30g，半夏 60g，人参 15g，沉香 15g，生甘草 15g。共为细末，制为水丸，每次 6g，日服两次，温开水冲服。

（二）便秘（功能性便秘、老年性便秘）

1. 血热肠燥型

症见口干少津，神疲纳呆，舌红，苔黄，脉弦。

治则：清热凉血，润燥通便。

常用药：紫草 12g，生地黄 12g，火麻仁 30g，红花 15g，当归 15g。水煎，日 1 剂，分早晚服。

2. 热病伤津型

症见老年热病伤津，大便燥结，口渴烦躁，纳少神疲，舌红，有裂纹，苔黄，脉细。

治则：清热生津，润燥通便。

常用方药：牛蒡子 12g，天冬 10g，麦冬 12g，当归 15g，红花子 10g（粉）。水煎，日 1 剂，分早晚服。

3. 热结大肠型

症见大便干结，腹部胀满，按之作痛，口渴，舌红，少苔，脉弦。

治则：清热润燥，滑肠通便。

常用药：蓖麻子 100g，火麻仁 150g。将上两味药炼蜜为丸，每丸 6g，每次 1 丸，日服两次。或水煎，日 1 剂，分早晚服。

4. 肝肾亏虚型（老年性便秘）

症见便结难下，口干少津，皮肤干燥、皲裂，神疲乏力，舌淡，少苔，脉弦细。

治则：补益肝肾，养血润燥。

常用方药：黑芝麻 30g，苏子 15g，生地黄 12g，当归 12g，紫草 12g。水煎，日 1 剂，分早晚服。

（三）泄泻（急、慢性肠炎）

1. 寒湿型

症见突然泻下清稀，甚如水样，腹痛肠鸣，脘闷食少，口淡不渴，伴恶寒发热，肢体酸痛，舌淡红，苔薄白，脉浮或濡缓。

治则：解表散寒，芳香化湿。

常用药：沙枣 15g，紫苏 10g，藿香 10g，防风 10g，半夏 10g，生姜 6g，佩兰 10g，白术 10g，茯苓 12g，红糖 30g。水煎，日 1 剂，分早、中、晚服。

2. 湿热型

症见肠鸣腹泻，纳呆，或大便臭如败卵，腹痛，舌淡红，苔腻，脉滑。

治则：健脾渗湿，清热止泻。

常用药：通草 10g，山楂 30g（炒），玉米须 15g，红糖 10g（炒），白糖 10g（炒）。水煎，日 1 剂，分早、中、晚服。

3. 疳积型

症见小儿疳积泄泻，食物不化，腹满肠鸣，消瘦，伴呕恶、纳呆等。

治则：调和脏腑，除疳消积。

常用方药：三棱 10g，莪术 10g，青皮 10g，陈皮 10g，炒神曲 10g，炒麦芽 10g，郁金 10g，胡黄连 10g，香附 10g，使君子肉 10g。共为细末，米醋糊为丸，如豌豆大，每次 30 丸。

4. 食滞肠胃型

症见脘腹胀满，呕逆气急或肠鸣泄泻，不思饮食，消瘦，舌淡红，苔腻，脉滑。

治则：消食导滞。

常用药：莱菔子 200g（炒），陈皮 30g，青皮 30g，黑牵牛 30g（一半生用，一半炒用），三棱 30g，莪术 30g，胡椒 15g，木香 3g。共为细末，面糊为丸，如梧桐子大，每次 20～30 丸，空腹服。

5. 脾胃虚弱型

症见大便清稀如水样，夹有不消化食物，肠鸣，舌质淡红，苔薄白，脉滑。

治则：健脾利湿，收涩止泻。

常用药：糯稻根 30g，玉米须 30g，炒薏仁 30g，车前草 30g。水煎，日 1 剂，分 4 次服。

6. 脾胃虚寒型

症见腹泻，腹痛，肠鸣，面青足冷，下部畏寒，食物不化，稍进油腻则便次增多，神疲乏力，舌淡，苔白，脉细无力。

治则：温中散寒，健脾止泻。

常用药：炮附子 10g，川乌 10g，肉桂心 10g，胡椒 10g，荜茇 10g，高良姜 10g，干姜 10g，吴茱萸 6g。共为细末，醋糊为丸，每丸 6g，每次 1 丸，日服两次。

7. 肾阳虚衰型

症见大便溏泻，食物不化，腹痛肠鸣，神疲乏力，舌淡，苔白，脉沉细。

治则：温阳补肾，固肠止泻。

常用药：锁阳 30g，干姜 6g。水煎，日 1 剂，分早、中、晚服。

（四）胃脘痛（急慢性胃炎、消化性溃疡）

1. 虚寒型

症见胃脘部疼痛，恶寒喜暖，得温痛减，遇寒加重，得食则减，喜揉喜按，畏寒肢冷，呕吐清水，大便溏薄，舌嫩白，脉沉细。

常用药：海螵蛸 30g，干姜 10g，吴茱萸 6g，砂仁 8g，乌药 12g，延胡索 12g，肉桂 6g，蒲公英 8g，甘草 15g。

2. 湿热型

症见胃脘部灼热疼痛，进食疼痛不减，烦躁易怒，纳呆，渴不欲饮，身重肢倦，便溏而恶臭，小便短赤，舌红，苔黄腻，脉濡数。

常用药：海螵蛸 30g，川楝子 15g，香附 10g，陈皮 10g，焦栀子 9g，瓦楞子 15g，黄连 6g，吴茱萸 4g，甘草 15g。

3. 血瘀型

症见胃脘疼痛如刺如割，痛处固定，甚则痛引胸背，呕血或便血，舌暗有瘀点，脉弦细涩。

常用药：海螵蛸15g，川楝子15g，延胡索10g，桃仁12g，蒲黄10g，赤芍15g，白及12g，花蕊石15g，地榆炭12g，煅牡蛎15g，煅龙骨15g，甘草15g。

4. 气滞型

症见胃痛胀满，连及两胁，嗳气吐酸，叹息后则舒，舌淡红，苔薄白，脉弦。

常用药：柴胡12g，沉香20g，白芍30g，枳壳20g，海螵蛸30g，白及30g，延胡索15g，甘草20g。

5. 阴虚型

症见胃脘隐隐灼痛，口燥咽干，五心烦热，消瘦乏力，口渴思饮，大便干结，舌红少津，脉细数。

常用药：海螵蛸15g，怀山药15g，北沙参12g，石斛12g，麦冬12g，陈皮6g，茯苓12g，香附12g，木香8g，大枣3枚。

四、善用药对

陈卫川治疗脾胃病善用药对，或两味成对，或三味、四味成组，药精不杂，*丝丝入扣*。如胃痛甚者用川楝子、延胡索、甘松；溃疡伴少量出血者加白及、煅龙骨；胃酸多者加海螵蛸、煅瓦楞子、鸡蛋壳粉；呕吐重者加藿香、竹茹；伴胆汁反流者加黄连、代赭石；伴肠化生及异型增生者加三棱、莪术、鸡内金；胃满腹胀者加枳壳、厚朴、木香；年老体弱、大便干燥者加郁李仁、火麻仁；青壮年大便干燥者加大黄、虎杖；血瘀者加桃仁、红花；便溏者加煨豆蔻、薏苡仁；睡眠欠佳者加酸枣仁、合欢皮、夜交藤；口干者加麦冬、天花粉；食少者加山楂、神曲、麦芽；手足冰凉、麻木者加桂枝、桑枝；腰痛者加续断、桑寄生、金毛狗脊；心慌易惊者加太子参、麦冬、五味子、石菖蒲；下肢无力者加木瓜、牛膝等。

五、善配食疗

药食同源，不少"食谱""粥谱""茶谱"就是很好的保健食品，有明显的补益气血、健脾开胃作用。陈卫川治疗脾胃病时，常配合运用食疗方法。

1. 百合山药粥

百合30g，鲜山药500g，粳米30g。先将粳米煮半熟，加入百合、鲜山药煮成粥。有滋养胃阴的作用。适用于胃阴亏虚，胃脘嘈杂、隐痛，饥不欲食，干呕或呃逆，口燥咽干，大便干结者。

2. 田七鸡蛋羹

田七末 3g，藕汁 30mL，鸡蛋 1 个，白糖少许。将鸡蛋打破，倒入碗中搅拌，用鲜藕汁及田七末加白糖，与鸡蛋搅匀，隔水炖熟服食。有活血化瘀的作用。适用于瘀血阻滞，胃脘刺痛、拒按者。

3. 韭菜粥

鲜韭菜 30~60g，或韭菜籽 10g，粳米适量。将韭菜洗净切细或韭菜籽研为细末，粳米煮粥，待粥沸加入韭菜或韭菜籽末，精盐调味。有健脾暖胃作用。适用于脾胃虚寒久泄者。

4. 扁豆粥

炒白扁豆 60g，粳米 100g，白糖适量。先将白扁豆用温水浸一宿，再与粳米共煮成粥加入白糖。有健脾养胃、清暑止泻作用。适用于脾胃虚弱、食少呃逆、慢性腹泻、暑湿泻痢者。

5. 糯米莲子粥

白莲子肉 20g，怀山药 25g，红糖 10g，白糖适量。将莲子去芯，山药切细，红枣去核，然后与糯米一起煮粥，待熟加白糖调和即可。有健脾止泻、益气和胃作用。适用于脾气虚弱、体倦无力、食少便溏者。

6. 健脾养胃糊

羊肉 50g，普通面粉 30g。先将羊肉剁成肉末，不加任何调料，待肉烂熟后将莲子研成粉，和面粉一起放入锅内，调煮成糊状。本品有健脾益胃、益心补肾作用。适用于脾胃虚寒、少食便溏、脘腹隐痛、面色少华、消瘦无力者。

7. 山药羊肉汤

羊肉 100g，山药 100g，生姜 15g，葱白 30g，胡椒粉少许，共煎汤，吃肉，喝汤。本品有补脾益肾、温中暖下作用。用于小儿营养不良。

8. 姜汁牛肉饭

鲜牛肉 150g，粳米 200g，姜汁、酱油、菜油适量，将其拌匀，蒸熟即成。本品有补中益气的作用。用于病后脾胃虚弱、大便溏泄、久泻脱肛等。

9. 八宝饭

糯米 20g，大枣 30g，葡萄干 20g，柿饼 15g，果干 10g，蕨麻 10g，核桃仁 10g，蜂蜜或红糖备用。先将糯米淘净，放盆中加水蒸熟备用，取大碗 1 个，内涂羊脂油或熟香油少许，将熟大枣、葡萄干、柿饼、果干、蕨麻、核桃仁放入碗中，最后放熟米饭，再上蒸锅蒸半小时，把八宝饭扣在大圆盘中，再用白糖加水熬汁，浇在饭上即可。本品色香味形俱佳，有健脾养胃，滋肾益阴等功效。常人食用可增加营养，少食、便溏、神衰、体弱等患者食用有辅助治疗作用。

六、喜合外治

陈卫川擅用香药、地方中草药鲜品配制成各种中药外用制剂，亦常在内服药的基础上合用针刺、艾灸、拔罐、按摩、香疗等外治法。

1. 火针刺法

用针灸针在油灯或酒精灯上烧红，针刺大椎穴、中脘穴，治疗急性胃炎、胃痉挛。

2. 挑四缝

在小儿第二指关节内侧用针灸针挑出少量黄色黏液，主治小儿疳积、慢性消化不良。

3. 挑羊毛疗法

羊毛疗相当于急性胃痉挛、急性胆囊炎等急性腹痛。用一小盘边缘光泽面在患者背部两侧刮，待背部出现轻度瘀血征象，用一针灸针在背上点，发现异样小点后用针尖挑起皮肤及皮下筋膜。主治急性胃炎、急性胃痉挛、急性胆绞痛等急性腹痛。

4. 捏脊

在髂嵴与肩胛之间分三等份，揪起皮肤由下向上捻捏，每至一处，向上提3下，反复3次，用双手搓5~10分钟。主治小儿疳积、消瘦、食少、面色萎黄等。

5. 腹部按摩术

根据患病部位的大小、深浅、轻重，用手掌或拇指、食指准确均匀、柔和持久地施行按、摩、揉、点、拿等手法，达到意集、气随、力速，每次15分钟左右。

（1）补法：适用于脾胃虚寒，腹痛泄泻，中气下陷，内脏下垂，肾虚小便频数，寒疝，小儿疳积，消化不良，夜尿多，妇女月经不调，下腹坠痛等。

方法：以手掌轻按、推揉等手法为主，反复在腹部患病部位循经按摩，力度均匀持久，有的可觉热气流至患部。按摩先由右向左，旋转按摩，再由下向上推数下。

（2）泻法：适用于阳明实热证之呕吐、腹痛、便秘、脘腹胀痛或寒气久滞之腹痛、肝气郁滞、血瘀之呃逆，胸胁胀痛，胆道蛔虫，胆绞痛，肾绞痛。

方法：用指掌按、推、拿，先由左至右，再由上向下或在痛点推拿点按，力量适度，力透腹内，至痛止为度。

（3）平补平泻法：适用于胃肠神经官能症、腹痛腹泻、呃逆、胁痛、内脏下垂等腹部慢性病证。

方法：以手掌为主，平放腹部按摩推揉。手法刚柔相济，补泻结合，可疏通经脉，推动气血运行。

6. 药末填脐疗法

治疗腹痛、泄泻、呕吐等。

方法：将药物研成细末，填入脐窝中，再用膏药或纱布封盖。可温中祛寒止痛。

原理：脐为神阙穴，属任脉。任脉为阴脉之会，与督脉相表里。督脉总督一身之阳，任脉与诸经脉相通，药物通过脐部吸收后，随气之循行输布于五脏六腑，四肢百骸，五官七窍，皮肉筋骨，直达病所。用吴茱萸5g，白胡椒3g，肉桂6g，公丁香10g，苍术9g，研细末配成暖脐散，填脐治疗婴儿寒性腹泻、腹痛、下利清谷；用参苓白术散加吴茱萸2g，硫黄2g，共为细末，姜汁调成糊状敷于神阙穴、中脘穴，治小儿脾虚泄泻。

7. 香袋疗法

将芳香辟秽药物制成各式布袋，佩戴于小儿胸前，使药物通过口鼻吸入起到防病治病作用。如用砂仁、白蔻仁、山奈、甘松、藿香、苍术、冰片研成细末，制成香袋，可健脾燥湿，助运开胃，治厌食、大便不调等。

8. 兜肚疗法

用香药制成肚兜，使药力缓慢而持久地进入人体。如用高良姜、木香、丁香、荜茇装入布袋，制成布兜，敷于腹部，可理气活血，散寒止痛，治疗小儿功能性腹痛。

总之，陈卫川认为，辨治脾胃病必须审证求因，只有明辨病因病机，才能有的放矢。在诊断过程中，他强调舌诊的重要性；在具体辨证时，他主张从寒热虚实四个方面入手。他还喜用药对，且处方精炼；在内服药的基础上，往往配以食疗及外治法，从而提高临床疗效。

（宁夏中医医院暨中医研究院　齐玉珍，宁夏回族医药研究所　康菊英）

马骏辨治脾胃病学术思想与临证经验

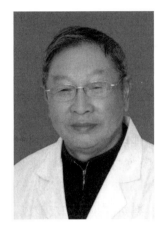

马骏（1940—），主任医师，教授，博士研究生导师，首届全国名中医，全国第二至第六批老中医药专家学术经验继承工作指导老师，全国优秀中医临床人才指导老师。先后获全国首届"中医药传承特别贡献奖"和全国老中医药专家学术经验传承工作优秀指导老师称号。以马老学术思想和临床经验为研究对象的"十一五"国家科技支撑计划立项课题和"十二五"期间"马骏全国名老中医药专家传承工作室"的研究任务均以优秀成绩完成，并获安徽省科学技术三等奖。目前的"马骏全国名中医传承工作室"项目进展顺利。著有《马骏临床治验》《橘井涌泉——马骏学术思想及临床经验集锦》《杏林春暖——马骏脾胃病临证精粹》等。擅长诊疗脾胃病、胃癌前病变、内科疑难杂症、肿瘤等。

一、学术思想

（一）脾胃分治

脾胃在生理、病理、诊断、治疗等多方面虽有广泛的联系，但二者又各有不同的特性，脾胃在五行属土，土有阴阳之别。如李杲所云："夫脾者，阴土也，至阴之气，主静而不动；胃者，阳土也，主动而不息。"

1. 脾胃的生理、病理特点

胃主降浊，脾主升清，因此"胃宜降则和""脾宜升则健"。胃喜通恶滞，脾喜补恶攻，因此，治胃以通降为要，滞则气结，食停不化；补脾寓通，静中有动，不可纯补。胃喜凉恶温，脾喜温恶寒。如叶天士云"太阴湿土得阳始运，阳明燥土得阴自安"，即治胃宜润，治脾宜燥。

2. 注重脾胃分治

马骏治疗脾胃病多秉承李杲、叶天士之说，推崇叶天士脾胃分治理论。他指出，叶天士脾胃分治理论主要强调"六腑以通为补"，是对《内经》"六腑者，传化物而不藏""六腑以通为用"的发展。临床观察显示，慢性萎缩性胃炎患者大多有畏寒、怕冷症状，有的不能进食水果，食后便溏，喜温食。故多数医家投以温补之剂，然症状虽一时缓解，但未能消除，且反复发作，越发加重。马骏遵循胃以通降为顺、喜凉润之性，投以凉润通降的中药，确能改善胃黏膜肠化生和异型增生。脾胃分治还体现在用一贯煎治疗肝胃阴虚之胃脘痛，表明通降之法并不仅限于理气、行气。若只注重行气、香燥为治，阴虚胃脘痛之人，长期使用只能使病情加重。故对肝胃阴虚之胃脘痛，他强调降法，不宜苦降下夺，而宜甘凉濡润，使津液得复，通则不痛。

（二）证辨寒热虚实气血

1. 寒热

马骏在辨别脾胃病病因中尤其注重寒热的变化。脾胃病常见的寒证有实寒证、虚寒证，常见的热证有实热证、虚热证，亦可有寒热夹杂的复杂病变，其中较常见的有上热下寒及上寒下热两种证候。马骏认为，脾胃病经常发生寒热转化及各种形式的转化，其机理与病邪的"从化"有重要关系。即病邪侵入机体后，能随着人之体质差异、邪气侵犯部位，以及气候、时间、地域等各种变化而发生性质的改变，形成与原来病邪性质不同而与机体素质一致的病理反映。马骏临床用药，针对不同的病因病机，分析其因果先后，标本缓急，制定不同治法，既有寒凉又有温热，寒热并投，相反相成，以恢复阴阳之间的生理平衡，消除寒热失常。

2. 虚实

马骏在辨别病机中更注重虚实的变化及气血的盛衰。虚实是一个广泛而相对的概念，内涵丰富，如正气盛衰分虚实，邪盛正衰分虚实，病与不病分虚实，病变微甚分虚实，寒热分虚实。马骏认为，脾病多虚，胃病多实，亦有脾胃俱虚者。脾胃病常见的虚证主要有脾气虚、脾阳虚、脾阴虚、胃阴虚等。脾胃病常见的实证主要有寒湿困脾、寒邪犯胃、胃热炽盛、湿热蕴脾、胃停食积、胃肠燥热、瘀血凝滞、虫积内扰等。脾胃病的病机以纯虚纯实者少见，而寒热错杂、虚实夹杂者为多，因此症状往往表现出错综复杂。若脾胃同虚时，应使用甘味，扶正以补虚，慎用苦寒之品，必要时亦当中病而止，以时时保护胃气为治则。如胃中灼热、口气臭秽，同时并见下利清谷，此胃热而肠寒也。此时如果一味清胃热而不顾肠中有寒，或虽寒热并进，补清同用，而其间药量有偏，病皆不得愈。马骏强调，在临床上应以运动的、相对的观点来分析虚和实的病机。

3. 气血

马骏治疗脾胃病注重调节气血。气血是人体脏腑、经络等一切组织器官进行生理活动的物质基础，而气血的生成与运行又有赖于脏腑生理功能的正常。气病必及血，血病亦及气。马骏总结指出，脾胃之气病，常见的有气郁证、气陷证，病变多在脾；有气滞证、气逆证，病变多在胃。脾胃之血病，常见的有血瘀证、血热证，以实证居多；气血同病，气和血相互依存，相互为用。脾胃病中气血同病者并不少见，常见的有气滞血瘀、气虚血瘀、气不摄血等。治疗上，马骏独树一帜地着重补脾升阳，疏肝理脾，善用升麻、柴胡等升提之品，黄芪、党参等健脾之药，香附、枳壳等理气之类，以补中益气汤、升阳益胃汤、四逆散等为代表方剂。

（三）权衡润燥升降通补

1. 润燥

"脾喜燥而恶湿"，马骏强调治疗脾生湿、湿困脾的病证，应健脾与利湿同用，所谓"治湿不理脾，非其治也"。他常用醒脾化湿之剂，而少用甘润滋腻之品，以免助湿。"胃喜润而恶燥"，如《医学求是·治霍乱赘言》所言"胃润则降"。治胃病时，他强调应注意燥热易伤胃阴，故常用甘凉滋润之剂。针对脾湿太过、运化呆滞者，治以燥湿健脾，方用平胃散配砂仁、白蔻仁之属，口黏腻予佩兰化湿醒脾，口臭苔腻加草果化湿和中。水湿轻者从脾治，用胃苓汤利水渗脾湿。脾湿甚者，水湿内生，表现为痰饮水肿，从补脾益肾寻法。胃燥太过，多因胃阴不足，胃络涸涩，在慢性萎缩性胃炎中表现为胃脘隐痛、灼热、口干、饥不欲食、舌红少津等，他常用养阴益胃汤滋养胃阴。阳明燥结，"无水行舟"，大便干结难解，用增液汤滋润阳明燥土，缓通大便；燥结甚者，配入调胃承气汤；腹胀排便不畅，配枳实、槟榔、炒莱菔子，通降腑气导其滞。

2. 升降

马骏临证强调脾以升为健、胃以降为和，遵循治脾毋忘调胃、治胃毋忘健脾的原则。治脾病时常用健脾、益气、升提之品，治胃病时多用和中、清利、降逆之药。

处方用药时，马骏十分重视药性的升降浮沉，讲究药对的配伍、分量的轻重，以升中有降，降中有升。马骏还善用药对调节脾胃升降功能，如：①白术配百合：白术甘苦温，益气升清；百合甘平濡润，使胃气下行，通利二便。升降相施，配合得宜，每获良效。②莱菔子配决明子：莱菔子辛甘平，长于理气；决明子苦甘凉，清肝明目，利水通便。二药配伍，通降胃肠气机，药性平缓，尤适于胃肠动力障碍而致的大便不畅者。③枳壳配桔梗：桔梗辛苦而平，使清气上升，通利胸膈；枳壳苦微寒，降逆散满。两药配合，用于屡用理气药而不见效的患者。

马骏强调，治脾当用温升，但亦需佐以降胃，胃失通降，积湿生浊常伴随脾不运化。治胃当用通降，但亦需佐以升脾。若脾虚运化无力，易积湿生浊，脾湿郁滞常会影响到胃，而致胃气不降，受纳失常。降胃他常选辛苦通降之品，虽与甘温升脾之药性味相反，但同奏祛湿化浊、恢复脾运之功，有异曲同工之效。

3. 通补

马骏从广义理解运用通补之法，正如《医学真传·心腹痛》所言："调气以和血，调血以和气，通也；下逆者使之上行，中结者使之旁达，亦通也；虚者助之使通，寒者温之使通，无非通之之法也。若必以下泄为通，则妄矣。"又如《伤寒论》阳明病篇的应用，从广义上言，纠正人体气血、阴阳、脏腑经络的偏盛偏衰，寒热虚实，甚至阴阳亡绝等，都属于"补"法之列，通即为补，通补为用，以通为补，以补为通，寓补于通，通补合一。马骏指出，理气药、降气药、消导药、清热药、泻下药等均有通下作用，他常用八月札、枳实、厚朴、槟榔、广木香、绿萼梅和陈皮等。厚朴、广木香偏温，八月札和焦槟榔偏凉，可根据不同的情况选用。一般情况下，马骏治疗胃病不使用过补，即使出现脾虚，也是缓补、慢补、行补，补中有行，动静结合，升中有降。

（四）注重未病，已病早治

1. 注重未病

《素问·四气调神大论》言："圣人不治已病治未病，不治已乱治未乱，此之谓也。"首次将"治未病"引入疾病的防治中，以此逐渐确立了以"治未病"为核心的中医预防医学体系，既提倡"未病"先防，又要求"既病"防变，防中有治，治中有防，引导疾病沿"未病防发→既病防变→病愈防复→未病防发"良性循环发展，体现了对疾病发生、发展的密切监测及根据其演变的不同阶段施予相应干预的认识。

马骏强调，饮食养生必须遵循一定的原则和法度。概括地说，大要有四：一要"和五味"，即食不可偏，要合理配膳，全面营养；二要"有节制"，既不可过饱，亦不可过饥，食量适中，方能收到养生的效果；三要注意饮食卫生，防止病从口入；四要因时因人而宜，根据不同情况、不同体质，采取不同的配膳营养。食物的种类多种多样，所含营养成分各不相同，只有做到合理搭配，才能使人得到各种不同的营养，以满足生命活动的需要。

2. 已病早治

《金匮要略》言"治未病者，见肝之病，知肝传脾，当先实脾"，指出肝病"实脾"，谓之上工之举。针对本病，发病早治的重点应该放在对平素脾虚之人的情志调理。《临证指南医案》曰："情志之郁，由于隐情曲意不伸……郁证全在病者能移情易性。"可以通过适当的运动、旅游、听音乐等来改善患者的情绪，移情易性，以达到"治未病"的效果。"人有五脏化五气，以生喜怒悲忧恐"（《素问·天元纪大论》），因此情志与五脏息息相关。古人云"思出于心，而脾因之"，故脾在志为思，"脾藏意"。马骏认为，思作为脾的情志变化，对喜、怒、悲、恐的情志变化均有影响，愉悦之思则气缓而喜，情感急迫则气上而怒，消极之思则气消而悲，惊乱之思则气下而恐。脾胃作为气机升降之枢纽，必然会受情志过极所伤。肝主疏泄，情志的调畅责之于肝。情志失调，肝失疏泄，则容易横逆犯脾。情志过极，无论直接间接，最终必将影响脾胃功能，故"怡情志"必然成为调理脾胃过程中重要的一环。

二、临床经验

（一）脾胃病治疗十法

马骏针对脾胃病"脏腑同病、虚实夹杂、寒热错综"等病理特点，提出脾胃病治疗的"温、清、消、补、和、疏、润、升、降、通"十法，分别为散寒温胃法、清胃安中法、补气健脾法、消积导滞法、和中醒胃法、疏肝和胃法、滋阴润胃法、升清益胃法、降逆调胃法、化瘀通络法。临证时，马骏强调"胃病贵在平衡通顺"，用药宜轻清流动，滋而不腻，并稍佐行气之品，以动中有静，适其升降之性。用药量轻，宁可再剂，不可重剂。他自创的"清胃和中汤""醒胃汤""十三味和中方"在临床应用广泛，效如桴鼓。十法中马骏特别擅用"疏、和、补"三法治疗脾胃病，临床中或一法独施，或数法兼用。治疗脾胃病他常用升降并调法，因脾气主升，胃气主降，脾胃升降失调可致纳化失常。如表现为脾阳不振与胃气上逆之证兼见者，此当守"脾升则健，胃降则和"之法则，以升清降逆、升降并调为大法。方用升阳益胃汤合香附旋覆汤等化裁，使清阳之气得升，胃逆之气得降。使用"疏"法时，马骏擅用行气之品，认为脾胃病常以气滞为主要病机，行气之品不仅可舒畅气机，运脾和胃，除胀止痛，还兼有解郁、调中、化痰、燥湿之功。

（二）治脾胃倡调和致中

"和"的本义是调和、协和，包含了相反相成、相从相应、阴阳交通等多重意义。"和"是人体的一种生理状态，包括阴阳、气血、脏腑调和等。《素问·生气通天论》言："是以圣人陈阴阳，筋脉和同，骨髓坚固，气血皆从。如是则内外调和，邪不能害。"脾胃为后天之本，脾胃升降是五脏和合之枢纽。在生理上表现为气机升降相宜，水谷纳化相成，功能燥湿相济，阴阳虚实调和。脾胃病无论外感、内伤，还是脾胃自病或他脏影响，均可导致其生理功能异常。又因脾胃病往往脏腑同病，寒热互存，虚实夹杂，升降失调，并且与肝胆互为影响，病因多样，病机复杂，故病理上常见脾胃虚弱、脾胃气滞、脾胃不和、脾胃湿热、胃热脾寒、胆胃郁热、肝气犯胃等。临证时单选一法治之，恐难取效，唯采用调和脾胃、调和肝脾、调和胆胃、调和肝胃、调和肠胃等"和"法方可奏效，故"和"法可视作专为脾胃病所设，通过调和之法以达到中焦如衡。脾胃病治疗中常用的"和"法有：①调和脾胃，如枳术汤。②调和肝胃，如四逆散。③调和肝脾，如逍遥散。④调和胆胃，如大柴胡汤。⑤调和胃肠，如半夏泻心汤。⑥和解少阳，如小柴胡汤。马骏临证将这些常用方临证化裁，注重脏腑同治，寒温相宜，虚实同理，阴阳兼顾，以调理脏腑功能，调畅逆乱气机，从而使脾胃升降有序，肝胆疏泄有度，阴平阳秘，元气生生不息。

（三）治脾胃重在化湿

1. 湿为阴邪故非温不化

古今医家多用清化法治疗湿热证，用温化法治疗寒湿证。治疗湿证用辛温燥热之剂本无可非议，但因湿兼多性，因此对于湿证，尤其是湿热证忌用慎用温热、温补之品，因为有助热化燥伤阴之弊。然《温病条辨》在治疗三焦湿热的方药中，无论是治疗上焦湿热的藿朴夏苓汤、三仁汤，还是治疗中焦湿热的连朴饮、人参泻心汤，抑或治疗下焦湿热的枳实导滞汤等都不乏辛温、苦温或温补之品。马骏治疗中老年人阳气虚衰、寒湿内生所致脾胃病时，多采用温化寒湿之法。如在二陈汤基础上酌情选用吴茱萸、桂枝、干姜等温热之品以助之，而厚朴、苍术、白术、砂仁、白豆蔻等更是常用。根据寒湿程度，他辨证施用温补之法。如湿邪内蕴明显者，以大剂温燥为主，或加入一味连翘或知母。如湿邪日久、蕴而化热者，则在温燥的基础上酌情选用蒲公英、黄连等。

2. 健脾运湿宜行而不滞

湿邪致脾胃病的根本原因在于湿邪困脾，脾失健运，故应以健脾祛湿、助运通降为法，马骏常用的祛湿药如白术、茯苓、苍术、厚朴、藿香、佩兰、薏苡仁、白豆蔻等，旨在通过淡渗、苦燥、芳化等方法祛湿醒脾。健脾不等于补脾益气，健脾之法不在补而贵在健运，此为"运脾"思想，马骏临床喜用佛手以舒畅脾胃气滞，菖蒲醒脾开胃，枳壳以理气宽中、消胀行气。正所谓"脾以运为健，以运为补""健脾先运脾，运脾必调气"。只有脾气行，胃气通，方能使湿邪得化，精微四布。只有运脾而不壅滞、祛湿而不伤正，方能达到治病求本的目的。

3. 健脾祛湿偏用苓术

马骏多喜用茯苓、苍术、白术等健脾祛湿药治疗脾虚夹湿证。他认为，茯苓淡渗健脾，不燥不寒不泄，性较平和，能够扶正祛邪，标本兼顾，凡脾虚有湿者，皆可用之。茯苓还可与多种药物配伍使用。如脾气虚者，可与参、芪配伍，以益气健脾；湿邪盛者，可与薏苡仁、泽泻配伍，以增强利水祛湿之功；湿痰咳嗽、恶心呕吐者，可与陈皮、半夏合用，以祛湿化痰和中；心神不安、寒饮内停者，可与桂枝、白术等配伍，以温阳祛饮。苍术与白术，前者偏于燥湿健脾，后者偏于健脾燥湿，临床多用于脾虚湿盛之胃脘痞满、泄泻、鼓胀等。但苍术药性偏燥，唯湿盛者用之，否则易化燥伤阴。白术健脾燥湿，既可用于治疗泄泻，亦可治疗便秘，临证可通过配伍和剂量的变化以达治疗目的。

（四）"治脾胃必先治肝"，肝畅则脾安

治疗疑难脾胃病时，马骏多先调肝。选方用药上，他常用柴胡，取其解郁疏肝之效，以升发脾胃之阳气，且用量不大，常为佐使，防其劫阴耗气之弊。用柴胡疏肝解郁、调畅情志时，他常配佛手、香橼、厚朴等理气降逆之品，理气和中，使升降顺调，气和志达，郁结得散，中土得安。马骏善用四逆散化裁治疗脾胃病，以疏肝解郁，条达肝气。若久病化热，出现肝胃郁热之证，则用四逆散合左金丸，疏肝清热，辛开苦降，调畅气机。若兼有瘀血之证，则合用金铃子散以疏肝活血，理气止痛。因脾虚水湿失运，必生痰生湿，而痰又易与气相合，形成痰气阻遏气机之证，故往往酌用二陈汤。这些化裁组合之法的应用，既符合脾胃病的病理特点，又体现了马骏对脾胃病本质的准确把握，展示了对"和"法的深刻体会与灵活应用。

（安徽中医药大学第二附属医院　李学军）

单兆伟论治脾胃病学术思想与临证经验

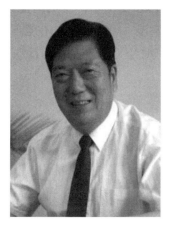

单兆伟（1940—），首届全国名中医，南京中医药大学教授、博士研究生（后）导师，江苏省中医院主任医师，南京中医药学会名誉理事长。历任江苏省中医院学术委员会指导专家、中华中医药学会脾胃病分会名誉主任、江苏省中医药学会脾胃病专业委员会名誉主任、原国家食品药品监督管理总局药品审评委员、国家优秀中医临床人才研究项目专家指导委员会委员、全国老中医药专家学术经验继承工作指导老师、江苏省中西医结合临床研究中心特聘顾问、江苏省医师协会副会长。享受国务院政府特殊津贴，荣获"全国卫生系统先进工作者"称号，获中华中医药学会脾胃病分会脾胃病学术杰出贡献奖，建有"全国名老中医药专家学术经验传承单兆伟工作室"。临证五十余年，不断创新发展，曾主持国家自然科学基金课题及省厅级课题 8 项，获部省级奖项 12 项，发表论文 100 余篇，获国家发明专利 1 项。著有专著《中医临证与方药应用心得》《内科常见病中西医综合治疗》《实用中医消化病学》《中医内科临证思路与方法》《中医胃肠病学》《中医内科学》等 12 部。擅长慢性萎缩性胃炎、胃癌前期病变、幽门螺杆菌相关性胃病、功能性消化不良、炎症性肠病及部分内科疑难杂症的诊治。

一、脾胃的病理生理特点

《难经》论脾曰："脾重二斤三两，扁广三寸，长五寸，有散膏半斤。"散膏为脾脏周围组织，亦有人认为是胰腺。由此可见，中医之脾与西医学的脾脏并不完全相同。《难经》提及胃云："胃重二斤二两，纡曲屈伸，长二尺六寸，大一尺五寸，径五寸，盛谷二斗，水一斗五升。"中医之胃在形态上与西医学基本相似，但亦有将大小肠统称为胃者。脾胃同属中焦，以膜相连，互为表里，两者纳运相得，升降相因，燥湿相济，同为后天之本，化生气血，充养五脏六腑。在病理上，两者亦互相影响，如胃纳失常可导致脾运失司，反之亦然。胃降不及可累及脾气升发，脾气不升亦可影响胃气通降。此外，脾喜燥恶湿，胃喜湿恶燥，故而燥湿皆不可太过。

二、脾胃病的病因病机

（一）脾虚为本

诚如李东垣所云："百病皆由脾胃衰而生。"脾胃虚弱，运化无力，气血生化乏源，气虚无力推动，可导致气机不畅，而为气滞之证。气虚无力行血，血流滞涩，或摄血无权，血溢脉外，均可使脉络瘀阻，而为瘀血内停之证。气虚功能不足，气机阻滞，疏泄失畅，日久易郁而化热，而为肝胃郁热之证。脾主运化水湿，脾气既虚，不能运化水湿，则湿浊内生。细究发病缘由，皆为"脾常不足"，脾胃气虚乃本病的病理基础。

（二）肝郁为先

单兆伟认为，情志失调在脾胃病的致病因素中不容忽视。叶天士《临证指南医案》中云："肝为起病之源，胃为传病之所。"肝木与脾土有相乘关系。肝郁气滞易乘犯脾胃；反之，脾胃素虚则肝木易于侵犯。所谓木强乘土，土虚木犯，虽虚实有别，然都与肝密切相关。情志不遂，肝郁气滞，肝失疏泄，横逆犯胃，胃失和降，以致肝胃不和，中焦气机逆乱，升降失常。

（三）湿热为患

陈无择有言："内外所感，皆由脾气虚弱而湿邪乘而袭之。"脾运失健、运化水湿不利所生内湿、饮食不节、情志内伤、劳逸失度、病后体虚等皆可为致病之因。内湿导致气化不行，易受外湿所困。脾为太阴湿土，通于湿气，同气相求，易感外湿。外湿困脾，久而久之必然影响脾胃运化之职，导致湿从内生。湿邪内蕴，日久化热，湿热交结，困阻中焦。

（四）瘀血入络

叶天士指出："胃痛久而屡发，必有凝痰聚瘀。"久病脾虚，生气不足，则推血无力，血必有瘀。瘀血是本病发生发展的重要转化因素，瘀血不去，新血不生，脏腑失于濡养，则脾胃更虚。

三、学术思想

（一）顾护后天，细辨阴阳

《素问·灵兰秘典论》云："脾胃者，仓廪之官。"脾胃位于中州，脾胃主受纳、腐熟和运化水谷，升发清气，疏布精微，濡养五脏。脾胃虚弱，运化失司，生化乏源，气虚推动无力，行血涩滞，或摄血无权，血溢脉外，瘀血内停致脉络瘀阻，脾气既虚，运化无力，谷反为滞，水停为湿，则湿浊内生，临床常可见胃痛、胃胀、嗳气、嘈杂、泛酸、恶心呕吐、纳呆等表现。沈金鳌在《沈氏尊生书》中云"脾统四脏，脾有病，必波及之，四脏有病，亦必有待养脾"，故脾胃强是脏腑功能健旺的先决条件，脾胃气血充盛才能维持其他脏腑的生理功能正常。吴澄在《不居集》中云"故凡察病者，必先察脾胃强弱"，故治病以治脾胃为关键，尤以健脾为要。单兆伟认为，健脾当贯穿疾病发生发展的全过程，主张脾贵运而不在补。孟河医派用药崇尚和缓平淡，常用党参、白术、茯苓、山药、扁豆、薏苡仁、焦建曲等益气健脾固本。单兆伟认为，脾胃虚弱尚有气虚、血虚、阴虚、阳虚之不同，临证当细细辨别，以求药证相合，谨守病机。脾气虚证，当健脾益气，可用香砂六君子汤加减；脾阳不足证，可以温中健脾为大法，用附子理中汤化裁；脾阴不足证，宜滋阴健脾，可选参苓白术散或慎柔养真汤出入。

（二）强调升降，斡旋中焦

1. 脾升胃降

脾胃是气机升降出入之枢纽，脾气以升清为健，胃气以降浊为和。《素问·阴阳应象大论》曰："清气在下，则生飧泄；浊气在上，则生䐜胀。"单兆伟认为，升降出入失常是脾胃病的主要原因，脾胃功能受损，升降失司，纳化失常，而变生诸病。治疗上应重视斡旋升降，以畅达脾胃气机为要旨，务求调气复平，勿使中焦壅滞。单兆伟认为，脾不升清者若单用党参、黄芪等甘温之品，恐有壅遏之弊，宜兼升清之法，酌加升麻、葛根、荷叶等属，以引清阳之气上行，清气得升，脾运复来，则浊阴自降。胃为六腑之一，以通为用，以降为顺，胃降不及者，宜通降胃气，多用莱菔子、决明子等以助通降，可配伍行气通降之品，如法半夏、砂仁、炒枳壳等，亦可稍佐升脾气之品，升降相因，寓降于升则逆气可降。

2. 调肝治肺

单兆伟在调理中焦升降时十分注重调节肝肺两脏。《素问·五常政大论》云："发生之纪，是谓启陈，土疏泄，苍气达……"肝主疏泄，调畅气机，肝胃之气相通，肝气条达，则脾胃升降有序。若肝失条达，疏泄不及或太过，横犯脾胃，抑或脾土自虚，肝木多乘机侮之，均可导致升降失序，而见痞满、腹胀、纳呆、口苦等表现。单兆伟认为，脾胃之病多责之于肝，他喜用佛手、枳壳、苏梗、绿梅花及玫瑰花等品疏肝理气又不伤阴，并常配合选用葛根、柴胡、升麻、荷叶等升举阳气。《素问·至真要大论》曰："诸气膹郁，皆属于肺。"肺主宣发肃降，为气之主，肺气降则诸窍通利，故肺气在调节中焦气机方面也起着关键作用，宣畅肺气，复其治节可助脾胃升降。

3. 扶正祛邪，清热活血养阴

（1）清热防败胃，化湿勿助热：单兆伟认为，湿热之邪在慢性胃炎中尤为突出，脾胃气虚日久，运化无力，气不行津，湿浊内生，日久酿湿生热。尤其是偏嗜肥厚、辛辣、烟酒者，更易酿生湿热。此类患者往往合并幽门螺杆菌感染。湿在中焦，辨证用药应谨记清热切勿苦寒败胃，化湿须防温燥助热，清化湿热，方可通畅脾胃。他常选用苍术、厚朴、白术、藿香、砂仁、薏苡仁、茯苓、石菖蒲、仙鹤草、黄芩等辛香芳化之品。

（2）活血须养血，逐瘀勿伤正：久病脾胃气虚，气虚不足以推血，则血必有瘀。瘀血是脾胃病发生及发展的重要转化因素。单兆伟认为，慢性萎缩性胃炎迁延难愈，瘀血既是病理产物，又是导致疾病进展的重要环节。此时患者多见面色晦暗少华，舌质紫暗或暗淡或有瘀斑、瘀点，舌下脉络瘀紫，迂曲增粗等血瘀之候。此时化瘀生新为关键治法，然须兼顾脾胃本虚。因此，他遵"行而不峻，化而兼养"的原则，提出活血化瘀兼以养血为治，寓养血于活血之中，并根据瘀血之轻重不同而斟酌变化，慎用破气逐瘀之品，常用养血活血之当归、丹参、红花、熟地黄、蒲黄、五灵脂等。

（3）益胃多柔润，养阴须防腻：《临证指南医案》指出："胃为阳明之土，非阴柔不肯协和。"胃喜润恶燥，其运化腐熟能力有赖阴液濡润。胃阴充足则思食，若偏嗜辛辣温燥之品，或情志不遂，肝郁化火，或思虑伤脾均可导致胃土阴伤，阴津不敷，胃液枯槁，胃膜失养。单兆伟认为，尤其是慢性萎缩性胃炎癌前病变出现胃阴亏虚证时，病情较重，速难恢复，治当缓图。其遣方用药常内寓甘寒益阴、甘酸敛阴、甘平养阴、甘淡滋阴、甘温益气、甘辛化阳，以求阴津生化等意。常用药物如麦冬、百合、玉竹、石斛、南北沙参、甘草等，药物选用皆强调宜凉宜柔宜润。

（4）宣畅三焦，善用透法：所谓透法者，透邪外出者是也。单兆伟用药轻清醇正，宣泄病邪，而无损正气，是孟河医派学术思想特色之一，尤适用于温热病。单兆伟承孟河医派，将其用于脾胃病之中屡见奇效。

①宣透：宣透多用于气行郁滞、胃失和降、痰湿困于胸膈之证。气郁中焦为滞，痰邪伏于胸膈，痰气交阻，宣其郁结之气，透达胸膈之痰为其治也。多见于反流性食管炎、食管裂孔疝、急性胃炎、胃肠型感冒等。常用药物如杏仁、豆卷、豆豉、薄荷等辛散宣透之品。单兆伟尤喜用清轻平和之苏叶。《长沙药解》谓苏叶"辛散之性，善破凝寒而下冲逆，扩胸腹而消胀满，故能治胸中瘀结之证而通经达脉"，用量多为3~4g。

②渗透：渗透多用于湿阻中焦证。脾喜燥恶湿，易为湿困。湿为阴邪，其性重浊黏滞，致使中焦升降失序，而见脘腹痞胀，食少纳呆，呕恶欲吐，口淡不欲饮，腹泻时作，头身困重，苔白腻，脉濡滑等，多见于消化性溃疡、慢性胃肠炎、功能性消化不良等病。《内经》云"湿胜则濡泻"，故单兆伟多选淡味之药以淡渗利湿健脾，如茯苓、薏苡仁、泽泻、猪苓、白术、车前子等。

③通透：通透适用于瘀阻胃络证。瘀血阻滞胃络，不通则痛，故可见胃脘疼痛，或痛如针刺，固定不移，食后尤甚，舌紫暗或有瘀点瘀斑，脉象涩滞，多见于慢性萎缩性胃炎、消化性溃疡、胃肠肿瘤等病。"胃痛久而屡发，必有凝痰聚瘀"，治当化瘀通络，透邪止痛，多用桃仁、红花、当归、莪术、泽兰等。

④润透：润透适用于胃阴不足、气阴两虚证。脾胃病久，耗伤气阴，而现营阴不足之象，如胃脘痞满不适，隐痛不舒，口干微渴，食纳欠佳，舌红苔少或苔剥，脉细弦等，多见于慢性萎缩性胃炎或消化道肿瘤术后及放化疗后。治宜养阴透邪为主，多

选柔润不腻之品，如百合、北沙参、石斛、麦冬、玉竹、白芍等，或加用芍药甘草汤以酸甘化阴。

（5）巧用对药，效如桴鼓：单兆伟认为，脾胃病往往需要长期的药物治疗，制方须遵循性平、药轻、和缓、轻灵原则。轻灵即处方不仅药味要少，而且用量要轻，最多不超过12味药，而且单味药剂量不可过大，多而无益，反易伤正。若邪已衰其大半，应中病即止，不可一味使用药物攻邪，当以饮食助养，调情志，慎起居，待中气健旺，则病邪自去。此外，他喜用对药，匠心独具。

①黄芩配仙鹤草：黄芩味苦，性寒，《名医别录》中记载黄芩"疗痰热，胃中热，小腹绞痛，消谷，利小肠"，清热燥湿，尤善清胃热。现代药理研究显示，本品具有良好的抗炎杀菌作用。仙鹤草苦、辛，平，又名"脱力草"，《本草纲目拾遗》谓其"消宿食，散中满，下气，疗吐血各病，翻胃噎膈"，能清热活血，健胃补虚，现代研究证实有免疫调节及保护细胞作用。两药配伍，清热泻胃之力倍增，又无黄芩、黄连苦寒败胃之弊，且寓固本于清泻之中，尤适于幽门螺杆菌相关性胃炎。

②麦冬配半夏：胃属阳明燥土，体阳用阴，喜润恶燥，胃得濡润，方可受纳不断。叶天士指出："知饥不能食，胃阴伤也，太阴湿土，得阳始运，阳明燥土，得阴乃安，所制益胃阴方，遂与仲景甘药调之之义合。"麦冬味甘柔润，养阴润燥，益胃生津，为"补益胃津之专品"。《医学衷中参西录》言其"能入胃以养胃液，开胃进食，更能入脾以助脾散精于肺，定喘宁嗽"。半夏降逆气以调中，化痰湿而运脾。《名医别录》云其"消心腹胸膈痰热满结，咳嗽上气，心下急痛坚痞，时气呕逆"。两者相配，取益胃汤之意。麦冬配半夏，养胃生津而无滋腻之弊；半夏佐麦冬，降逆止呕而无温燥之嫌。两药刚柔相济，润燥得宜，既可生津养胃，又可醒脾开胃，降逆止呕。尤适用于脾胃夹湿兼胃阴不足者，燥湿和胃又防伤阴。

③枳实（壳）配白术：枳实消积破滞，消痞除满。《用药心法》云："枳实，洁古用去脾经积血，故能去心下痞，脾无积血，则心下不痞。"白术甘、苦，温，健脾益气，运中燥湿，为"补气健脾第一要药"。枳实以走、泻为主，白术以补、守为主，两者合用，补泻并用，消补兼施，相辅相成，如《金匮要略》所谓"大气一转，其气乃散"，以求补而不滞，攻不伤正。枳壳治上，枳实治下，枳壳治气，枳实治血；枳壳善行气消胀、开胸快膈，枳实以破气消积、泻痰除痞见长，临床当依具体情况分而用之，增减用量，以法枳术汤、丸之意。

④白术配白芍：《本草汇言》言："白术乃扶植脾胃、散湿除痹、消食除痞之要药也。脾虚不健，术能补之，胃虚不纳，术能助之。"脾胃健运则生化有源。《金匮要略》云："四季脾旺则不受邪。"气血充盛则病少。肝主藏血，若肝气不舒，则易克伐脾土。白芍酸甘，为养血柔肝之要药，敛肝液，收肝气。《傅青主女科》言："用芍药以平肝，则肝气得舒，肝气舒自不克脾土，脾不受克则脾土自旺，是平肝正所以扶脾耳。"单兆伟以白术健脾，先安未受邪之地；以白芍养血柔肝，收敛肝气，则肝木不犯脾土。单

兆伟认为，白术以炒为佳，炒能助其入脾也。

⑤莱菔子配决明子：莱菔子辛、甘，平，入肺、脾、胃经，可消食除满，降气化痰。《滇南本草》谓其"下气宽中，消膨胀，降痰，定吼喘，攻肠胃积滞，治痞块、单腹疼"。莱菔子顺气开郁，乃化气之品，平气之有余，非损气之不足，质平和，无破气之弊。《医学衷中参西录》言："莱菔子无论或生或炒，皆能顺气开郁，消胀除满，此乃化气之品，非破气之品。"决明子甘、苦、咸，微寒，入肝、肾、大肠经，可清热明目，润肠通便。《本草正义》谓"决明子明目，乃滋益肝肾，以镇潜补阴为义，是培本之正治"。二者同用，肃肺气，降胃气，调畅气机。大肠传导正常，则痞满得消。又可培补肾元，下气通便无伤正虞，补气固本而不壅滞，多用于老年便秘患者。

（6）舌镜互参，精准用药：《辨舌指南》曰："舌为心之外候，苔乃胃之明征，察舌可占正之盛衰，验苔以识邪之出入。"单兆伟临证之时注重舌诊，尤其是慢性萎缩性胃炎患者，诊察时观舌苔、舌质及舌下络脉的不同。望舌色可察气血之盈亏，望舌苔可辨湿热之有无及轻重，亦可明有无耗伤阴液，望舌下脉络可析瘀血之状况。以此为基础，结合内镜示黏膜红白相间，以白为主，皱襞变平甚至消失，部分黏膜血管显露，可伴有黏膜颗粒或结节状等表现。辨证施治，以求精准用药。对于不同部位的疾病配合特殊用药。

①护膜法：对于食管炎、消化性溃疡患者，除中药方剂中增加抑酸护膜之品，如浙贝母、海螵蛸、瓦楞子、白及外，常配伍三七粉、白及粉、大贝粉，嘱患者用藕粉温水调服，早晨空腹和晚上睡前各服 1 次，并且配合四向转侧及平卧位等特殊服用方法及保留药液于黏膜上以促进溃疡愈合。

②灌肠法：对病变在肠道，尤其是溃疡性结肠炎，病变部位在左半结肠、乙状结肠、直肠者，采用药液直接灌肠，能迅速起效，使用方便，疗效肯定。嘱患者入睡前排尽二便，取左侧卧位，垫高臀部，灌肠药液温度适中，药量 100～150mL 为宜，保留时间 8～10 小时。

（江苏省中医院　徐艺）

国医大师熊继柏学术思想与辨治消化道肿瘤经验

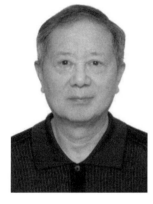

熊继柏（1942—），湖南省石门县人，中共党员。国医大师，湖南中医药大学教授、主任医师、博士研究生导师。湖南省第一届名中医，湖南中医药大学第一附属医院特聘学术顾问、终身教授，湖南省保健委员会医疗保健核心专家。全国第四、第五、第六批老中医药专家学术经验继承工作指导老师，国家名医工作室导师，中华中医药学会内经学分会顾问。香港浸会大学荣誉教授，上海中医药大学名誉教授、《黄帝内经》国际研究院顾问。

熊继柏天资聪颖，但家境贫寒，为求生计，13岁开始习医，16岁行医，从事中医临床六十余年，从事中医高等教育三十余年。擅长中医内科、外科、妇科、儿科，善治疑难危重病证，精于辨证，理法方药熟练，临床疗效卓著。理论功底扎实，临证经验丰富，辨析思维敏捷。2006年受邀赴非洲为阿尔及利亚总统治病。出版中医专著20部，独立著作10部。其中《内经理论精要》一书先后被英国大英博物馆、牛津大学图书馆和美国国会图书馆列为藏书。任《黄帝内经研究大成》副主编，先后获国家新闻出版署全国优秀科技图书奖暨科技进步（科技著作）一等奖、国家中医药管理局中医药基础研究奖二等奖。发表学术论文100余篇。

一、学术思想

（一）重视经典学习

中医经典是中医之魂、中医之根，是中医历代医家临床实践总结的经验结晶。"经者，径也。"学习经典是掌握岐黄之术的必经之路。中医经典确立了中医理论与临床的基本范式，蕴含着中医学的基本思维方法，汇集着中医临床实践经验的结晶，规范着中医学术发展的方向，也是中医学术发展的源头活水。因此，对中医经典的学习与研究，自然为历代医家所重视。熊继柏十分重视中医经典学习，少年时期在胡岱峰、陈文和两位名医的指导下系统学习和背诵了大量的中医经典，打下了扎实的童子功，对各种疾病的临床表现、治疗方案了然于胸，能够灵活应用，应手辄效。对于中医经典的学习，他提出了自己的见解：一是读懂，力求达到能辨释文理、明晰医理的地步。

中医经典之《黄帝内经》《伤寒论》《金匮要略》均具有"文简、意博、理奥、趣深"的特点，张介宾谓"经文奥衍"，故首先要求读懂。二是读熟，在反复研读中抓住重点，熟记背诵。三是融会贯通，在把握理论的基础上反复临证应用，使理论和实践互参互证，最终贯通诸家学说。熊继柏认为，只有学好中医经典，才能提高理论水平；只有立足临证实践，才能真正提高临证水平，理论与实践紧密结合方能相得益彰。

（二）重视因证选方

方剂是在辨证审因确定治法之后选择合适的药物，酌定剂量，按照组方结构要求，妥善配伍而成的。关于方剂学的内涵，早在《汉书艺文志》就记有："经方者，本草石之寒温，量疾病之浅深，假药味之滋，因气感之宜，辨五苦六辛，致水火之齐，以通便解结，反之于平。"因此，方剂绝不是药物的简单拼凑或堆砌，也并非任何一张处方都可以称为符合要求的方剂。熊继柏认为，临床工作必须保持严谨的态度，要对患者高度负责，而关键是"选方"。他主张因证立法，因法选方，因方遣药，反对中医开药而无方，或开无厘头的汤方。所谓因，就是凭借、依据，根据证型选择合适的方。对方剂的学习，他提出第一要背诵，第二要掌握，第三要运用。青少年时拜师学艺，加上后天的勤奋学习及善于总结，他对历代经方以及历代名家的内外妇儿方剂均熟稔于心，平时临证时经常应用的方剂有 1000 余首，熊继柏临证出口成方，用方之多，用方之活，用方之奇，用方之效，令人称奇。

（三）重视四诊合参

四诊合参是指望、闻、问、切四种诊断方法综合运用，互相参考。四诊合参是中医诊断学的基本要求，对于全面了解病情、识别真伪、探求疾病本源具有非常重要的意义。熊继柏临床十分重视四诊合参，通过四诊了解病因病机，判断病情的进退，指导临床治疗。

望诊主要是观察人的神、色、形、态。望诊又居"四诊"之首，在中医诊断中占重要地位。《难经·六十一难》云："望而知之谓之神。"近代研究也证实，人的视觉器官所获得的信息量约占人全部器官获得信息量的80%。熊继柏门诊极其繁忙，但看病效率很高，如何在望诊中发现玄妙，他告诉我们，望诊的关键就是善于抓住特点，指导辨证。

闻诊是通过听觉和嗅觉了解病情，提供辨证依据的诊察方法，包括听声音和嗅气味。《难经·六十一难》云："闻而知之谓之圣……闻而知之者，闻其五音，以别其病。"临床闻诊时，通过语言、语音、呼吸声音等的异常变化，参以望、问、切诸诊法所提供的客观依据，对于判断病情的轻重、病位的浅深、病性的寒热虚实、正气的盛衰，决定预后，指导治疗有着一定的临床意义。尤其在患者口不能言时，闻诊更显其重要。

熊继柏特别重视脉诊，一次他看见一个坐着轮椅的患者，60 多岁，咳嗽、气喘几个月，舌苔薄白，并没有热象，切脉时却发现脉数大而滑。这个患者的脉象与他的体质和症状完全相反，熊继柏怀疑是肺癌，因为数大而滑的脉象十有八九是肿瘤，于是便让患者去做 CT，几个小时后结果出来了，证实是肺癌，正是熊继柏凭切脉的判断结果。

（四）治急症有胆有识

中医学诊治危重急症有着悠久的历史、独到的理论和丰富的经验，且有简便效验的特点。熊继柏的执业经历很丰富，在农村行医 22 年，在城市行医 40 年，诊治病患数不胜数。他因医术高明，被国家派到非洲为一总统看病，总统因胃穿孔术后不适，在法国久治不愈，经过熊继柏的认真辨治，准确选方用药，总统的病很快痊愈。熊继柏提出，中医治疗急暴病证一是要有胆量，二是要有见识。选方用药要"稳、准、狠"，先是要准，然后要稳，最后要狠。在弄清楚病证后，大病必须用大药，如果不狠，对于如同大火一般的疾病，只用一杯水的力量去治，岂不是"杯水车薪"，无济于事。对于病势猛而病情急的患者，如果不用大剂量，而只用小剂，是不可能取得速效的。只有辨证准确，选方准确，用药果断，方能取得速效，这就叫有胆有识。

（五）治久病有守有方

随着我国老龄化进程的加快，各种非传染性慢性疾病如高血压病、脑卒中、动脉粥样硬化、缺血性心脏病、恶性肿瘤等的发病率与年俱增。有研究发现，中医药在现代多基因慢性疾病的治疗中发挥着重要作用，具有较好的临床疗效，但这种疗效的获得往往不是单一靶点或单一途径，而是通过对机体进行整体调节，恢复机体阴平阳秘的状态而实现的，与西医学相比，体现了一定的优势。对于慢病久病，特别是久病中的疑难病证，熊继柏认为在精准辨证的前提下要对治疗方案有自信，要能坚守，要有系统方略。标本、缓急、虚实及脏腑关联的分辨，要辨证精准；如何分步治疗，要方案成熟，心中有数。如此方能从容不迫，获得最终疗效。治疗急重症和久病，熊继柏也有自己的想法，他常引清代医家吴鞠通的观点："治外感如将，治内伤如相。"意思是说，治疗外感病、急性病犹如行军作战一样，要机动灵活，兵贵神速；治疗内伤病、慢性病，要从容不迫，全盘考虑。

（六）善于创造新方剂

熊继柏理论功底深厚，临证经验丰富，在长期的临床实践中创制出许多经验方。下面介绍常用的 3 首。

1. 黄芪虫藤饮

组成：黄芪 30～120g，僵蚕 10g，蝉蜕 10g，地龙 10g（或全蝎 6g，蜈蚣 1 条，炮穿山甲 3～6g，择其 2～3 味入方中，或入丸、散），鸡血藤 15g，钩藤 15g（络石藤、海风藤、忍冬藤各 15g，择其 2～3 味入方中）。

功效：益气通络，搜风止痛止麻。

主治：气虚肢体麻木、疼痛、僵硬等。

2. 天麻止痉散

组成：天麻 15～20g，全蝎 6g，蜈蚣 1 条（去头足），僵蚕 10g，蝉蜕 10g。

功效：解痉止痛。

主治：头痛、头晕、面口㖞斜之久治不愈。

3. 葛根姜黄散

组成：葛根 30g，姜黄 15g，威灵仙 15g。

功效：解痉缓急，活血通痹。

主治：颈痹（颈椎病、肩颈综合征、落枕），症见颈部胀痛连及肩背。

二、辨治消化道肿瘤经验

（一）消化道肿瘤的病因

中医无"消化道"的称谓，但中医的"脾胃"则涵盖了"消化道"整个范畴。癌病是发生于五脏六腑、四肢百骸的一类恶性疾病，多因正气内虚、感受邪毒、情志怫郁、饮食损伤、宿有旧疾、年老体衰等，使脏腑功能失调，气血津液运行失常，产生气滞、血瘀、痰凝、湿浊、热毒等病理变化，蕴结于脏腑组织，相互搏结，日久渐积的一类恶性疾病。熊继柏认为，肿瘤就是《黄帝内经》讲的"积证"。积为有形之肿块，是由寒气与痰饮和瘀血凝聚，积久而成。

（二）消化道肿瘤治疗三大原则

熊继柏根据《内经》的精神，提出肿瘤的治疗要注重温阳散寒、逐饮化痰、活血祛瘀，且三者必须结合，这对临床有十分重要的指导意义。同时熊继柏认为，《金匮要略》的治积第一方是桂枝茯苓丸，方中药仅五味，却反映了三方面的作用：桂枝温阳散寒，茯苓蠲饮化痰，桃仁、赤芍、丹皮活血祛瘀。现代研究也证实，桂枝茯苓丸有修复脑损伤、改善微循环、调节机体免疫功能、抑制肿瘤细胞转移、调节内分泌及脂代谢异常、抗炎等作用。

（三）治疗肿瘤三辨

1. 辨痰瘀

熊继柏认为，肿瘤无论是良性的还是恶性的，主要原因就是两个，一个痰，一个瘀。痰饮是人体水液代谢障碍所形成的病理产物，由于致病面广，症状表现十分复杂，故有"百病多由痰作祟"之说。有学者提出，肿瘤的产生本由痰生，痰凝气滞，瘀阻脉络，久成结块，顽痰死血化毒凝结而成。《类证治裁》也指出："痰核者由肝胆经气郁，痰结毒深固而成。"瘀血是指体内血液停积而形成的病理产物，历代医家均认为瘀血与肿瘤形成相关。

2. 辨寒热

熊继柏临床发现，肿瘤有的是寒证，有的是热证，但肿瘤患者以热证为多，一是因为疾病日久郁而化热，另外与患者体质有关。如肝癌、肺癌、鼻咽癌和宫颈癌患者以热为主；鼻咽癌患者往往易流鼻血；肺癌患者往往咯血，舌苔黄腻，脉滑数；胆囊癌患者往往呕吐，口苦便秘，舌苔黄腻；子宫癌患者易五色带下，下血。这些都属热证。因此临证时必须重视四诊合参，认真分析，辨清寒热。

3. 辨虚实

《素问·通评虚实论》云："邪气盛则实，精气夺则虚。"熊继柏提出，一般而言，化疗时间不长，年轻力壮，脉象实大、数、有力，舌苔黄、厚，饮食、精神不错，甚则大便结，基本是实证。年老体弱、形体消瘦、面色无华、畏寒肢冷、气短乏力、舌淡、苔薄白、脉虚无力等大都为虚证。熊继柏告诫医者，临证时须全神贯注，四诊合参，仔细判断虚实，遣方用药遵循"实则泻之，虚则补之"之法，如果虚实辨证出现差错，就可能犯"虚虚实实"之戒，祸不旋踵。

（四）抓住主要矛盾

熊继柏提出，治疗消化道肿瘤要善于抓住主要矛盾。很多患者并发症多，相关症状也多，主诉症状多，如同雾里看花，辨治往往让人难以把握。为此熊继柏指出，治疗的关键在于解决患者最痛苦的症状，找准原因，辨准部位，辨清属于什么性质，通过望闻问切，根据患者实际情况、面色、舌脉象特点，抓住主要矛盾，问清相关症状，辨证选方，为患者解决病痛。例如，一位老年男性肝癌患者，伴有高血压、糖尿病，可见腹胀、双下肢水肿等，做过肝脏的介入治疗，治疗的重点是肝脏占位。患者第一次就诊主要表现为疲乏，食少，大便溏，肝区疼痛，熊继柏采用疏肝理脾、清利湿热法治疗，方用柴芍六君子汤合连朴饮加味。二诊食纳增，便溏止，肝区隐痛好转，但见头晕，手指麻木，治以平肝潜阳，清热息风，方用天麻钩藤饮加味。三诊头晕、手指麻木好转，仍肝区不适，稍腹胀，继续清热利湿，祛瘀软坚，平肝潜阳，方用二金汤合二甲散，加天麻、钩藤、石决明。药后患者病情稳定。

（五）重视热毒

熊继柏认为，热毒是肿瘤发生发展的重要因素之一，很多消化道肿瘤晚期由于肿瘤的机械压迫、梗阻、坏死等，导致功能失调，血液循环障碍，易产生感染。加之肿瘤细胞的代谢产物被机体吸收，故常常表现为一派热证，且易引起各种血证，如吐血、衄血、便血、尿血等，舌苔黄腻，脉滑数，此时的病机特点是热毒蕴积，邪热瘀毒。现代研究证实，热毒蕴结是消化道肿瘤发生发展的重要病因之一，在消化道恶性肿瘤的预防和治疗中起着重要的作用。熊继柏在治疗上重视热毒为患，使用清热解毒药时，不喜欢堆积大量清热解毒药而达抗肿瘤之目的。他认为清热解毒药大多性味苦寒，易伤脾胃，影响食欲，对消化道肿瘤患者更是不可过服久服。

（六）重视脾胃

脾胃同属中焦，以膜相连，人体的生命活动，精、气、血、津液的化生与充实均依赖脾胃运化的水谷精微，所以脾胃又称为"后天之本""气血生化之源"。消化道肿瘤产生的原因之一就是正气亏虚，感受邪毒，复加后期的手术、放化疗等，以及口服各种抗肿瘤药物，无不损伤正气，进而影响脾胃功能。脾胃功能受损，运化失职，不能升清降浊，输布运化水湿，则痰湿内生，或气机郁结，气不布津，久则津凝为痰，血瘀、痰浊互结，瘀积不散，从而使病情加重。临床观察发现，消化道肿瘤患者脾胃功能较好的，生存期更长；脾胃功能较差的，则生存期较短。熊继柏临证发现，大多数消化道肿瘤患者均胃纳不佳，不耐持续攻伐，故提出消化道肿瘤手术或化疗之后，欲补正气，重点在于补脾胃。因此，对消化道肿瘤患者，脾胃虚弱时他用六君子汤等化裁健脾益气，并根据症状灵活调整。如脾虚湿热则合用连朴饮，痰热较重合用温胆汤，对肝胆胰腺肿瘤则常用疏肝汤、大柴胡汤、二金汤健脾利湿退黄。

（七）擅用三甲散

消化道肿瘤相当于中医学的"癥瘕""积聚"，因正气亏虚，气滞、血瘀、痰凝、湿浊、热毒等蕴结腹内而成，病在血分，治疗上以活血化瘀、软坚散结为基本原则。熊继柏临证时对胆囊、胰腺肿瘤，必用三棱、莪术破气活血，消积块。同时他指出，消化道肿瘤的有形之肿块形成非一日之寒，消肿块，单凭草木无情之品，消散力尚弱，须加血肉有情之品，如牡蛎、穿山甲、鳖甲等药，以增强软坚散结之功。他特意选择以上三味动物药组成的新"三甲散"。三甲散最早记载于明末著名医家吴又可的《温疫论》，原方由鳖甲、龟甲、穿山甲、地鳖虫、生牡蛎、僵蚕、白芍、当归、甘草组成，为治疗"主客交"的主方，近年来其加减方广泛应用于内科、外科、五官科、妇科疾病的治疗。方中牡蛎咸，微寒，归肝、胆、肾经，有重镇安神、潜阳补阴、软坚散结之功。现代研究证实，三甲散具有益智、抗痴呆、抗脑衰老、调节中枢单胺类神经递质含量、保护梗死脑组织、活血化瘀、抗肝纤维化等作用，可用于痴呆病、脂肪肝、肝纤维化、肝硬化、中晚期肝癌的治疗。

熊继柏经过多年临床，总结出很多临床经验，创制出许多有效方剂，并总结了很多富有哲理的语录，如"中医的生命力在于临床""中医治病必须辨证施治"。他认为，临床治病不外乎三条：第一，望闻问切的功夫全面、熟练而敏锐。第二，临证要特别注重辨证分析，善于运用中医经典理论辨证，无论何种病证都要辨清病变性质和部位。第三，注重因证选方，务必做到方证相符。消化道肿瘤的辨证要辨痰瘀，辨寒热，辨虚实，要抓主要矛盾，重视热毒，重视脾胃，治疗时要注重泄热散寒、逐饮化痰、活血祛瘀，且三者必须结合。

（浙江中医药大学附属温州中医院　曾耀明）

白长川"脾胃新论"学术概要与临证经验

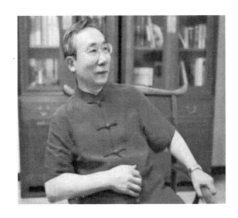

白长川（1944年—），全国中医药杰出贡献奖获得者，首届全国名中医，全国第三、第四、第六批老中医药专家学术经验继承工作指导老师，国家中医药管理局"优秀中医临床人才研修项目"授课及临床指导专家，辽宁中医药大学教授、中医经典临床研究所所长、博士研究生导师。北京中医药大学客座教授、校外导师，大连医科大学顾问、教授，中西医结合研究院名誉院长，黑龙江中医药大学、长春中医药大学教授。

潜心临床、教学、科研近60年，始终坚持"哲眼看中医、慧根悟临床、临床读经典"理念，并贯穿于教育、临床与传承的全过程。诊治国内外患者50余万人次，擅治脾胃病、急危重症和疑难杂病。发表论文170余篇，主持参与科研课题10余项，获国家专利3项，获省、市科技进步奖多项。著有《脾胃新论》《实用功能性胃肠病诊治》《消化疾病药膳治疗学》《伤寒论纲要》《金匮要略表解》等17部。

白长川传承经典，勇于创新，针对"脾喜燥而恶湿"重新定义脾之喜恶，认为"脾恶湿更恶燥"；并对"阴火"再阐明；扩展张元素"风药"在脾胃病诊治中的应用；针对众家皆承东垣"内伤脾胃，百病由生"，首次明确提出"内伤脾胃"并非"脾胃内伤"；首次对"滞伤脾胃"进行了较为系统的论述，创造性地提出现代脾胃病的发病规律是"因滞而病"，即"滞伤脾胃，百病由生"；重视"水气致脾胃病"，倡导"脾胃病引经方、引经药"应用。

一、脾胃病理论传承与创新

（一）脾恶湿更恶燥

"脾喜燥而恶湿"可追溯于《素问·脏气法时论》之"脾苦湿，急食苦以燥之"。明代医家吴崑注曰"脾以制水为事，喜燥恶湿，湿胜则伤脾土，急食苦以燥之"，明确将脾恶湿和喜燥两个方面联系在一起。

白长川认为，"脾喜燥而恶湿"这一说法是片面的。《素问·阴阳应象大论》曰：

"中央生湿，湿生土，土生甘，甘生脾，脾生肉。"王冰云："湿气内蕴，土体乃全，湿则土生，干则土死，死则庶类凋丧，生则万物滋荣，此湿气之化尔。"这说明湿为脾的生理属性。脾与湿同属阴性，脾土本性属湿，体阴而用阳。脾阴为脾阳的物质基础，脾阳为脾运化功能的动力。唐容川《血证论·脏腑病机论》曰："脾称湿土，土湿则滋生万物，脾润则长养脏腑。"由此可见，正常生理状态下，湿润的脾阴充足才能敷布五脏六腑、四肢百骸，濡养万物。可见生理状态下，脾性"喜濡润而恶燥"。

"湿喜归脾者，以其同气相感故也"（《临证指南医案》），指出在病理状态下，湿气过盛，同气相求，易困阻脾阳。同时，由于脾阳不能运化，脾阴及津液不能敷布脏腑及四肢百骸，反而停滞，加重脾湿的程度。也就是说，在病理状态下，脾阳易苦于湿邪困阻。治当用苦药以燥其湿，故"脾苦湿，急食苦以燥之（《素问·脏气法时论》)"。然而，苦能燥湿，却又能伤阴，故常有"苦寒化燥伤阴"的说法。所以"脾欲缓，急食甘以缓之"，提示用苦药燥湿时勿忘甘药滋脾阴，以甘药和缓濡润之性，佐制苦药之燥性，防止燥伤脾阴，体现了祛邪勿伤正、燥湿勿伤阴的千古不变的治疗大法。正如喻嘉言《寓意草》谓："脾胃者土也，土虽喜燥，然太燥则草木枯槁，水虽喜润，然太润则草木湿烂。是以补脾滋润之剂，务在燥湿相宜，随症加减焉耳。"所以，脾在生理状态下主湿，不恶湿，喜濡润，而恶燥。在病理状态下，恶湿邪，而喜苦性之药以燥之。同时，无论生理还是病理状态，脾都需要燥湿相宜，切忌化燥伤阴。

（二）阴火论与证治

"阴火"一词为李东垣首创，阴火之论为东垣脾胃理论的重要组成部分，也是"内伤脾胃，百病由生"的具体应用之一。白长川认为，阴火本质是在脾胃内伤虚损基础上所产生的一切火热邪气。其产生的病因病机为脾胃受损，胃气虚弱，元气不足，气负则火胜，即为"阴火"。其包括心火及下焦离位的相火、邪火、贼火、伏火、浮火、病理之火与元气不两立的火等。

李东垣强调以脾胃为本，关于阴火之辨治亦然。首重脾胃，次在升降，再次脏腑寒热。阴火之病，未必皆脾胃之因，但内伤之病莫不与脾胃相关。以脾胃位于中央要位，交通升降气机，阴火炎上者必干脾胃。治脾胃，当补其不足，泻其有余，使清阳升发，浊阴沉降。脾胃复盛，则五脏六腑之精微乃得；中焦气调，则人身气机调畅，诸病痊愈。

白长川认为，阴火为内伤之火，在东垣时期多见脾胃虚衰所致，而今则常见脾胃积滞之证，需熟知古今之别。但最终治内伤病，皆不能离脾胃，尤其阴火之证更关乎脾胃，临证当谨察阴阳虚实所在，遵循治病必求于本。

（三）脾胃病应用风药新论

风药之名始于易水老人张元素。他认为，"药有气味厚薄，升降浮沉，补泻主治之法，各个不同"，根据五运六气学说将药物性能归纳为"风升生、热浮长、湿化成、燥降收、寒沉藏"五类，将性味薄的药物归于"风升生"一类。如将羌活、藁本名之风药，还有升麻、柴胡、葛根、防风、羌活、独活、白芷等 20 味。李东垣更明确地提出"风药"这一概念和定义，在《内外伤辨惑论》中说："味之薄者，诸风药是也，此助春夏之升浮者也。"其师承张元素立"补土"一派，擅用风药。李东垣临证之时用风药甚多，治疗脾胃病相关方剂达 116 首，其中用风药者就有 62 首。

1. 风药升发脾胃清阳

李东垣认为，脾胃虚则元气不充，百病乃生，其治疗常用健脾益气方药，并擅用风药升发脾胃之清阳。脾气宜升则健。如补中益气汤，以升麻、柴胡升发脾胃之清气。需注意的是，风药升清之时用量宜小，"升麻二分或三分，引胃气上腾而复其本位，便是行春生之令；柴胡二分或三分，引清气，行少阳之气上升"。再如升阳除湿汤，"治脾胃虚弱，不思饮食，肠鸣腹痛，泄泻无度，小便黄，四肢困弱"，方中防风、柴胡、升麻、羌活升清止泻，其中防风与羌活相伍，防风治风，羌活胜湿，相须为用，所谓"无湿不成泻"，更兼"风药胜湿"之义，故止泻之功更强。

2. 脾胃水气病，风药胜湿效用显

脾气虚衰，运化失司，导致水液生成、输布、排泄发生异常，留滞体内则成"痰饮""溢饮""支饮""悬饮"之患，也可表现为停留于胃脘、肌表、经络等部位的水气病或湿病等，其均属"广义水气"范畴。《脾胃论·脾胃胜衰论》云"诸风药皆是风能胜湿也"，并提出"用淡渗之剂以除之，病虽即已，是降之又降，是复益其阴而重竭其阳……故必用升阳风药即瘥"。如升阳汤、升阳除湿汤用防风、羌活即风药胜湿之意。"升阳除湿防风汤"明言防风"以此药导其湿"。如湿热内蕴或寒湿内凝，郁滞中焦，则脾胃气机积滞，进一步滞阻肝胆，肝失疏泄，胆汁外溢则生黄疸之病，仲景治以"利其小便"，在《金匮要略》亦载有独用麻黄一味，以发汗解表，利湿退黄。还有外感湿邪停滞肢体经络关节的痹证，东垣亦常以风药治之，如《内外伤辨惑论·四时用药加减法》中有"如风湿相搏，一身尽痛"之除风湿羌活汤，用羌活、防风、升麻、柴胡、藁本诸风药，仅配伍苍术一味除湿之品。而羌活胜湿汤治疗"肩背痛不可回顾，此手太阳气郁而不行，以风药散之……羌活胜湿汤"，更是全用羌活、独活、藁本、防风、川芎、蔓荆子诸风药，仅以甘草伍之，"所以然者，为风药已能胜湿"，以诸风药散化湿邪，使湿祛而络通。

3. 风药调畅脾胃气机

脾气主升，胃气主降，是全身气机升降之枢纽。风药辛散善行，可导气滞，开郁结，调畅中焦之气机。后世均熟悉东垣善用升清，其实义却在升降。故其以风药升发之时，亦配和沉降之品辅之，以使升降之气机运动互相促进。如《脾胃论》之调中益气汤，治疗湿阻气滞证，其中用柴胡、升麻助脾之清阳上升，亦用木香、陈皮助胃之浊阴通降，诸药合用，共奏益气健脾、和中祛湿之功。

4. 风药引经

张元素从脏腑辨证出发，首创引经药理论。《医学启源·随证治病用药》云："头痛须用川芎，如不愈，各加引经药。太阳蔓荆，阳明白芷，少阳柴胡，太阴苍术，少阴细辛。"这类引经药多因其走行的特性，可起到引导的作用，由此可见，许多风药都具有引经药的功效。李东垣传承张元素之论，并在脾胃病的辨治当中进一步进行发挥。李东垣强调温阳升清，故多以风药辛散之性作为引经之用，常于黄芪、党参、白术为君药的甘温补益方剂中用少量柴胡、升麻、羌活、防风等辛温风药，义在升引脾胃清气。如《脾胃论》之清阳汤，取葛根、升麻引药上行之功。

（四）滞伤脾胃致病观

"滞"，凝积、不流通之意。"郁"，积聚、凝滞之意。此二字之义虽相似，但有细微差别。"滞"有长久之义。滞甚为郁，郁为滞之渐。故病者先滞而后郁，郁必由滞而来，滞却未必皆郁。因此，白长川立论脾胃"因滞而病"，病性近"郁"，而不以"郁"概之。如朱丹溪在《金匮钩玄·六郁》中就提出，"凡郁皆在中焦"。当代之脾胃病多"因滞而病"，常见食（酒）滞、湿（热）滞、气滞、血（浊）滞、毒滞等。

1. 食（酒）滞脾胃

胃主受纳、腐熟水谷，为"水谷之海"。胃中的饮食物经过胃的腐熟消磨，其精微经过脾的运化，化生气血，滋养脏腑百骸。白长川认为，今人多因进食过饱或进食不规律影响脾之运化、胃之腐熟功能，导致饮食积滞中焦；或膏粱厚味，或过量饮酒，湿热蕴积中焦，或饮食生冷而为寒积食滞，此均为常见食滞脾胃之因。

2. 气滞脾胃

白长川认为，脾胃为气机升降的枢纽，情志内伤、痰饮、瘀血、食积阻滞均可使气机郁滞不畅，导致脾升胃降功能紊乱，影响脾之运化和胃之受纳腐熟，使清阳不得升，浊阴不得降，症见胃痞、胃脘胀痛，或恶心、呕吐、嗳腐吞酸、大便异常。脾胃气机郁滞多与肝气郁滞有关，故治疗脾胃病常配伍疏肝理气、散结化痰药物。

3. 湿（热）滞脾胃

人体津液的输布与排泄障碍均可导致水湿内生，酿痰成饮，与肺、脾、肝、肾有关，其中脾的运化功能起着关键作用。当代社会物质丰富，然而民众缺乏科学的饮食观，或膏粱厚味，或饮食不节，影响脾胃运化水液功能，湿邪积聚，蕴久成热，湿热相搏为患。湿性重着、黏滞，阻遏气机，形成痰和饮停滞中焦，致清气不升，浊气不降，而见头昏困倦、脘腹胀满、纳化呆滞。若水饮停于四肢，则可使经脉阻滞，表现为肢体沉重胀痛等。如脾胃湿蕴化热，可伴有口黏腻而干等。

白长川临床常用"甘淡祛湿"之法，用甘淡之药，如白扁豆、生山药、生白术、太子参、茯苓等，以祛除体内湿气。湿热者，酌加苦寒燥湿之黄连、茵陈、大黄等；兼暑湿者，用芳香化湿药，如藿香、佩兰、菖蒲等。需特别指出的是，一般滋补脾胃之阴药、甘药均可生津，祛除湿气用滋补脾阴甘淡之药，非滋补胃阴甘寒之药。如湿秘的治疗，就要将甘温之炒山药、炒白术调换为甘凉之生山药、生白术，炒者偏涩，生用对脾阴不足的便秘，既可滋阴又可通便。如配伍瓜蒌、麦冬、大腹皮、玄参、木香、厚朴、黄芪、升麻、决明子等，不用一味泻下药就可治疗便秘。

4. 瘀血滞胃

肝郁化火伤阴，阴虚不荣，可致血瘀胃痛；或脾胃阳虚无力，血行不畅，涩而成瘀；或胃热炽盛，迫血妄行，血不循经，瘀血阻滞，导致瘀血内结胃脘，不通则痛，缠绵难愈。白长川多采用健脾养胃、行气解郁活血之法，常用方剂如失笑散、颠倒木金散，药物如延胡索、郁金、赤芍、川芎、丹参、枳壳等。

在李东垣时代，脾胃病多"因虚而病"。而当代社会，由于情志、饮食、自然环境、劳逸等因素而导致的脾胃病多脾胃郁滞，运化腐熟功能减弱，日久脾胃虚衰，郁滞为因，虚衰为果。病证特点可归纳为"因滞而病，因虚致毒"。这是对中医"脾胃学说"理论的传承与创新。治当消滞以治本，需分辨食（酒）滞、湿（热）滞、气滞、血瘀甚或浊毒等。

二、脾胃病临床选方用药特色

（一）自拟脾胃病验方

1. 和胃汤

和胃汤为治疗脾胃病的基础方，组成为六君子汤加苍术、青皮。方中六君子汤益气健脾，燥湿化痰。加苍术增强健脾燥湿之功，加青皮增加疏肝破气、消滞化积之力。主要用于酒食积滞，痰湿内生，以及情志不畅，肝气郁滞。加减使用：加厚朴、枳实行气消胀；加苏梗、佛手、大腹皮疏肝理气，行气宽中；加隔山消健脾消滞；大便干燥者，炒白术、苍术易为大剂量生白术，以补脾阴，润肠通便。

2. 清热和胃汤

清热和胃汤即和胃汤加海螵蛸、儿茶。胃脘灼热疼痛，反酸、烧心明显可选用此方。白长川喜用儿茶，取其外用药内服的特殊用法，以收湿生肌，敛疮止血，修复损伤胃黏膜。常配伍大贝母、连翘缓解烧心，清胃中郁热。

3. 消滞和胃汤

消滞和胃汤即和胃汤加神曲、焦山楂、生炒麦芽、谷芽、莱菔子、鸡内金，主要用于饮食积滞，症见胃脘饱胀、胃肠蠕动缓慢者。

4. 四合汤

四合汤即青囊丸、金铃子散、失笑散、芍药甘草汤合方。青囊丸（香附、乌药）用于治疗胃脘痛及气郁诸病；金铃子散（川楝子、延胡索）用于治疗肝气犯胃为主之疼痛；失笑散（蒲黄、五灵脂）活血化瘀止痛；芍药甘草汤酸甘化阴，缓急止痛。

5. 和中消痞汤、清中消痞汤

和中消痞汤和清中消痞汤常用于胃痞病,可见脾胃虚寒兼肝胃不和气滞之证,可与黄芪建中汤、理中汤、枳术汤加减治疗。若迁延失治,脾失健运,胃失和降,痰湿中阻,胃热脾寒,寒热夹杂,白长川多予自制"和中消痞汤"益气健胃,和中开痞。本方由半夏泻心汤、芍药甘草汤、理中汤化裁而成,药如党参、制半夏、黄连、干姜、炒白芍、蒲公英、丹参、炙甘草等。若胃痛明显,加香橼、延胡索;胃中冷,倍干姜,加肉桂;灼痛、口干,干姜易炮姜,加石斛;嗳气、矢气不畅,加佛手、枳壳;食少难消,加鸡内金、炒谷芽、炒麦芽;贫血短气,加黄芪、当归。

若见气郁化火,灼伤胃阴,或久病气阴两伤,胃络失养而成中虚火郁、阴亏胃热之证,白长川多予自制"清中消痞汤"养阴益胃,和中消痞。本方由麦冬汤、四逆散、栀子豉汤化裁而成,药如太子参、麦冬、制半夏、柴胡、生白芍、炒栀子、牡丹皮、青皮、丹参、甘草等。方中用太子参、麦冬之补,柴胡之升,青皮、半夏之降,栀子、丹皮之清,白芍、甘草之和,丹参之消,集补、清、消、和、升、降药物于一体。

(二)脾胃病引经、定位方药

白长川倡导按照消化道各部位进行辨证,应用引经方、引经药共同定位用药,这样定位更准确,效果更好。

1. 唇舌

脾主唇舌,足少阴肾经夹舌本,故舌亦属肾。唇舌病白长川常以泻黄散为引经方,细辛为引经药。唇炎、舌炎、溃疡属热证者,常合清胃散;夹湿者,以甘草泻心汤为主方化湿热,以本方为引;属寒以细辛引经,引理中汤直入口唇。细辛与肾气丸合方,共同定位,亦主舌炎、舌溃疡。肾气丸入肾经,证属肾经虚火上炎,方意引火归原。

2. 口腔黏膜、牙龈

口腔黏膜、牙龈为胃所主,治以清胃散为引经方。方中升麻入胃经,升散郁热。以之为引经方,较单用升麻更得力,可用于牙龈出血、口腔黏膜溃疡、扁平苔藓等辨证属热者。若胃经气血不足、牙龈萎缩,则以补中益气汤、四君子汤等合升麻为引经方药。

3. 牙齿

肾主骨,齿为骨之余。上齿属胃经,下齿属大肠经,引经方取清胃散,以清宣胃经积热。引经药取骨碎补,补肾而治疗牙痛。若见牙痛绵绵、牙齿松动,则辨证合六味地黄丸或肾气丸等肾经方药。

4. 腭、咽峡、扁桃体、咽部

此部位为肺、胃与外界交通的门户,归肺、胃所主。肾经从肺而上,循喉咙,咽部亦属肾。引经方取麦冬汤、上焦宣痹汤(均出自《温病条辨》),引经药取桔梗、生甘草、半夏、马勃、木蝴蝶、玄参。若咽部肿痛偏于湿郁,咽部气机不利,以上焦宣痹汤宣化湿气;肺胃阴虚,虚火上炎,灼伤咽部选麦冬汤;桔梗、生甘草主咽痛,寒热均可引用；半夏主痰湿，咽部病证属寒多用；若属热，则以主方清热养阴为主；马勃清热解毒，为咽部实热引经药；木蝴蝶行气利咽，咽部热证、气滞可用；玄参入肾，能消咽喉之肿，退无根浮游之火，属寒证不可用。

5. 食管

（1）食管第一狭窄：体表标志位于第六颈椎体下缘，归胃所主。引经方取半夏厚朴汤，引经药取苏梗、枇杷叶。此处为口腔吞咽食物、液体、气体所经第一处狭窄，痰气易交阻此处为患，故选半夏厚朴汤理气化痰降逆，以解此处气液凝结。苏梗偏于行气滞，枇杷叶偏于降气。

（2）食管第二狭窄：体表标志位于第四、第五胸椎平面，归胃所主。引经方取颠倒木金散、启膈散。颠倒木金散主气血凝滞；启膈散主噎膈，可润燥降气，开郁化痰，针对阴液不足、痰气郁结而设。该处易为气、血、痰、瘀阻滞，日久经络不得濡养，实证夹虚，病久难愈。

（3）食管第三狭窄：体表标志位于心窝处，归胃所主。引经方取旋覆代赭汤、丁香柿蒂汤。旋覆代赭汤主胃气虚，痰气不降；丁香柿蒂汤主胃气虚寒，胃失和降，以寒为主可为引经方。此处存在气虚、痰饮、气逆。

食管功能归胃气所主，总以向下传送为主，故气逆是其病因病机的根本。半夏厚朴汤、启膈散、旋覆代赭汤是白长川常用的治疗食管病变的联合方，具有行气降气、化痰散结之功，无论食管括约肌痉挛、食管炎、食管裂孔疝，还是 Barrett 食管，此三方联合，并协同其他主方，无论寒热虚实均可使用。

6. 贲门、胃底

归胃所主，引经方取小陷胸汤，主痰热互结。橘皮竹茹汤主胃虚有热，气逆不降。贲门失弛缓症多有水液停留胃部之症，治以顺气化饮为先。

7. 胃体

胃主受纳，脾主运化。胃属于腑，根于脾。胃蠕动的动力来源于脾气，故胃体归脾胃共同所主。引经药取鸡内金、焦三仙、炒莱菔子等消食导滞药。此处引经方有所区别：苓桂术甘汤主水饮内停于胃，症见胸胁支满、目眩心悸、短气而咳等；枳实消痞丸主脾虚，寒热互结，气壅湿聚于胃。以上两方属胃，为胃受纳不当而先病，以祛实为先。六君子汤主脾气虚弱，胃动力不足，胃体蠕动无力，为脾运化不及而后病，故补脾气为先。脾胃功能二者一体，统一于胃动力。胃动力不足，"滞"为始动因素。胃内长期积滞成为脾伤之本，"因滞而病"。治疗胃动力不足，白长川必以六君子汤合以上五种消食导滞引经药或引经方同用，引入胃体部，脾胃同治，用于治疗各种胃炎、胃溃疡、功能性消化不良、胃黏膜脱垂、胃轻瘫等。

8. 幽门

归胃所主，引经方取通幽汤。该方主"幽门不通，上攻吸门，噎塞不开，气不得下，大便艰难，名曰下脘不通"，亦主胃气不降。

9. 十二指肠

归脾所主，引经方取小建中汤、理中汤。小建中汤为补脾之主方，阴阳双补。理中汤为足太阴脾经之主方，主虚寒。十二指肠主于脾而偏于脾阳，故引入此处。

10. 空肠、回肠

归脾所主，引经方取参苓白术散、分水神丹。此处主津液营养的吸收。脾为胃行津液之处，脾阴亦得濡养，故偏于主脾阴。小肠的泌别清浊功能正常，则二便正常。反之，则大便稀薄，小便短少。故腹泻不可不注意小肠功能失调，以参苓白术散引入此处，甘淡育阴，并为主方健脾气，补脾阴。分水神丹着重改善小肠的泌别清浊功能，以渗利脾湿为主。

11. 盲肠、结肠

为胃所主，主津液吸收。此处津液不足则会出现便秘。引经方取大承气汤、麻子仁丸、增液汤、济川煎，引经药非大黄莫属。

12. 直肠、肛门

为胃所主，引经方取木香槟榔丸、补中益气汤。此处为胃肠气机升降之末端，白长川常以补中益气汤联合槟榔引经，配合化湿行气药物，治疗因直肠部气机升发无力导致的直肠黏膜脱垂，经西医用药无效或手术后再发者，屡用屡效。另外，湿秘乃胃肠湿滞所致，临床可见数日一便、大便黏滞不爽、便后黏厕，白长川常以木香槟榔丸为主方，所谓"治湿秘不在燥湿，而在行气导滞"，其理同芍药汤治疗湿热痢疾中的里急后重。

13. 黏膜

特别针对消化管壁，除口腔和咽，由内向外的黏膜、黏膜下层、肌层及外膜四层的引经方及药为儿茶、海螵蛸引入黏膜，失笑散、丹参引入黏膜下层，莪术、桃仁引入肌层、外膜。

（大连医科大学附属第二医院　贾爱明）

王长洪辨治溃疡性结肠炎经验

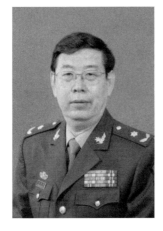

　　王长洪（1944—），毕业于第四军医大学医疗系，硕士师从北京中医药大学董建华院士。现为北方战区总医院中医科主任医师、博士研究生导师，辽宁省名中医，全军中医药国医名师，中央军委保健委员会会诊专家。曾任解放军中医药学会副会长，全军中医内科专业委员会主任委员。长期从事中西医结合消化系统疾病的临床、教学及科研工作，率先在国内开展糜烂性胃炎中西医结合治疗研究，完整、系统地整理了董建华院士的学术思想和临床经验，特别是通降理论、胃热学说、气机理论的研究成果在中医学术界有较大影响。著有《董建华临床经验》《王长洪临证医验》《王长洪医案》等，发表论文200余篇，获全军科技成果二等奖1项，辽宁省科学进步二等奖1项，全军医疗成果三等奖10项。擅长治疗溃疡性结肠炎、慢性萎缩性胃炎、功能性胃肠病、慢性胰腺炎等。

　　溃疡性结肠炎作为炎症性肠病的一种，可发生在结肠、直肠的任何部位，以直肠和乙状结肠常见。其病变多局限在黏膜层和黏膜下层，表现为黏膜的大片水肿、充血、糜烂和溃疡形成，主要临床表现为反复发作的腹痛、腹泻及黏液脓血便，具有慢性、反复发作的特点，属难治性疾病，近年来发病率逐年增加。王长洪在治疗溃疡性结肠炎方面积累了数十年的诊疗经验，效如桴鼓。

一、对溃疡性结肠炎的认识

　　根据溃疡性结肠炎腹痛、腹泻、里急后重、黏液脓血便的临床特点，可将其归于"泄泻""肠风""脏毒""肠澼""痢疾""休息痢"等范畴。

　　早在《素问·风论》中即云"久风入中，则为肠风、飧泄"，明确提出肠风的病名。《永类钤方》中的"坐卧当风，荣卫气虚，风邪冷气侵袭脏腑，因热乘之，血渗肠间"则描述了肠风的主要症状。《医说》云："人患肠风下血者何也？人肠皆有脂裹之，浓则肠实而安，肠中本无血，血缘有风或有热以消其脂，肠遂薄，渗入身中血。"古代对肠风发病机理的描述与溃疡性结肠炎的病理机制有相似之处。

　　脏毒始见于《圣济总录》，其含义一是指痢疾，二是指便血。《医学入门》云：

"自内伤得者曰脏毒，积久乃来，所以色黯，多在粪后，自小肠血分来也。"朱震亨在《丹溪心法·肠风脏毒》中云："人惟坐卧风湿，醉饱房劳，生冷停寒，酒面积热，以致荣血失道，渗入大肠，此肠风脏毒之所由作也。"《疡科心得集》云："阴络受伤，脾胃虚损，外邪得而乘之，以致营血失道，渗入大肠而下，久则元气愈陷，湿热愈深，而变为脏毒矣。"由此可见，脏毒除有血便症状外，且为久病，这与溃疡性结肠炎具有黏液脓血便，且反复发作、迁延难愈的特点相符。古代医家认为，肠风多为新病，随感而发；脏毒多为宿疾，日久乃发，故溃疡性结肠炎初发时多为肠风，后期则进展为脏毒。

《素问·太阴阳明论》提出了肠澼这一病名："食饮不节，起居不时者，阴受之……阴受之则入五脏……入五脏则膜满闭塞，下为飧泄，久为肠澼。"这里所说的肠澼具有腹泻、便下脓血、里急后重等症状与溃疡性结肠炎相似，饮食、起居异常的病因病机也与溃疡性结肠炎的发病机制雷同，但肠澼的病名并未被后世沿用。

东晋医家陈延之在《小品方》首次提出"滞下"的病名，并指出滞下的病机为"肠胃中实，始作滞下"，具有排便有脓血黏液、涩滞难下的特点，与溃疡性结肠炎的症状亦有相似之处。实际上，肠澼和滞下均可属中医"痢疾"范畴。

《太平惠民和剂局方》首次提到了"痢疾"的病名，"皆因饮食失调，动伤脾胃，水谷相拌，运化失宜，留而不利，冷热相搏，遂成痢疾"。严用和在《严氏济生方》指出："今之所谓痢疾者，即古方所谓滞下是也。"自此痢疾病名沿用至今。隋代巢元方在《诸病源候论》首次提到"休息痢"这一病名："休息痢者，胃脘有停饮……邪气或动或静，故其痢乍发乍止，谓之休息痢也。"

总之，溃疡性结肠炎中最常见的慢性复发型具有病程绵长、反复发作的特点，与时发时止的"休息痢"更为类似；而慢性持续型溃疡性结肠炎与病程较长的"久痢"相似；溃疡性结肠炎的缓解期或轻症没有脓血便时，则更与"泄泻"相近。

二、对溃疡性结肠炎病因病机的认识

（一）脾虚是发病的基础

王长洪认为，溃疡性结肠炎的发病基础是脾虚。首先，他认为，从溃疡性结肠炎的主要症状上来看，支持脾虚为发病之本。脾主运化水谷和水液。只有脾气健运，机体的消化功能才能健全。脾失健运，则机体的消化吸收功能失常，会出现腹胀、便溏、食欲不振及乏力、消瘦之症。其次，溃疡性结肠炎的发病原因涉及感受外邪、情志失调和饮食不洁（节）等，而这些诱因均可导致脾胃虚弱，从而引发溃疡性结肠炎。第三，从溃疡性结肠炎发病机制的现代研究看，无论是宿主的肠道菌群失调，还是肠黏膜屏障功能下降（包括机械屏障、化学屏障、免疫屏障），抑或食物不耐受等，都指向脾虚是溃疡性结肠炎的发病基础。

（二）湿热是发病的条件

王长洪认为，脾胃素体虚弱，或外感湿热毒邪；或嗜食肥甘煎炸，化生湿热；或过食生冷黏滑，湿浊内蕴，郁而化热；或劳倦太过均可导致溃疡性结肠炎的发生。脾主肉，脾虚生湿，化而成热。脾在志为思，过思伤脾。肝在志为怒，肝气不疏或太过，肝气乘脾，脾气受损，脾失健运，生湿化热。湿热内蕴肠腑，壅阻气血，气血相搏，脂膜血络受损，肉腐血败，内溃成疡，化为脓血，混杂而下而成本病。

溃疡性结肠炎的发病特点提示，湿热在疾病发病中具有重要地位。湿性趋下，易袭阴位，则溃疡性结肠炎多发生在大肠下端（直肠、乙状结肠）；湿性重浊，则溃疡性结肠炎的主要症状为大便溏泻、下痢黏液脓血；湿性黏滞，则溃疡性结肠炎具有症状黏滞和病程缠绵的特点；湿为阴邪，易损伤阳气，则溃疡性结肠炎虽然脾虚为本，但常伴有脾肾阳气不足，如畏寒、肢冷等症，所谓"湿胜则阳微"；热易生风动血，则可见肠风便血；热易致疮痈，可见肠黏膜糜烂、溃疡。王长洪认为，溃疡性结肠炎不同的分期，湿和热也有所不同，急性期热重于湿或湿热并重，缓解期则湿重于热。

（三）瘀和毒是发病的重要因素

王长洪认为，瘀血与溃疡性结肠炎之间有着密切关系，瘀血既是溃疡性结肠炎的病理产物，又是溃疡性结肠炎的重要致病因素。饮食所伤，或（和）情志失调，或感受外邪，均可导致脾胃受损，纳运失常，水谷停滞，湿郁热蒸，下注大肠，湿热蕴结，阻滞气机，与气血相搏结，使肠道传导失司，肠络受损，腐败成疡，化为脓血，混杂而下而成溃疡性结肠炎。瘀血在本病的发展中扮演着重要角色。湿热之邪蕴结体内，湿性黏滞、重浊，阻滞气机。热邪易灼伤津液，血受熏浊易凝结瘀塞，血行瘀滞，日久可妨碍气血化生，而逐步化为虚证血瘀。气虚不能推动血液运行而发生血瘀。津亏不足以载血，则血行瘀滞，日久脂络受伤，肠黏膜溃疡，化为脓血。王长洪认为，溃疡性结肠炎患者的结肠镜下表现除有水肿、充血、糜烂及浅溃疡形成外，还有肠黏膜血管网紊乱、模糊及肠管僵硬，这与中医学中的"血瘀"相吻合。

毒包含热毒和浊毒，其中热毒更为重要。王长洪认为，在溃疡性结肠炎中，毒与热同类，热为毒之渐，毒为热之极。他提出，"有一分脓血则有一分热毒"。热毒内蕴是溃疡性结肠炎发病的重要中间环节，患者在脾虚的基础上或因外感邪毒、热毒内侵，或因嗜食肥甘、热毒内蕴，或因情志不遂、郁久成毒，或因脾虚湿盛、久蕴成毒，毒邪壅滞肠膜，血络损伤，血败肉腐，壅滞成脓，脓血混杂而下而成本病。

三、辨治溃疡性结肠炎的思路

（一）辨证与辨病相结合

溃疡性结肠炎呈慢性过程，病程缠绵，不同阶段，病因病机不同。中医整体辨证是取得疗效的关键，但西医肠镜的微观诊察可使中医辨证更为精细。肠镜观察可明确病变部位，弥补中医辨证之不足。因此，王长洪认为，治疗溃疡性结肠炎要辨证与辨病相结合，取长补短，发挥中西医两者的优势。

1. 辨病位，部位不同，治疗方法不同

中医辨证口服药物是治疗溃疡性结肠炎的主要治法，但对于病变部位在直肠和乙状结肠，乃至距肛门60cm以下的患者，配合灌肠治疗，可使药物直达病所。灌肠治疗多针对疾病的活动期，因此用药以清热化湿、解毒敛疮为主。

2. 辨轻重，镜下糜烂、溃疡重者重用清热解毒药

湿热、热毒等邪壅滞肠中，与肠道气血相搏结，血败肉腐，内溃成疡，结肠镜下黏膜可见充血、肿胀、糜烂，甚至溃疡形成。临床辨证立法用药时，需宏观整体辨证与镜下微观所见有机结合，互为合参。镜下糜烂、溃疡重者，重用清热解毒之品，可选青黛、金银花、黄连、苦参、白头翁、败酱草、红藤、黄柏等；糜烂、溃疡较轻者，或水肿明显者，可重用健脾燥湿之品，如黄芪、茯苓、白术、苍术、薏苡仁等。

3. 辨狭窄，有狭窄者重用活血化瘀药

溃疡性结肠炎病情迁延，湿热、气虚、气滞、寒凝等均可使肠络壅滞，气血凝滞，脉络不通，内镜下可见正常黏膜结构消失、肠壁僵硬、肠腔狭窄呈管状。此时在辨证的基础上，用药可选丹参、红花、当归、川芎、苏木等活血通络之品。活血化瘀方药不仅能够改善微循环，促进炎症吸收和组织修复，还能增强抗炎和调节免疫功能的作用。正如《医林改错》所曰："腹肚作泻，久不愈者，必瘀血为本。"辨病观察可提供更直接的证据。

4. 辨病期，对缓解期扶正固本抗复发

溃疡性结肠炎活动期以驱邪为主，进入缓解期，邪气将去、正气亏虚成为病机特点。镜下可见糜烂或溃疡愈合，或残存少许糜烂，此时若不注意扶助正气，饮食、情志和外感即可成为诱因导致病情反复发作。此时扶正固本、预防复发尤为关键。因本病以脾虚为本，久则及肾，故扶正重在健脾温肾，四君子汤合四神丸加减为抗复发治疗的常用方剂。

（二）扶正与祛邪相结合

溃疡性结肠炎病程缠绵，多久治不愈。审视扶正与祛邪的关系十分重要。若偏于扶正，则易留邪；过于清热，易伤阳气，正虚邪恋。治疗不仅要清热化湿，更要健脾固本，二者兼顾，谨守病机。脾虚，水谷不化，气机失调，则导致腹泻、腹痛等。在脾虚的基础上，饮食不节、情志所伤复感湿热之邪，或因脾虚湿盛，郁而化热，而致溃疡的发生，故可见腹痛、脓血便、舌苔黄腻等热毒内蕴之表现。久病入络，脉络不通，血不循经，可出现便血、腹痛等症。因此，溃疡性结肠炎的基本病机为脾虚失运；脾虚是发病的基础，热毒内蕴是发病的条件，瘀血阻络是疾病的病理产物。治疗要扶正与解毒相结合。

常用方药：黄芪 30g，肉桂 10g，炮姜 10g，白术 20g，苍术 10g，苦参 10g，当归 10g，川芎 10g，黄连 10g，败酱草 10g，苏木 10g，青黛 5g，白头翁 10g，甘草 10g。方中重用黄芪，健脾益气，敛疮生肌；配伍白术、苍术燥湿健脾；肉桂、炮姜温中健脾；苦参、黄连、败酱草、青黛、白头翁清热燥湿解毒；当归、川芎、苏木化瘀通络，甘草调和诸药。诸药合用，共奏温中健脾、清热解毒、化瘀通络之效。

（三）全身治疗与局部治疗相结合

溃疡性结肠炎病变部位虽在大肠，但与脏腑功能失调有密切关系。口服用药可对全身脏腑阴阳气血进行系统调整，因此适合于所有溃疡性结肠炎患者，这也是中医整体观的体现。因溃疡性结肠炎病位多在左半结肠，故为灌肠药的使用提供了可能。清热解毒敛疮药灌肠可提高病变部位的药物浓度，保护肠道溃疡面，改善局部血运，促进炎症吸收和溃疡愈合。

常用灌肠方：青黛 3g，苦参 15g，黄连 10g，黄柏 10g，黄芩 10g，败酱草 20g，白头翁 20g，白及 10g，地榆 10g。灌肠药液的温度一般控制在 40℃左右，可因人、因时稍有不同。如冬季温度宜偏高，可在 42℃左右；夏季温度宜偏低，可在 38℃左右。湿热偏盛者，药温宜偏低；有虚寒之象者，药温宜偏高。王长洪将药物肠溶技术用于中药制剂，使药物在结肠释放，不仅减少了药物对食道和胃的刺激，大大减少了药物的毒副作用，而且增加了局部药物浓度，较普通灌肠更方便有效。

（四）内镜介入与中医药相结合

王长洪坚持亲自对每位溃疡性结肠炎患者进行电子肠镜检查，以准确判断病情，制定治疗方案。若病变区出现肠管狭窄、僵硬及炎性息肉，单纯药物治疗效果往往不理想，需要采用内镜下介入治疗或外科手术治疗，一味追求内科治疗只能延长治疗周期，增加患者的经济负担，以及肠梗阻、肠套叠甚至息肉恶变的风险。对合并有较多或较大息肉者，王长洪常将内镜介入与中医药治疗相结合。内镜下根据息肉形态选择微波凝固或热活检钳夹除，或电凝切除，同时配合活血化瘀为主的中药汤剂口服。王长洪曾对 33 例合并有炎性息肉的患者采用内镜介入与中医药相结合，治愈率达到 100%，且 6 个月内无复发。

（五）扶正固本抗复发治疗

缓解期病情趋于稳定，大多数患者认为可以放松警惕，不再坚持服药，而且饮食、情志也放松控制。此时虽便血症状已得到控制，但患者多有精神不振、乏力、腰膝酸软、反复肠鸣腹泻等表现，此为余邪未净，正气未复。此时若不注意固护正气，病情极易反复。此时宜健脾益肾，调畅气血，防病复发。王长洪强调，扶正还须辨别正气亏虚之所在，区分气血阴阳之不同，细察湿热之有无，以及在脾、在肾之差别，立法组方有所偏重。

四、治疗溃疡性结肠炎的常用方法

（一）健脾燥湿法

此法适用于脾虚兼有湿困的溃疡性结肠炎，这类患者大多处于缓解期，症状除有腹痛、腹泻和黏液脓血便外，大多有脘闷纳呆、头身困重、面色萎黄、肛门下坠、口黏不爽、四肢不温等，舌苔多厚腻，脉象多濡滑。结肠镜下除可见浅溃疡及糜烂外，肠黏膜水肿更为明显。脾主运化水液，且为阴土，脾虚水液运化失常即可导致水湿内停。脾喜燥而恶湿，对湿邪又有特殊的易感性，故湿邪最易困脾。基于脾虚和湿困在发病中的重要地位，健脾燥湿成为治疗溃疡性结肠炎最为重要的方法之一。

健脾燥湿常用药物有党参、黄芪、白术、苍术、茯苓、厚朴、陈皮、山楂等。其中苍术、炒白术最为常用，可健脾气，燥中焦之湿。在应用健脾益气之剂时，王长洪指出，一者不宜过于温补，以防耗伤阴液而出现阴血亏虚之象；二者不宜壅补，以防阻碍气机，使病邪留恋；三者不可骤补，宜徐徐缓图，正气恢复，病可渐愈。部分溃疡性结肠炎患者大便并不稀溏，此时健脾燥湿剂要少用或配合消导剂一起使用。

（二）清热解毒法

此法适用于热毒蕴结大肠或热毒内盛的溃疡性结肠炎，患者多处于急性活动期，主要表现为起病较急，下痢赤白频繁、日达十余次，里急后重明显，伴肛门灼热、身热、小便短赤，苔黄腻，脉滑或濡数。结肠镜下可见肠黏膜充血明显，并可见大片的浅溃疡及糜烂。

常用药物有青黛、白头翁、败酱草、金银花、红藤、苦参、马齿苋、黄连、黄芩等。在众多的清热解毒药中，以青黛一味最为常用。青黛灌肠治疗溃疡性结肠炎已被临床广泛采用，且疗效确切，但鲜有口服者，如锡类散多以外用见长。王长洪经过多年摸索，将青黛口服用于治疗溃疡性结肠炎，结果同样有效，剂量从 1～10g 不等。应用清热解毒之法须考虑勿损及脾阳，须凉而勿伤、寒而勿凝。体质弱者，宁可再剂，不可重剂。避免热证未已，寒象已成。若本体已虚，肠胃虚寒，即使有热证，也要清热适当；宁可不足，不使有余。倘若清剂过重，则热未已而寒更甚，病情自然迁延不愈。

（三）清热燥湿法

此法适用于大肠有热，同时又有湿浊内蕴者。溃疡性结肠炎总以脾虚为本，湿热为标，湿热蕴结大肠贯穿本病的发生、发展及转归的全过程，因此无论是疾病初发还是慢性迁延，抑或是慢性复发均能应用到本法。患者主要表现为大便溏滞不爽，伴黏液脓血便，倦怠乏力，纳差腹胀，肛门灼热，舌质红，苔腻、微黄，脉濡滑。结肠镜示黏膜有溃疡、糜烂，也可有充血、水肿。

常用药如黄芩、黄连、黄柏、苦参、炒白术、茯苓、苍术、薏苡仁。为了提高用药依从性，王长洪多将具有清热苦寒燥湿的黄芩、黄连、黄柏等作为灌肠剂而应用。

湿热不清，脾虚难复。泻痢日久，湿热渐轻，脓血渐少，必现脾胃虚弱之象，此时稍佐补益、收涩之品，无疑有助于疾病向愈。但温补不可太过，特别要注意滞留之湿热，少佐清利，使之痊愈，防止复燃。另外，湿热蕴结，气血不通，相互搏结，腐肉败血相合而下，是溃疡性结肠炎活动期的主要病机。湿宜化，热宜清，故清热燥湿是治疗溃疡性结肠炎的主要方法。湿性黏腻恋邪，胶结肠中，难以祛除，清热要防止过于苦寒，易碍湿邪，化湿要防止过于温燥，以免助热。因此，临证之时要详辨湿与热的轻重主次，权衡用药。

（四）温中清肠法

此法适用于溃疡性结肠炎日久，脾阳虚累及肾阳，或素体脾肾阳虚，而湿热之邪未尽者。多见于慢性迁延型或慢性复发型的缓解初期。患者主要表现为大便溏薄，或五更作泻，并夹有黏液脓血，少腹隐痛，喜温喜按，肛门下坠，舌质红，苔薄黄，脉沉细。结肠镜下显示肠黏膜多表现为糜烂。

因阳气发于下焦命门，故补脾阳时务必补肾阳。再则脾虚多累及肾，脾肾阳虚，下元亏虚，运化无力，以致水湿不化，病邪留恋，导致腹泻迁延日久，反复发作，或见滑泻不止，故温中药物王长洪常选附子（或黑顺片、淡附片）、干姜（或炮姜）、肉桂、补骨脂、骨碎补、吴茱萸，以温补脾肾。另外，通过温肾阳以促进肾阳的蒸腾气化作用，防止水湿内停，而达到化湿健脾的目的，不止泻而泻自止。

（五）活血通络法

此法适用于瘀阻肠络，肉腐血败，血不循经，与大便混杂而下者。患者主要表现为便下脓血，血色紫黯或夹有血块，腹部隐痛或刺痛、部位固定，舌暗红，有瘀点、瘀斑，苔白或黄，脉弦涩。结肠镜示黏膜广泛糜烂、溃疡，质脆、易出血，甚者肠腔狭窄、僵硬，黏膜下血管网紊乱、模糊。黏膜病理可见微血栓形成。

常用药有川芎、桃仁、红花、酒大黄、延胡索、赤芍、当归、莪术、三七、苏木等。王长洪治疗溃疡性结肠炎注重从病机入手，强调多种原因均可造成"瘀"。治疗上突出"通瘀"，即调畅气血，疏其壅滞，祛瘀生新。化瘀可行血，血行则气畅，瘀血得以消融，瘀滞得以畅通。溃疡性结肠炎极易瘀虚同病，治疗既要紧扣一个"瘀"字，更要注意一个"虚"字。恪守化瘀通滞不伤正、扶正固本不留邪的原则。一旦血瘀形成，又可作为病因而加重病情，因此溃疡性结肠炎即使没有便血，只要有血瘀征象就可酌情应用活血通络剂，以阻断病情进展。

（六）温清并用

王长洪治疗溃疡性结肠炎的一个重要特色就是温清并用。其理论基础主要是脾虚为发病的基础，湿热是发病的重要条件，一为本一为标，本虚而标实，因此需温清并用。王长洪用药除了温性药和清热药同用之外，还体现在附子和青黛这一作为君药的对药的联合使用，二者一温一清，温者治本，清者治标，温清并用，标本兼治。

（辽宁中医药大学附属第二医院　吕冠华，北方战区总医院　高文艳）

傅淑清从脾论治崩漏经验

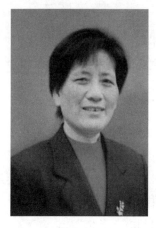

傅淑清（1944—2016），江西樟树人，主任中医师，全国第三、第四、第五批老中医药专家学术经验继承工作指导老师。曾任江西中医药高等专科学校校长、全国中医药职教学会常务理事、江西中医药学会常务理事、江西中医药管理学会常务理事、江西省抚州市中医药学会理事长。先后当选为江西省第五届政协委员，中共江西省第十次、第十一次党代表，江西省第八届、第九届妇代会执行委员。多次受到教育部、卫生部、江西省委、江西省政府、江西省卫生厅、江西省教育厅和抚州市委、市政府的表彰。发表学术论文30余篇，主编、参编著作12部。2012年评为第四批全国老中医药专家学术经验继承工作优秀指导老师，2014年被聘为南京中医药大学博士研究生导师。

行医近50年，擅长妇儿，兼通内科，博览群书，尤嗜李东垣、吴鞠通、陈修园等医家著作，深得要旨，临证运用得心应手；擅用和法，注重调理脾胃，辨证缜密，处方稳健，用药看似平淡，实寓深意；注重医德修养，以"大医精诚"为座右铭，以高尚的医德、精湛的技术受到患者尊重和敬慕，2013年12月以"全国敬业奉献类好人"入选"中国好人榜"。

一、脾虚为致病关键

崩漏是指月经周期、经期、经量严重失常的一种月经病，主要表现为经血非时暴下或淋沥不断，或二者交替出现，是妇科常见的急重病。傅淑清通过学习经典和历代名家经验认为，本病不外乎虚、热、瘀，导致冲任损伤不能制约经血，使胞宫藏泻失常所致，其中脾虚失统在发病中起着关键作用。《素问·经脉别论》云："食气入胃，其清纯津液之气，归于心，入于脉，变赤而为血。血有余，则注于冲任而为经水。"可见月经的产生是与脾胃的运纳功能息息相关的。女子以血为用，以冲任为本。月经的主要成分为血。脾为后天之本，气血生化之源。冲为血海，隶属阳明。血的生成依赖脾胃的生化，而血液在脉管内的正常运行则依靠脾气的统摄。脾气健旺，血行有度则经血如期而至；脾气虚弱，统摄失职则血不循经而溢于脉外，出现崩漏之候。唐容川

《血证论》亦云"谓血乃中州脾土所统摄，脾不摄血，是以崩漏，名曰崩中。示人治崩，必治中州也。月经名曰信水，以五行唯土主信，土旺则月水有信，土虚则失信而漏下，甚则崩中矣"，明确提出崩漏与中州脾土密切相关，治当重脾。气为血之帅，血为气之母。血液正常运行有赖于气的推动，气行则血行，气虚则血瘀。瘀阻胞脉，血不得归经则溢泻无度而崩漏不止。脾虚运化失常，水湿内停，水谷精微无法输布全身，致使气血生成障碍，脏腑功能异常，瘀积日久则生内热。脾虚生胃热，热迫血行而致崩漏。明代医家万全在《万氏妇人科·崩》中曰："妇人崩中之病，皆因中气虚，不能收敛其血，加以积热在里，迫血妄行，故令经血暴下而成崩中。崩久不止，遂成漏下。"提出脾虚内热可导致崩漏。妇人之崩漏，多因脾气虚弱，失于统摄，加上内有积热，热迫血行，故而导致经血突然大下而成崩中。崩中下血日久不净，终成漏下。李梴《医学入门·崩漏》亦云，"热只饮食不调节"，认为膏粱厚味易生痰湿，脾湿下流与相火合为湿热，迫血妄行而致下漏；抑或饮食失节，火乘脾胃下陷，虽颜容似无病，但可见脾困倦怠，烦热不卧，经水不时暴至，或时来时断。

傅淑清强调，崩漏发病机理复杂，常因果相干，气血同病，多脏受累，缠绵反复。临床应根据出血时间、血质、血量、血色及兼症、舌脉等审证求因。若见经血非时而下，量多如崩，或漏下不净，色淡质薄为主，伴有面色苍白或虚浮，神疲纳少，大便溏薄，舌淡胖，苔薄白，脉细弱无力等属脾气虚弱证。经血非时暴下，量多势急，继而淋沥不止，血色鲜红或深红，多属热。若因脾虚湿盛，湿热损伤冲任之崩漏则见经血量多、黏稠或有血块，或漏下不止，少腹或有胀痛，平时带下偏多、质稠色黄，困倦乏力，食少纳差，舌质偏红，苔薄黄而腻，脉濡数。经来无期，或时下时止，或崩中与漏下交替出现，或漏下不止，或时崩时闭，经色紫黯有块，小腹疼痛，舌紫黯或有瘀点瘀斑，脉弦涩者属瘀，临证也需辨别致瘀之因，若兼见面色苍白或萎黄，食少纳差，舌淡有紫斑，苔薄，脉细涩者，为气虚血瘀证。一般而言，崩漏属虚证多而属实证少，因热者多而寒者少，即使是热证也多为虚热。

二、治疗首重调脾

崩漏以经血非时而下为辨证要点，根据出血量、色、质的变化，结合全身症状以辨明寒、热、虚、实。傅淑清临证在"急则治其标，缓则治其本"的原则下，灵活运用塞流、澄源、复旧三法，且每每重视脾胃的功能。

（一）塞流澄源并重

塞流即止血，为治标之法，常有通、涩、清、摄四法。澄源即谨守病机，正本清源。傅淑清强调，暴崩者，出血量应在治疗后 24 小时内明显减少。止血常采用固气止血、固涩止血、求因止血等法。而气为血帅，血为气母，气血相互资生，相互依存。若失血过多，必致气虚。脾主运化，乃气血生化之源，故傅淑清常以健脾益气为法，达到气摄血止之效。《景岳全书·经脉类》云："故凡见血脱等证，必当用甘药先补脾胃，以益发生之气。盖甘能生血，甘能养营，但使脾胃气强，则阳生阴长，而血自归经矣，故曰脾统血。"傅淑清自拟"止崩汤"健脾益气，温肾固冲，以塞流澄源。药用炙黄芪30g，党参30g，炙升麻10g，炒白术15g，山药15g，阿胶12g，续断10g，三七粉5g，甘草5g。并在此基础上辨证加减：血热者，选加大蓟、小蓟、地榆、侧柏叶、白茅根、生地黄、牡丹皮等凉血止血；热毒者，选加贯众、黄芩、黄柏、败酱草、红藤等清热解毒止血；血瘀者，选加益母草、茜草根、蒲黄炭等化瘀止血；血量多而时间长者，选加仙鹤草、血余炭、煅龙骨、煅牡蛎、海螵蛸等收涩止血；血虚明显者，选加枸杞子、龟胶、制首乌等养血止血；若出现四肢厥冷、脉微欲绝等，则加熟附片、炮黑姜、炒艾叶等温经止血。傅淑清告诫，此时应慎用当归、川芎等行血之品。

（二）复旧防止复发

复旧即调理善后。崩漏日久，气血耗伤，脏腑受损，故需复旧调理，恢复脏腑气血功能及月经周期，这是防止崩漏复发的关键。傅淑清认为，调理月经周期须重视脾、肾、肝，多采用健脾、补肾、调肝之法，使冲任二脉与胞宫相互协调，重建月经周期，达到彻底治愈的效果。她主张遵循月经周期阴阳消长转化规律，选用不同的方药。

月经排泄后，血海空虚，阴长阳消，当生新以充盈血海，治宜重在健脾益气养血，兼固肾气。正如《景岳全书·妇人归》所说："故调经之要，贵在补脾胃以资血之源，养肾气以安血之室。"一般于月经第5天开始，她嘱患者服自拟"调周1号方"（党参15g，炒白术15g，山药12g，熟地黄15g，白芍10g，丹参10g，山茱萸12g，菟丝子10g，枸杞子10g）加减，健脾以资经血之源，补肾而助胞宫之藏，连服7剂。

经间期亦为排卵期，通过前期不断的充养，血海渐盈，肾气渐充，治宜补益脾肾，兼以调肝活血促排，嘱服自拟"调周2号方"（熟地黄15g，当归12g，赤芍12g，山药12g，丹参10g，川芎10g，香附10g，红花6g，菟丝子15g）加减，以补气和血，滋肾调肝而促排卵，连服3剂。

排卵后阳长阴消，胞宫得以温煦，嘱服自拟"调周3号方"（熟地黄12g，山茱萸12g，山药12g，鹿角霜10g，菟丝子12g，巴戟天10g，续断10g，当归12g，白芍10g）加减，以温补肝肾，阴阳并调，连服7剂。

经前期血海盈满，易出现气火偏盛的病变，治宜和肝理气血为主，嘱服自拟"调周4号方"（当归12g，赤芍12g，白芍12g，丹参12g，茺蔚子10g，香附10g，绿萼梅10g，菟丝子12g，泽兰10g）加减，以助阳疏肝，理气和血，使经期如候，连服5剂。

对于行经期的经量、经色、经质尚正常者，她不主张服药。若有异常情况，则在行经期辨证选方用药，使气血调和，经血畅行。一般3个月经周期为1个疗程。脾胃为后天之本，气血生化之源。在复旧周期调理期间，滋养肝肾的同时，傅淑清尤为注重脾胃功能，常加党参、炙黄芪、山药、炒白术、茯苓等益气健脾。此外，常在滋肾养阴药中加砂仁、炒麦芽、炒谷芽、神曲等助运之品，以防滋腻之品碍胃。总之，目的是使肝脾肾交互资生，精血充足，血海盈满，冲任二脉和调，从而恢复正常的月经周期。

（三）顺应生理特点

傅淑清指出，女性在不同的年龄期有着不同的生理病理特点，掌握这些特点，治疗起来就更加切合病情，有助于提高疗效。

1. 青春期崩漏

青春期女子肾气未充，肾精未实，天癸初至，冲任未盛，往往会因肾虚封藏失职，冲任不固而导致崩漏，所以青春期的治疗特点是注重先后天之关系，以补脾肾为主。她特别提醒，治疗青春期崩漏应注重"气能摄血""脾主统血"的功能，以益气健脾治本为主，除大出血必须迅速止血治标外，一般不宜过早使用止涩药。对久漏不止者，根据"久漏必瘀"之说，可加一些活血化瘀之品，她常于方中加失笑散化瘀止血，获得良效。止血后需采用补脾肾调周法，使肾阴充足，阳气内动，气血调和，阴阳转化自如，月经如常，达到真正控制出血的目的。

2. 育龄期崩漏

育龄期女性多因产育影响，失血机会较多，或气血生化乏源，加之工作、学习、生活压力大，心理因素复杂，导致肝脾功能失调，统摄无权而致崩漏，此期的治疗特点是疏肝健脾，止血调经。如明代临川医家易大艮曰："崩虽在血，其源在气。气如橐籥，血如波澜，决之东流则东，决之西流则西；气有一息不运，则血有一息不行。欲治其血，先调其气。"傅淑清常用逍遥散合二至丸加减。血止后则滋肾养肝，补益气血，使冲任和调，建立正常的月经周期，恢复排卵。

3. 绝经期崩漏

女性到"七七"之年，肾气衰，天癸竭。脾肾相关，精血互生。肾虚虽然是发病之根本，然脾虚是导致肾虚的重要原因。此期先天已衰，全赖后天水谷滋养。故绝经期崩漏的治疗特点是治脾为主，使气血生化有源，兼以补肾。临床她常用归脾汤加减治之。另外，此期女性心理稳定性差，心肝郁火偏多，心肝气郁又会影响脾胃，故需结合清热解郁、疏肝健脾之品。崩漏血止后，除对绝经期早期患者运用调周法固本复旧外，对绝经期晚期患者的固本复旧重点应重在调理脾肾与心肝，稳定心理，舒畅情怀，巩固疗效，促进顺利绝经。

（江西中医药大学　徐春娟）

王坤根脾胃病学术思想

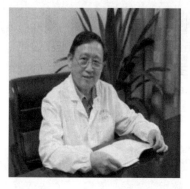

王坤根（1945—），中共党员，首届全国名中医。全国第四、第五、第六批老中医药专家学术经验继承工作指导老师，"王坤根全国名老中医药专家传承工作室"指导老师，浙江省名中医。从事中医工作五十余年，有扎实的专业理论基础，对内科常见病、多发病、疑难杂症有丰富的临床经验，以诊治消化系统疾病、心血管疾病及肿瘤见长。主持和参与"痞痛舒治疗功能性消化不良的疗效与安全性研究""痰瘀同治防治冠心病（痰瘀互结证）的临床应用研究""冠心病中医临床分型客观指标研究""冠心病介入治疗前后中医证型的变化规律及胰岛素抵抗关系的研究""霜桑叶抗动脉粥样硬化的实验研究"等多项课题；发表学术论文30余篇；主编《现代中医保健丛书》《浙江省中医（中西医结合）单病种诊疗规范》等多部专著。为国家中医药管理局"十一五"重点学科"中医脾胃病学"和"十二五"重点学科"治未病学"学术带头人。

曾任浙江省中西医结合学会副会长，浙江省医学会常务理事、内科分会副主任，浙江省医师学会常务理事，浙江省医院管理学会常务理事，浙江省抗癌协会理事，浙江省康复医学会常务理事，《浙江中医杂志》编委，《浙江中西医结合杂志》编委，浙江省中西医结合学会首届老年病专业委员会顾问委员，《肿瘤预防（抗癌）杂志》编委顾问，浙江省保健委员会干部医疗保健专家，浙江省中医院院长。

历代医家对脾胃学说的论述极为丰富，如张仲景、李东垣、叶天士等，他们均重视中焦脾胃，用药顾护脾胃，但又各有侧重，张仲景重脾阳、顾胃气，李东垣重升脾阳、补脾气，其代表作《脾胃论》开创了疾病的内伤学说，奠定了中医学脾胃学说的理论基础。他的"内伤脾胃，百病由生"的著名论点受到后世医家的推崇和重视，"甘温除热"理论树立了甘温补益的典范。叶天士创立了胃阴学说，使脾胃学说更加完善。

浙江历代名医辈出，其学术思想无不受上述医家的影响。加之受地域、文化和经济的影响，在传承中医脾胃病学术思想的同时有所创新发展。如绍派伤寒，根据"吾绍地居卑湿"之地域特点，以及病多夹湿，湿多从热化，湿热多致脾胃病的特点，创制了"蒿芩清胆汤"。张山雷受丹溪学派"郁"病、养阴学术观点的影响，辨治脾胃病从脾、胃、肝入手，重视肝气与肝阴，采用理气柔肝之法治疗而取效。王坤根继承前贤并有所创新，其学术渊源可包括五个方面：①治病求本，论出《内经》。②崇仲景，顾护脾。③效法东垣，降浊升清。④借鉴明清，重视脾阴。⑤参验现代，融汇古今。诊治脾胃病，他重视胃气之存亡强弱，强调脾胃在调节一身气机中的重要作用；遣方用药时，注重病证互参、虚实兼顾、升降并调，主张以脾胃为中心调和五脏，重视斡旋中焦气机；坚持治养结合，养在治先，体现了"治未病"思想。他注重肝胃同治，采用柔肝养阴法，自制柔肝和胃饮，治疗胃阴不足型功能性消化不良。本方融甘润养阴、甘酸化阴为一体，稍佐顺气之品，共奏甘凉濡润、柔肝养阴、和胃通降之功。治疗脾胃病他强调治脾治胃泾渭分明；治疗胆道病重视肝胆与脾胃的关系，常辛温与苦寒相配，相反相成取效。近年来，在脾胃病从湿论治和从肝胆论治方面有所创新。

一、重视调脾胃升降，和五脏六腑

"百病生于气"是《内经》重要的发病学观点。气的失常可分为气虚和气机失调两类。《素问·举痛论》云："余知百病生于气也，怒则气上，喜则气缓，悲则气消，恐则气下，寒则气收，炅则气泄，惊则气乱，劳则气耗，思则气结。"《灵枢·百病始生》曰："夫百病之始生也，皆生于风雨寒暑，清湿喜怒……三部之气，所伤异类。"气虚原因主要有气生成不足和消耗太过。因此，气虚与脾胃功能失调关系最为密切。气机失调是指气的升降出入运动失常。气机失调可影响脏腑功能，脏腑功能失调亦可导致气机失调。脾胃是人体气血生化之源、元气之根，也是人体气机升降之枢纽。气机升降理论是中医学最基本的理论之一。补土派李东垣强调"脾胃是人体精气升降运动的枢纽"，在辨证论治时非常重视脾胃升降、药味的升降浮沉性，治法用药强调脾胃升降。王坤根认为，疾病发生的根本内因为气化失常，治疗疾病应重视对"气化失常"的调节。李东垣在《脾胃论》中述"调理脾胃治验，治法用药若不明，升降浮沉差互反损"，"内伤脾胃，百病由生"。《素问·经脉别论》云："饮入于胃，游溢精气，上输于脾，脾气散精，上归于肺，通调水道，下输膀胱，水精四布，五经并行。"可见中焦脾胃健，则水谷清气上升于肺而灌溉百脉，水谷之浊气下达于大小肠、膀胱，则从便溲而消。肝气的升发、肺气的肃降、心火的下降、肾水的温升都有赖于脾胃正常的升降运动。

王坤根在调理脾胃升降失常时常采用和法，如补气升提法、升清降浊法、辛开苦降法、升降反佐法、清热化湿法等，方选补中益气汤、参苓白术散、升降散、三泻心汤、黄连温胆肠、三术二陈一桂汤、三仁汤等。脾与胃在五行属土，同居中焦，是气血生化之源，五脏六腑升降之枢纽。王坤根不仅善用调理脾胃升降失常治疗脾胃病，对其他内伤杂病亦用此法而取良效。正如他所说，"调脾胃升降、和五脏六腑、因时治宜"而"无失气宜"。

二、善用肝胃同治、肝脾同调法

《黄帝内经》曰："中央土，以灌四傍。"《素问·宝命全形论》云"土得木而达"，又有"厥阴不治，取之阳明"之说。《金匮要略》指出："见肝之病，知肝传脾，当先实脾。"五行中脾胃属土，脾主运化，胃主受纳，二者同为气血生化之源。肝属木，主疏泄以调节人体气机。胃主受纳，腐熟水谷，喜润恶燥。脾主升清运化，喜燥恶湿。胃气主降，水谷得以下行。脾气主升，水谷精微得以输布全身。脾胃功能正常，又离不开肝的疏泄作用。脾胃得肝之疏泄，其升降才能正常，功能方可健全。

王坤根治病重视胃气，认为"有胃气则生、无胃气则亡"。肝为风木之脏，性喜升发而恶郁。胃为仓廪之官，以通降为顺。肝与胃，一脏一腑，肝气疏泄，气机条达，则脾胃之气的升降运动有序，从而促进饮食水谷的消化和吸收。胃的生理功能有赖于肝胆升发之气。如唐容川在《血证论》中所言："木之性主于疏泄，食气入胃，全赖肝木之气以疏泄之，而水谷乃化……胆中相火如不亢烈，则为清阳之木气，上升于胃，胃土得其疏达，故水谷化。"又如夏应堂云："胃病治肝，本是成法……但治肝应知肝为刚脏，内寄风火，若一味刚燥理气，则肝木愈横，胃更受伤矣。"《内经》认为，"百病生于气"包含外邪、劳伤和情志失调引起气机失调的"九气致病"机制，气机失常是百病产生的根本原因，"九气"中属于情志的达六条，强调精神因素在发病中的重要地位。叶天士在《临证指南医案》中提出了"醒胃必先制肝""培土必先制木""通补阳明，开泄厥阴""制肝木，益胃土"等肝胃同治观点，王坤根总结归纳为"治胃不治肝非其治也"。

三、强调脾胃分治

脾胃均居人体中焦。足太阴脾经属脾络胃，足阳明胃经属胃络脾，构成脏与腑、阴与阳、里与表的生理关系。脾胃二者只有一纳一运互相配合，才能完成饮食物的受纳腐熟、消化吸收及转输。胃的受纳和腐熟水谷功能，必须有脾的运化功能配合，才能完成。脾胃有"后天之本"之称，两者在生理上相互联系，在病理上相互影响。脾为太阴湿土，喜刚燥，升则健。胃为阳明燥土，以降为顺，喜柔润。《素问·阴阳应象大论》说："清气在下，则生飧泄；浊气在上，则生䐜胀。"这是对脾胃病病机的高度概括。然脾胃病病机有异，治则治法当异。胃病常累及于脾，胃为阳土，实则阳明，其新病多实（如饮食积滞），久病则虚实夹杂，胃阴不足。脾病常累及于胃，脾为阴土，虚则太阴，其病多虚（如脾气虚弱，中焦虚寒），久则生痰湿、湿热等。王坤根治疗脾胃病采用脾经胃经分治。治胃经病常用消导、和胃、降逆、泄热之品，多用甘凉滋润益胃之剂，少用壅补健脾之品，慎用辛香燥热之药。如胃病常用鸡内金、神曲、生麦芽益胃消食和沙参、麦冬、石斛、玉竹等益胃生津之品，少用人参、黄芪、白术等脾经药物。治脾经病常用健脾、益气、温中、升提之品，多用醒脾化湿之剂，少用甘润滋腻之品。

四、慢性脾胃病从肾论治

脾属于土，肾属于水，在五行关系上土克水，脾克肾。脾胃与肾关系密切，因为肾为人的先天之本，肾中阴阳为人体阴阳之根本，所以脾胃受纳运化精微水谷，必须借助肾中阳气的温煦。而肾中所藏的精气又有赖于脾胃所运之水谷精微的不断补充与化生。李中梓倡导"脾为后天之本，肾为先天之本"，先天生后天，后天养先天。如《素问·金匮真言论》云："夫精者，生之本也。"肾所藏之精包括先天之精和后天之精。先天之精禀受于父母，后天之精为脾胃运化所化生的水谷精气，故《素问·上古天真论》说："肾者主水，受五脏六腑之精而藏之。"

《素问·阴阳别论》曰："三阳结谓之膈。"张景岳认为："盖阳结者，正以命门无火、气不化精，所以凝结于下而治节不行，此惟内伤血气，败及真阴者乃有之，及噎膈之属也。"此乃真阳不足致噎膈的主要病机。《金匮要略》中的"脾约"乃脾肾致病。《景岳全书·秘结》云："凡下焦阳虚，则阳气不行，阳气不行则不能传送，而阴凝于下，此阳虚而阴结也。"此乃阳气不足致便秘的主要病机。《景岳全书·泄泻》指出，"肾为胃关，开窍于二阴，所以二便之开闭皆肾脏之所主，今肾中阳气不足，则命门火衰……阴气极盛之时，则令人洞泄不止也"，认为慢性腹泻也是肾阳不足之症。王坤根在诊治慢性脾胃病时十分重视胃气与脾肾关系。李启贤《叶案疏证》云："胃为阳脏，脾为阴脏，胃失其养则不纳，脾失其运则不化，今能食则胃无病，不化则脾不运也。泄泻者，非脾虚湿滞，乃火化之不足耳，所以不用专补脾家之正药，而以四逆之姜附为君也，补脾之法不一。"故王坤根治疗腹泻型肠易激综合征常从肝、脾、肾入手，以痛泻要方合四神丸加减治疗取效。

慢性脾胃病均有胃气不足，王坤根从脾肾入手，取法于薛己、李中梓、张景岳等，附子理中汤、六味地黄丸、金匮肾气丸、右归丸、四神丸、一贯煎等均为习用之剂。自拟"二仙汤"（仙茅、仙灵脾、巴戟天、黄柏、知母、当归、生地黄、川芎），补肾四样如菟丝子、肉苁蓉、巴戟天、枸杞子也是喜用之配伍。

对慢性萎缩性胃炎伴有癌前病变者，王坤根不单从脾胃论治，且从肾论治。很多患者因久病，不仅脾胃虚弱，久病及肾，表现为脾胃不足之症，还常常伴有形寒肢冷、腰膝酸软、心律缓慢等肾阳不足之症。正如《素问·水热穴论》所云："肾者，胃之关也，关门不利，故聚水而从其类也。胃为肾之关门，肾病而胃始病。"可见，王坤根慢性脾胃病从肾论治源于《黄帝内经》。

五、胃胆病从胆论治

临床常见胆胃不和之证，如胆汁反流性胃炎、功能性消化不良等。王坤根根据

《素问·六节藏象论》"凡十一脏取决于胆"的论述，认为胆与脾胃病关系密切。从五行来说，胆属木，胃属土，生理上胆胃相克，病理上相互影响。从现代解剖来说，胆胃同居膈下，位置邻近，且胆管开口于十二指肠降部，常因功能失调而发生胆汁反入胃中而致病。如《灵枢·四时气》说"邪在胆、逆在胃，胆液泄则口苦，胃气逆则呕吐"。李东垣《脾胃论·脾胃虚实传变论》说："胆者，少阳春生之气，春气升则万化安，故胆气春升，则余脏从之。"王坤根认为，治疗脾胃病必须突出少阳三焦相火的主宰地位。所谓脾胃虚百病生，实乃少阳三焦相火衰而百病生。胆内寄相火，胆汁反流性胃炎乃少阳火旺，胆汁蒸腾向上逆于胃而致，他常用蒿芩清胆汤治之。对于脾胃虚寒型功能性消化不良，王坤根认为乃少阳相火不足导致阳气虚所致，常用大小阳旦汤（即桂枝汤证、建中汤证）治疗。胆胃不和型胃病他认为乃少阳郁火而为之，宗"火郁发之"之意，常用大小阴旦汤（即柴胡汤证、黄芩汤证）治疗。对于胆道本身病证，如胆囊炎、胆石症、胆囊息肉、胆囊术后综合征，王坤根认为其主要病机为少阳阳明合病，以湿热证多见，主张以辛开苦降为法，治以疏达通腑为主，常用大柴胡汤、茵陈蒿汤合平胃散、左金丸加减治之，常用药对如黄连配吴茱萸、黄连配干姜、黄连配生姜、黄连配半夏、栀子配生姜、栀子配豆豉等。

（浙江省长兴县中医院　陈永堂）

刘沈林辨治脾胃病学术思想与临证经验

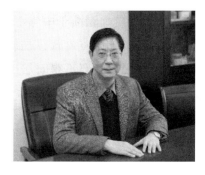刘沈林（1949—），全国首届名中医，江苏省名中医，享受国务院政府特殊津贴专家，江苏省中西医结合肿瘤临床研究中心主任，国家中医临床研究基地（脾胃病）胃癌研究首席负责人，全国第四、第五批老中医药专家学术经验继承工作指导老师，江苏省"135"医学工程重点学科（消化病学）学术带头人，江苏省中医药学会脾胃病专业委员会主任委员，南京中医药大学博士研究生导师。目前主持在研国家级课题1项、省级课题两项。主编《现代中医临床手册》《难治性消化病辨治与验案》和《中医肿瘤学》等专著，发表医学论文40余篇，获部省级以上科技进步奖3项。从事临床工作多年，诊治脾胃病经验丰富，尤擅长消化道肿瘤的诊治。

一、消化道肿瘤辨治思路

消化道肿瘤在我国发病率较高，多数患者症状不典型，发现时往往已处于中晚期，对患者危害极大。西医目前以手术及放化疗为主要治疗手段，严重影响了患者的生活质量。古代文献中尚无明确"肿瘤"二字记载，依据其病机、病性可归属于中医学"积聚""癥瘕"等范畴。刘沈林认为，消化道肿瘤的病机关键在于正气虚弱、邪毒盘踞，同时"癌毒"是肿瘤区别于其他疾病的特殊因素。治疗上他提倡健脾扶正为先，再结合气滞、血瘀、痰湿等不同病理因素以祛邪为基本原则，将抗癌解毒贯穿治疗始终。同时他主张病证结合，分期论治，即不同消化道肿瘤及疾病的不同时期的主要矛盾不同，治疗时的方向应各有侧重，不可以偏概全。

（一）正虚为本，尤重健脾

《医宗必读》有言"积之成者，正气不足，而后邪气居之"，阐述了积聚的形成乃先有正气不足，而后邪气盘踞。《黄帝内经》所说的"正气存内，邪不可干""邪之所凑，其气必虚"更是为多数医家所谨记。可见，正气虚弱是许多疾病发生之"本"。刘沈林认为，消化道肿瘤的发生发展与正虚密不可分。由于素体正气不足，或后天饮食不节，致脾胃虚弱，不能化生水谷精微充养正气，或内生外袭之病邪损伤正气，或手术及放化疗的戕伐，致正气虚弱，难以抵抗邪气，清除病邪，使瘀血、气滞、痰湿等邪聚而不化。加之气血阴阳失调，日久则变生为肿瘤。肿瘤的存在又可进一步损伤正气，两者互为因果。基于此正虚之本，刘沈林提出，治疗消化道肿瘤当以健脾为先，所谓"百病皆由脾胃衰而生也"。脾胃为后天之本，气血生化之源。《张氏医通·积聚》亦曰"善治者，当先补虚，使气血壮，积自消也"，强调积聚的治疗应以补虚为首要。刘沈林临床处方用药时常选用四君子汤、香砂六君子汤为主方益气健脾，再根据气血阴阳之偏衰进行化裁。然补虚之时，他突出强调忌峻补，避免气血壅滞于中焦不得通，而事倍功半。遣方用药时，他酌情配伍理气助运化湿等药，如陈皮、薏苡仁、茯苓、木香、砂仁、鸡内金、焦楂曲、炒谷麦芽等，使中焦畅通无阻，邪不得安居。刘沈林指出，调养脾胃不仅可以改善胃肠道症状，还能够增强免疫力，抑制肿瘤复发转移，延长晚期患者带瘤生存期，减少化疗药物的副作用，提升生活质量，可谓一举多得。

（二）临证发微，病证结合

中医的基本原则包括整体观念和辨证论治，消化道肿瘤的整体病机为正气虚弱、邪毒盘踞，整体治疗原则为健脾扶正，祛邪解毒。然因个人差异，正虚可分为气血阴阳之不同，邪毒亦有气滞、血瘀、郁热、痰凝、湿阻等不同，而消化道肿瘤则包括胃癌、肠癌、食管癌、肝癌等不同，需病证结合，辨而论治。刘沈林反对"见瘤不见人"，提出要根据患者的症状、舌脉等审机立法。若气虚明显，则用黄芪加强补气之力，晚期肿瘤患者，常重用黄芪。若脾阳不足，加用桂枝、炮姜等温阳助运。若胃阴耗伤，加沙参、麦冬、天花粉等濡润阴液。若兼血虚失养，加当归、白芍等柔肝养血。若兼夹气滞者，加木香、砂仁、陈皮等理气畅中，甚则用槟榔、枳实等破气导滞。若兼夹血瘀者，则加川芎、桃仁、三棱、莪术等行气活血，逐瘀攻坚。若日久郁而化热，加黄连、吴茱萸、黄芩等清泄郁热。若兼痰凝，则加瓜蒌、杏仁、半夏等豁痰散结。若兼湿阻者，则用白术、茯苓、薏苡仁等健脾除湿。若脘腹胀满、头晕胸闷、肢体困重、口气臭秽、大便不爽、舌苔厚腻或垢浊、脉滑者，加用藿香、厚朴等芳香助运。

食管位居咽喉与贲门之间，乃"胃之系"，禀胃气通降及喜润恶燥之性，故对于食管癌的治疗当把握气机之通畅，辨是否夹有阴伤，必要时可配合重镇降逆之旋覆花、代赭石等宣通食管气机。湿为阴邪，其性重浊，黏性趋下，湿邪在肠癌的发生发展中具有重要意义，易于郁热混杂，难舍难分，化为湿热之邪，治疗上可运用葛根、黄连、黄芩、黄柏、苦参等清热燥湿。肝主疏泄，喜条达，主一身气血之疏泄有常，治疗肝癌应多选用善走肝经之药，注重气血之调治。刘沈林常感叹"治病难于识证"，指出如何准确辨证、精准处方用药往往最考验临床医生的辨证思维，故临证之时当慎之又慎，要结合望闻问切所掌握的资料与所学知识，抓住主要矛盾，分析本质，以减轻患者的痛苦。

（三）癌毒诡异，不忘抗癌

国医大师周仲瑛教授总结其多年临床经验，创新性地提出了"癌毒"理论，认为肿瘤的中医病机离不开癌毒作祟。癌毒具有病因和病理产物的双重身份，常互为因果。刘沈林承周老之思想，认为消化道肿瘤之所以不易治愈，易传变他脏，且预后差，离不开癌毒作祟。癌毒乃消化道肿瘤之"夙根"，具有几大特点：一旦立根，会迅速发展；损伤正气，致脏腑失调；善于流注，广泛侵袭；顽固不已，药石难去；难以彻除，易于复发，故抗癌当贯穿治疗的始终。对于不同的消化道肿瘤，抗癌药的使用也应有所不同，胃癌选用白花蛇舌草、蒲公英、仙鹤草、半枝莲、石见穿等；肠癌选用藤梨根、马齿苋、败酱草、白花蛇舌草、莪术等；食管癌选用急性子、威灵仙、山豆根、守宫粉等；肝癌选用炮山甲、土鳖虫、炙水蛭、石见穿等，体现了刘沈林病证结合的思想。现代药理表明，白花蛇舌草与石见穿两药能通过抑制肿瘤细胞增殖、诱导其凋亡、调节免疫功能而实现抗肿瘤的作用。

刘沈林认为，虽然多数患者实行肿瘤根治术后病灶已被切除，周围淋巴结也得到清扫，但一些残留的具有特殊"运动"能力的癌细胞，以及肉眼或影像学检查所不能发现的微小转移灶仍是可能复发转移的隐患，万万不可忽视。即使肿瘤术后症状不显著时，也不能忘记抗癌。

（四）分期治疗，各有侧重

清代程钟龄提出按初、中、末三期论治"积聚"，认为初期"邪气初客，积聚未坚，宜直消之，而后和之"；中期"积聚日久，邪盛正虚，法从中治，须以补泻相兼为用"；末期"块消及半，便从末治，即主攻击之药，但和中养胃，导达经脉，俾荣卫流通，而块自消矣"。刘沈林认为，积聚包括肿瘤但不完全是肿瘤，程钟龄提出的"初、中、末"三期也不能与西医学的病理分期画等号，但疾病治疗需在不同阶段分重点治疗的思想十分可贵，故在此基础上总结出了分期治疗消化道肿瘤的经验。早期发现的患者当以手术根治切除为主。对于手术后的患者，肉眼可见病灶已切除，邪祛大半，然体内仍残留癌毒，治疗以健脾为大法，随症化裁，配合抗癌解毒药，目的是降低术后复发转移风险，改善患者生活质量，延长其生存期。至于晚期手术无意义或出现复发转移的患者，刘沈林将主要病机概括为脾胃虚弱、癌毒弥漫，并确立了以健脾消癥法为基本法则，目的在于延长带瘤生存时间。接受放化疗的患者，当以中药减轻放化疗的毒副反应、提高患者的生活质量为主，采用健脾理气和胃的方法减轻恶心、呕吐等胃肠道反应；运用益气滋阴方法，避免放化疗过度耗伤气阴等。

（五）擅用虫药，直达病所

对于消化道肿瘤患者，刘沈林除使用常规草药外，虫类药的使用也必不可少。唐容川在《本草问答》中曰"动物之功利，尤甚于植物，以其动物之本性能行，而且具有攻性"，指出虫类药相较于草药，攻击力更为剽悍。刘沈林认为，虫类药乃"血肉有情之品",具有搜风通络、活血逐瘀、软坚散结、以毒攻毒等作用,切合肿瘤之毒邪形成的病机,在肿瘤的治疗中具有十分重要的作用。在辨证基础上,根据肿瘤的不同部位,适当配伍有针对性的虫类药,可取良效。但同时需要注意,使用虫类药时要充分把握各种毒性反应和临床用药剂量,当从小剂量开始,视患者反应而逐渐加量。

1. 壁虎

壁虎别名守宫,刘沈林认为,壁虎善于攻散,有宽解、消瘤、降逆之功,能缓解食道梗阻,改善吞咽困难,用于食道癌治疗,可使食道狭窄减轻,甚或癌灶消失。临证之时,在汤药基础上,他常以守宫粉 1 ~ 2g,配参三七粉 1 ~ 2g,每日早晚各 1 次,温开水或藕粉调成糊状顿服。同时嘱患者改变体位,以延长粉剂通过食管的时间,作用于病灶局部。结果显示,药后多数患者哽噎、胸骨后不适等症得以减轻,癌灶得以消散。守宫粉的使用也体现了刘沈林整体与局部相结合的治疗思想。

2. 蜈蚣 + 全蝎

刘沈林常使用蜈蚣和全蝎治疗伴肿瘤转移者。《医学衷中参西录》曰:"蜈蚣走窜之力最速,内而脏腑,外而经络,凡气血凝聚之处,皆能开之。"指出蜈蚣走窜力强,能内搜脏腑,外搜经络,开凝固之顽邪。《玉楸药解》谓全蝎能"穿筋透节,逐湿除风"。全蝎乃治风要药,具有搜风通络、破瘀攻坚逐湿、搜刮全身筋骨关节之功。结合两药善于走窜、攻坚散结的特点,刘沈林喜用此二药治疗肿瘤转移尤其是骨转移者,两者同用,再配合三棱、莪术等活血化瘀药,更能增强功效,攻散癌肿。

二、脾胃病辨治思路

(一) 位居中焦,辨从四维

脾与胃同居于中焦,共为人体之枢纽,气血生化之源泉。脾喜燥恶润,胃喜润恶燥;脾喜升,胃喜降;脾胃生理特性上存在差异,也各有其独特的功能,但却密不可分。饮食入胃,脾主运化,胃主腐熟,共同将纳入之食糜化生为营养物质,进而输送至肠道。脾主升清,胃主降浊,水谷精微物质之布散、荣养脏腑,有赖脾之升清功能,而食物残渣进入肠道,最终化为糟粕排出体外的过程,依靠胃之降浊功能,二者共同完成食物的消化、吸收和排泄。脾胃在机体的正常运作中扮演重要的角色,所谓"有胃气则生,无胃气则死"。

对于脾胃病的辨治,刘沈林提倡"四维一体",即从病因、病机、病性、病位四个维度进行辨证。刘沈林指出,脾胃病发病的病因主要责于外感、饮食、情志等,而以饮食和情志多见,饮食不节、暴饮暴食或五味过极,可以直接损伤脾胃之气,正如《素问·痹论》所曰:"饮食自倍,肠胃乃伤""土得木而达。"若情志欠佳,致肝失疏泄,则木旺横逆侵犯脾胃,中焦失和,脾胃病乃生。病机上当厘清发病之先后,是因虚致实还是因实致虚。同为肝脾不和,是土虚为主还是木旺为主。病性则有阴阳二纲之别，具体到寒热、虚实等不同，病性可以指导用药时四气五味的选择。脾胃属中土，与其余四脏关系密切。肺为脾之子，《素问·经脉别论》云："饮入于胃，游溢精气，上输于脾，脾气散精，上归于肺，通调水道，下属膀胱，水精四布，五经并行。"又云："脾为生痰之源，肺为储痰之器。"肺与脾的关系主要体现在水液和气机上，且肺也与大肠互为表里。心为脾之母，心与小肠相表里，心与脾的关系主要体现在宗气之生成。肾为先天之本，肾的精气有赖于水谷精微的培育和充养，脾胃的运化亦离不开肾阳之温煦，即"非精血无以立形体之基，非水谷无以成形体之壮"。肝与脾一左一右，相互影响，共同维持中焦气机的畅达，脾虚与肝旺往往互为因果。刘沈林强调，脾胃病辨证时病因、病机、病性、病位四维缺一不可，由此可见其临证时思路之严谨。

（二）灵活遣药，勿过偏执

刘沈林师从国医大师徐景藩教授，尽得吴门医派及孟河医派之精髓。用药主张药性平和，用量轻灵。他喜用四君子汤平补脾胃之气。四君子汤由人参、白术、茯苓、甘草四味药组成，具有益气健脾之功。四君子汤以中和为义，不温不燥，补而不峻。《医方集解·补养之剂》云："人参甘温，大补元气为君。白术苦温，燥脾补气为臣。茯苓甘淡，渗湿泻热为佐。甘草甘平，和中益土为使也。气足脾运，饮食倍进，则余脏受荫，而色泽身强矣。再加陈皮以理气散逆，半夏以燥湿除痰，名曰六君，以其皆中和之品，故曰君子也。"同时配合陈皮、木香、枳壳等理气助运，使补而不滞，补中求通，不过偏于补。对于阳虚明显者，刘沈林则处以黄芪建中汤化裁；若脾气不升，中气下陷，依"下者举之"的原则，惯用补中益气汤加减；益养胃阴之时，刘沈林常用益胃汤化裁，鉴于甘凉濡润之品有碍胃气，故酌情加入健脾益气之品，如炒白术、怀山药等。若辨证为心脾两虚，当心脾同治，喜用归脾汤化裁。若为脾肺气虚，运用培土生金之法，加用姜半夏、杏仁、贝母等肺系之药。若为肝脾不和，当调和肝脾，擅用逍遥散化裁，同时注意肝为刚脏，不可过于劫阴，常用香橼皮、佛手等理气不伤阴之品，再配合当归、炒白芍等柔肝之药。若累及到肾，症见腹部冷感、久泻久痢，或五更泄泻、完谷不化等，则采用温补肾阳之法，药用肉桂、炮姜、小茴香、肉豆蔻等。若为肝胃郁热之象，用左金丸化郁热之征。左金丸由黄连和吴茱萸两味药组成，独擅清肝胃之郁热。正如《医方集解》所曰："黄连泻心清火为君，使火不克金，金能制木，则肝平矣；吴茱萸辛热，能入厥阴肝，行气解郁，又能引热下行，故以为反佐。"

刘沈林也常用药对提高疗效，如前述之黄连配吴茱萸以清泄郁热，用于治疗口苦、吞酸嘈杂、胁痛不爽等；神曲配山楂，健脾助运，消食导滞，用于治疗食停中焦、嗳腐吞酸、不欲饮食等；三棱配莪术，破瘀散结，如张锡纯所云"若与参、术、芪诸药并用，大能开胃进食，调和气血"；苏梗配枳壳，一升一降，升降相因，合用理气行滞，用于脘腹胀满、嗳气不舒等；木香配黄连，即香连丸，共用清热燥湿，行气止痛，用于湿热泄泻。

（三）注重调摄，"天人合一"

《素问·脏气法时论》曰："五谷为养，五果为助，五畜为益，五菜为充，气味合而服之，以补精益气。"在遣方用药之余，刘沈林常嘱患者太过忌嘴不易养胃，对于脾胃病患者更是如此。胃肠喜欢容易消化吸收的食物，对于恢复脾胃健运功能尤为重要。但切忌囫囵吞枣，增加胃的负担，也勿嗜食肥甘厚味、生冷刺激之品。饮食也当顺应地理、季节的不同，如长居北方之人可食用姜、蒜等抵御寒邪，南方人则可以椒等祛除湿邪。"春夏养阳，秋冬养阴"，春夏之时不可贪恋凉食而耗伤阳气，秋冬之时不可过分摄入热食而耗损阴液。日常生活应保持愉悦畅达的心情，切勿有"恐癌"心理，并不是所有的疾病都会演变成癌，要坚持定期检查，以便早期发现风险，规避风险。应适当进行娱乐活动，转移注意力。适当进行慢跑、健身等，以提升免疫力。若饭后易出现饱胀、嗳气等消化不良症状，可适当散步，促进食物的消化吸收。总之，注重调摄对脾胃病的治疗至关重要。

（江苏省中医院　徐艺）

国医大师李佃贵浊毒理论学术思想撷要

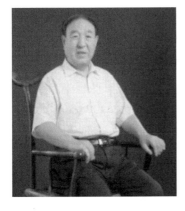

李佃贵（1950—），教授，博士研究生导师，全国劳动模范，第三届国医大师，全国第三、第四、第五批老中医药专家学术经验继承工作指导老师，享受国务院政府特殊津贴，河北省有突出贡献中青年专家，河北省优秀科技工作者，首届河北省十二大名中医，曾任中华中医药学会李时珍研究分会主任委员、脾胃病分会副主任委员，河北省中西医结合学会会长，河北省中医胃肠病研究所所长。曾任河北医科大学党委副书记、副校长，河北省中医院院长。代表著作有《中医浊毒论》《李佃贵浊毒学说研究论文集》《实用肝胆病学》等。

李佃贵是我国著名中西医结合消化病专家，五十余年来一直致力于中医胃肠病的临床及科研工作，孜孜以求，洞微烛幽，独辟蹊径，妙手回春，大胆进行理论探索和创新，创立了中医"浊毒理论"，独立阐发了浊毒致病的病理机制，丰富发展了中医病因病机学说，为中医辨证及治疗提供了新思路，尤其是在治疗慢性萎缩性胃炎、胃癌前病变、肝硬化和溃疡性结肠炎等疑难疾病方面疗效显著。

一、创立浊毒理论

（一）治疗脾胃，创浊毒论

浊毒的概念，源于中医学的浊邪和毒邪理论。中医学认为，浊与清是相对的概念，如《素问·阴阳应象大论》曰："清阳出上窍，浊阴出下窍；清阳发腠理，浊阴走五脏；清阳实四肢，浊阴归六腑。"《内经》对浊的认识有两个方面的含义：一是指体内消化代谢产物，如汗、液、二便排泄的污浊之物；二是相对生理功能气化产物而言，是水谷精微的浓浊部分。"浊邪"一词，首见于汉·张仲景《金匮要略·脏腑经络先后病脉证篇》，是在讨论五邪中人的一般规律时提出的"清邪居上，浊邪居下"。仲景所说的浊邪，与湿邪相同。现代《中医基础理论》也未论及"浊邪"一词，只是在讨论湿邪的性质时提到"湿性重浊"时才提到"浊"字。"浊"就是秽浊不清，指湿邪为患，易出现分泌物和排泄物秽浊不清的现象。"浊邪，重浊之邪气也"。意指秽浊、浑浊之物。浊邪产生的原因有两个方面：一是因外感湿邪由表入里，阻于中焦，湿邪困脾，浊邪内生。二是由脾虚或肝气犯脾，脾失健运，湿邪内生，日久成浊。

"毒"在中医学中的含义有六。一指疠气疫毒。《素问·刺法论》说："五疫之至，皆相染易……不相染者，避其毒气。"吴又可提出能引起疫病流行的"戾气"，又名"毒气""疫毒"等。二指邪之甚者。《金匮要略心典》说："毒，邪气蕴结不解之谓。"《古书医言》亦载："邪气者，毒也。"三指病证，如疔毒、丹毒等。四指治法，如拔毒、解毒等。五指药物或药物的毒性、偏性和峻烈之性，如《素问·脏气法时论》说"毒药攻邪，五谷为养，五果为助"。六指一些特殊的致病因素，如漆毒、水毒、沥青毒等。

古人对浊、毒分别都有论述，但很少把"浊毒"作为一个整体进行研究。李佃贵在继承《黄帝内经》等中医典籍理论的同时，结合自己的临床经验，力主"审证求因""祛邪为要"，首创"浊毒"理论，认为"浊毒"不是单纯的浊，亦不是单纯的毒。"浊毒"是一体的，既有浊的性质，又有毒的特质。"浊毒"既是一种致病因素，也是一种病理产物，"浊毒证"广泛存在于临床多种疾病中。可以说，浊毒理论是李佃贵在继承先贤学说基础上创新的中医理论，其研究和阐述的是"浊毒"在疾病中的生成、病理变化、发病特点、演变规律、诊断及治疗方法的理论。

李佃贵建立了慢性胃炎浊毒证辨证体系，总结归纳为气滞浊毒证、痰结浊毒证、血瘀浊毒证、气虚浊毒证、阴虚浊毒证、血虚浊毒证。

（二）建立慢性胃炎浊毒证辨证体系

1. 气滞浊毒证

临床表现：胃脘痞闷或胀满、或伴隐痛，走窜不定，症状时轻时重，嗳气频作、进食后尤甚、嗳气后胀痛减轻，纳呆，烧心，大便秘结或不爽，舌淡红，苔薄白或黄，脉弦或弦滑。胃镜示：黏膜颜色呈灰白，或红白相间以白为主。同时有浅表性胃炎或食管炎，胃酸分泌功能正常或偏高。

治则：理气开郁，化浊解毒。

方药：柴胡、香附、枳实、青皮、石菖蒲、佩兰、蒲公英、连翘。

临证加减：胃脘胀闷较甚者加槟榔、炒莱菔子；疼痛明显者加延胡索、川楝子、白芍理气柔肝止痛；恶心欲吐者加竹茹、黄连宽中和胃；纳呆加鸡内金、茵陈开胃醒脾；若有化热之势，舌苔中带黄或白而少津，加白花蛇舌草、茵陈疏肝清热；若兼有外感表邪，风寒者加苏叶、荆芥、防风；风热者加金银花、芦根。

2. 痰结浊毒证

临床表现：胃脘堵闷不适，胸膈满闷，口中黏腻无味，恶心，纳呆，大便溏或黏腻不爽，肢体困重，头目不清，舌暗红，苔腻，脉濡或滑。胃镜示：胃内滞留液较多，黏液糊状混浊。

治则：涤痰散结，化浊解毒。

方药：八月札、水红花子、隔山消、夏枯草、厚朴、薏苡仁、僵蚕、全蝎。

临证加减：有邪郁化热之势者加蒲公英、白花蛇舌草清热解毒；气机阻滞，胃气不降者加半夏、苏梗、枳实理气化浊降逆；纳呆加佩兰、炒谷芽、炒麦芽化湿开胃；伴恶心者加苏叶、黄连化浊降逆止呕；脾胃虚弱者加党参、砂仁健脾和中；黏液糊状混浊不清者加败酱草、蒲公英。

3. 血瘀浊毒证

临床表现：胃脘胀满或疼痛，痛有定处，夜间加重，胸满口燥，面色暗滞，或胃脘部有抽缩感、针刺感，舌质暗红或紫暗或青紫或有瘀点、瘀斑，脉弦涩。胃镜示：胃黏膜呈灰白，可见黏膜下血管，局部胃黏膜充血肿胀，黏膜粗糙；病理分析可伴有肠上皮化生和（或）异型增生；胃酸分泌功能减低或真性无酸。

治则：活血祛瘀，化浊解毒。

方药：当归、川芎、丹参、赤芍、砂仁、白蔻仁、黄连、白花蛇舌草。

临证加减：若疼痛较重加九香虫、徐长卿、仙鹤草通络定痛；若气机阻滞，胃气不降加清半夏、苏梗理气降逆；若瘀血兼有气虚加党参、白术健脾益气；瘀血兼血虚者加女贞子、山茱萸、熟地黄、鸡血藤养血活血；伴肠上皮化生者加败酱草、白英、莪术、冬凌草、薏苡仁；伴异型增生者加薏苡仁、藤梨根、半边莲、水红花子、山甲珠、全蝎等；胃酸缺乏者加五味子、乌梅。

4. 气虚浊毒证

临床表现：胃脘胀满或隐隐作痛，餐后明显，纳少，进食后嗳气更甚，疲倦乏力，少气懒言，面色萎黄，大便溏，夜寐差，舌淡红，苔薄白或薄黄或边有齿痕，脉缓或无力。胃镜示：浅表性胃炎或食管炎或见胆汁反流。

治则：健脾益气，化浊解毒。

方药：茯苓、白术、太子参、山药、茵陈、白残花、叶下珠、半枝莲。

临证加减：若满闷较重加木香、枳实、厚朴行气除满；若脾阳不振，手足不温加高良姜、干姜温阳通络；若气血两亏，心悸气短加五味子、红景天益气养血；若兼血瘀加当归、丹参等；若大便不成形，每日多次，舌苔腻者为兼湿，加苍术、炒薏苡仁健脾化湿；若舌苔转黄，口苦属湿邪化热，寒热夹杂，佐黄连、凤尾草；贲门口松弛加桂枝、苦参、白花蛇舌草。

5. 阴虚浊毒证

临床表现：胃脘满闷不舒或伴隐痛，似饥而不欲食，口燥咽干，五心烦热，消瘦乏力，大便干结，舌红少津或有裂纹，苔少花剥，脉细。胃镜示：胃黏膜以白为主，可透见黏膜下血管，胃酸分泌量少。胃酸分泌功能测定：胃酸缺乏，血清胃泌素增高。

治则：滋养胃阴，化浊解毒。

方药：沙参、麦冬、石斛、五味子、罗勒、芦根、石见穿、藤梨根。

临证加减：若兼气滞加香橼、佛手、八月札理气消痞；若兼郁热加蒲公英、芦根清热生津；阴虚夹瘀加天花粉、当归养阴活血；口燥咽干、咽堵加玄参、连翘清热养阴；大便干结者加柏子仁、瓜蒌、玄参、生地黄养阴润燥通便；伴有肠上皮化生加败酱草、广木香、白花蛇舌草；伴异型增生加莪术、薏苡仁；胃酸缺乏加石斛、山茱萸、乌梅酸甘化阴。

6. 血虚浊毒证

临床表现：胃脘胀满或隐痛，纳差食少，心悸失眠，头晕乏力，面色萎黄，舌淡红，苔薄白，脉细缓。胃镜示：胃黏膜苍白、粗糙或呈龟裂样改变，可透见黏膜下血管，胃液减少，胃酸分泌量少，或有小丘疹样隆起等。

治则：益气养血，化浊解毒。

方药：当归、何首乌、龙眼肉、白芍、黄精、石菖蒲、冬凌草、野葡萄藤。

临证加减：若血虚甚加熟地黄，增强养血作用；兼瘀血者加丹参、赤芍、徐长卿养血活血；心悸失眠者加夜交藤、合欢皮、炒枣仁养心安神；头晕目眩者加枸杞子、女贞子、山茱萸。

二、形神兼养，整体论治

形指形体、肉体，神指精神、意识、思维活动。老子主张去物欲以养形，致虚静以养神。庄子认为，"德全者形全，形全者神全"。

李佃贵重视不良情绪对"神"的干扰作用，如果达到一定程度就会对"形"产生影响。中医学中的情志包括喜、怒、忧、思、悲、恐、惊，适度的"良性"情志对人体是有益的。前人认为心藏神，正常的喜乐可使精神愉悦，心气舒畅。若狂喜极乐，则会使心气弛缓，精神涣散，而产生喜笑不休、心悸、失眠等症。《灵枢·本神》云："喜乐者，神惮散而不藏。"西医的应激性溃疡正是严重心理应激导致"神"的失调，继而又导致"形"的病变。

脾胃病患者属肝胃不和者，往往会因不良情绪而加重。对这类患者，李佃贵除诊脉、辨证、处方外，还开导患者心结。他常说，对这类患者不管你辨证处方如何正确，情绪导致的内在心结如果不能打开，疗效就不会尽如人意。只有用语言打开心结，调动机体，形神兼养，才能事半功倍。

三、喜运脾醒脾，不喜补脾

朱丹溪《格致余论》云："脾具坤静之德，而有乾健之运，故能使心肺之阳降，肾肝之阴升，而成天地之交泰，是为无病之人。"脾不仅具有承载、受物的功能，还具有化物、输布水谷精微的功能，故认为其既有"坤静之德"，又有"乾健之运"。李佃贵认为，"脾少真虚，多为湿困"，故临床上不喜用人参、党参等纯滋补之品，恐滋腻碍脾、中焦壅滞胀满，反助病邪，而常用健脾运脾之药，多白术、苍术合用，正如张志聪《本草崇原》所云："凡欲补脾，则用白术；凡欲运脾，则用苍术；欲补运相兼，则相兼而用。"他还喜欢砂仁、豆蔻合用，芳香醒脾。砂仁辛温，归脾、胃经，专主中焦，《本草备要》谓其"辛温香窜，和胃醒脾，快气调中，通行结滞"。豆蔻味辛，性温，芳香气清，入肺、脾、胃经，偏行上、中二焦之气滞。两药配伍，芳香化浊，宣通气机，醒脾和中，可有效缓解胃胀、胃痛、纳呆等症状。

四、脾胃病用药思想与经验

（一）古今接轨，提效减副

李佃贵在处方选药时，重视药物的四气、五味、归经与现代药理研究相结合。同时根据病位所在脏腑的生理功能和特性选用药物。用药以枳实、厚朴、陈皮等降气药为主，以顺其生理特性。同时提出脏腑以喜为补，胃喜降恶升，治疗宜降、宜下、宜通的原则。在生理特性方面，胃喜润恶燥，以降为顺。在病理方面易导致胃气上逆，痞满阻塞于中焦。

脾胃病患者就诊时，医生往往根据辨证情况，结合药物的四气、五味、归经而选用药物。如反酸烧心为主者，加瓦楞子、海螵蛸；腹胀辨为气滞为主者，加厚朴、枳实、陈皮、苏梗等；口干口苦辨为湿热中阻者，加茵陈、黄连、蒲公英等；便秘辨为热结者，加大黄、玄明粉、芦荟等；呕吐辨为胃热引起者，加苏叶、黄连；胃寒为主者，加半夏、生姜等。

李佃贵借鉴现代药理研究成果，针对肠上皮化生、不典型增生、幽门螺杆菌阳性、胃癌等患者常加入山甲珠、全蝎、蜈蚣、蒲公英、白花蛇舌草、半枝莲、半边莲、藤梨根、白英、冬凌草、薏苡仁等现代研究具有逆转肠上皮化生、杀灭幽门螺杆菌、抗癌等作用的药物。

李佃贵根据古今医家对脾胃病的认识，重视天人观与疾病的相关性，并结合饮食习惯、气候、地域及现代人的生活方式，制定了脾胃病1~8号效验方。其具有化浊解毒、疏肝理气、活血止疼、清热利湿等功效，他根据基础方灵活加减，用于肠上皮化生、不典型增生、癌前病变、胃癌等疑难脾胃病治疗取得了满意疗效。

（二）善用行气理气之药

《素问·举痛论》曰："百病皆生于气。"《丹溪心法·六郁》亦曰："气血冲和，万病不生，一有怫郁，诸病生焉，故人身诸病，多生于郁。"中焦脾胃为人体气机升降之枢纽。《素问·刺禁论》曰："肝生于左，肺藏于右，心部于表，肾治于里，脾为之使，胃为之市。"黄元御《四圣心源·劳伤中气》谓："中气者，和济水火之机，升降金木之轴，道家谓之黄婆。婴儿姹女之交，非媒不得，其义精矣。"本病究其根本，多为中焦气机升降失司，痰湿、浊毒、瘀血蕴结于内，胃失所养所致，所以治疗离不开行气药的运用。

行气之药，味多辛、苦，性温而芳香。辛能行散，苦能疏泄，香能走窜，温能通行。浊毒之邪，其性黏滞，容易阻遏气机，使气机升降失常，因此，浊毒的祛除离不开气血运行的通畅，故行气药在本病的治疗中意义重大。

1. 可活血通络，使瘀血得消

《仁斋直指方·血荣气卫论》曰："气者血之帅也。"

2. 可化湿消痰

脾胃为气血生化之源，亦为痰湿浊毒之源。脾胃运化正常，则气血生化有源；运化失常，则水谷不循常道，而为痰湿浊毒。如《丹溪心法》曰："善治痰者，不治痰而治气，气顺则一身津液随气而顺矣。"

3. 可通便而泄浊解毒

李佃贵将本病的临床症状归纳为痛、胀、痞、嗳、烧、酸、（纳）呆、不寐、泻、秘、冷11大症，无论出现上述何症，凡舌苔黄腻、脉弦滑者，皆为浊毒内蕴，皆可用行气药下气通便，泄浊解毒。浊毒祛而症自除。正如柯琴《伤寒来苏集》所云："诸病皆生于气，秽物之不去，由于气之不顺，故攻积之剂必以行气药主之。"

4. 可消积消肿

《金匮要略论注》曰："积之所形必气积，气利则积消。"本病患者多食积中焦，而胃为阳脏，易郁而化热，故用行气甚至破气之药，如枳实、厚朴、槟榔等可行气导滞，攻积泄热。慢性萎缩性胃炎伴重度肠上皮化生易为癌变，实为浊毒壅聚，气血郁滞而发为坏病，佐以行气之药，可使气血通畅，有利于消除浊毒。

5. 可解郁安神

本病病程较长，病情迁延不愈，患者多心情不舒，睡眠欠佳，心烦易怒。长此以往，则肝郁克脾，而加重病情。行气之药既可解郁安神，又可理气健脾，可谓一举两得。

6. 可佐君臣之药使其补而不腻，固而不滞

脾胃虚弱之人固当补益，但甘温者多滞气，甘润者多滋腻碍脾，所以稍加行气之药可使补而不腻。对于脾肾阳虚失于固涩、下利不止者，固涩之中稍加行气之药，可固而不滞。

行气之药，李佃贵喜用对药，如香附配紫苏梗、厚朴配枳实、陈皮配木香、槟榔配沉香、柴胡配青皮等。

（三）善用虫类药

慢性萎缩性胃炎伴重度肠上皮化生为胃癌前病变，"浊毒"既是胃癌前病变的主要致病因素，也是病理产物。对于轻度浊毒内蕴者，可采用清热解毒药，如白花蛇舌草、半边莲、半枝莲、叶下珠等；对于重度肠上皮化生，舌暗红，苔黄腻者，李佃贵多以全蝎、蜈蚣等虫类入药。

对于虫类药的抗癌作用机理，李佃贵总结为5个方面，即扶正培元固本、活血祛瘀化痰、入络攻坚化积、以毒攻毒散结、预防复发转移。其中全蝎、蜈蚣为必用之品。全蝎味辛，性平，有毒，归肝经，功善息风镇痉，通络止痛，攻毒散结，如张锡纯《医学衷中参西录》曰："蝎子……专善解毒。"蜈蚣味辛，性温，有毒，入肝经，功善息风镇痉，攻毒散结，通络止痛。张锡纯《医学衷中参西录》言其"走窜之力最速，内而脏腑，外而经络，凡气血凝聚之处皆能开之。性有微毒，而转善解毒，凡一切疮疡诸毒皆能消之"。传统认为，两药均入肝经，但张锡纯在《医学衷中参西录》中记载的有效病例证明，"治噎膈者，蜈蚣当为急需之品矣"。

（四）以通为用善通下

六腑以通为用，以降为先天。中焦脾胃为人体气机升降之枢纽。脾胃病究其根本，多为中焦气机升降失司、痰湿浊毒瘀血蕴结于内所致。攻下法是"通因通用"的重要体现。《素问·阴阳应象大论》曰"其下者，引而竭之，中满者，泻之于内"，为下法奠定了理论基础。张子和更是师古创新，将下法推而广之，提出"催生下乳、磨积逐水、破经泄气，凡下行者皆下法也"，并认为下法的机理为"下者，推陈致新也"。其实攻下的根本目的在于推陈致新，使机体达到新的平衡状态。李佃贵对通法的认识并不单纯拘泥于"下法"，认为凡能条达气机者皆可为"通"。正如高士宗所云："通之之法，各有不同。调气以和血，调血以和气，通也；上逆者使之下行，中结者使之旁达，亦通也；虚者助之使通，寒者温之使通，无非通之之法也。"

（五）寒因寒用化浊毒

临床上许多脾胃病患者多有畏寒症状，尤其是胃脘部，每每以热水袋热敷。然而遍用姜、桂、附子而不能缓解者，观其舌象，舌多暗红，苔多黄腻，脉多弦滑，李佃贵认为这是浊毒蕴于中焦，阳气不能输布而出现的真热假寒之象。他以暖气管道为例予以说明，浊毒即管道中之污垢，非锅炉不烧，而是污垢积塞，管道不通所致。治疗当采用反治之法，用芳香苦寒之药化浊解毒，佐以虫类之药走窜通络。但用此法，必需谨察病机，详辨证候。

（六）常用对药

1. 藿香、佩兰合用芳香化浊

《本草正义》谓藿香"清芳微温，善理中州湿浊痰涎，为醒脾快胃、振动清阳之妙品"。佩兰味辛，性平，能宣化湿浊。两药相伍，香而不烈，温而不燥，醒脾快胃，可谓极品。

2. 茵陈、黄连合用燥湿解毒

茵陈苦、辛，微寒，入脾、胃、肝、胆经，临床多用于利胆退黄，李佃贵则常用于多种脾胃病证属浊毒内蕴者，与黄连相须为用。黄连苦寒，清热燥湿，泻火解毒，长于清胃肠之湿热。《本草经疏》云："黄连禀天地清寒之气以生，故气味苦寒而无毒。味厚于气，味苦而厚，阴也……涤除肠、胃、脾三家之湿热也。"一般茵陈多用 15 ～

30g，黄连多用 9 ~ 15g，从胃镜观察来看，对内镜下见黏膜充血、红肿、糜烂、溃疡等，二者合用可使损伤的胃黏膜逐渐得到修复。

3. 砂仁、紫豆蔻合用醒脾和胃

砂仁辛，温，归脾、胃经，专主中焦。《本草备要》谓其"辛温香窜，和胃醒脾，快气调中，通行积滞。"紫豆蔻味辛，性温，芳香气清，入肺、脾、胃经，偏行上、中二焦之气滞。两药配伍，芳香化浊，宣通气机，醒脾和中，可有效缓解脾胃病胃胀、胃痛、纳呆等症状。

4. 生山楂、海藻合用泄浊通便

便秘是临床常见之症。治疗便秘，或攻下，如大黄、巴豆之类；或润下，如柏子仁、火麻仁之类；或行气，如厚朴、槟榔之类；或补气，如黄芪、白术之类，此皆为常规之法。李佃贵治疗顽固性便秘，喜生山楂、海藻合用。生山楂可活血，化浊，降脂；海藻可软坚，消痰，利水，退肿。《本草便读》曰："海藻，咸寒润下之品，软坚行水，是其本功。"虽曰润下，但有关海藻通便的论述不多，李佃贵临床应用，每获良效。尤其是体形肥胖、舌质暗红之人，本品既可泄浊通便，又可活血降脂，可谓一举多得。

（河北省中医院　王彦刚　刘建平　刘少伟　刘小发）

沈舒文辨治脾胃病学术思想与临证经验

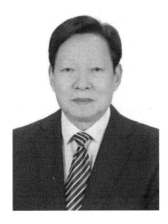

沈舒文（1950—），陕西中医药大学二级教授，全国第四、第五、第六批老中医药专家学术经验继承工作指导老师，"沈舒文全国名老中医药专家传承工作室"指导老师，陕西省首批名中医，国家中医药管理局脾胃病重点学科带头人，中国中医科学院中医师承博士专业学位导师。从事中医临床四十余年，用中医原创理论思维不断追求对脾胃病疑难病证临床疗效的突破，主持国家自然科学基金两项，获陕西省科技进步奖两项、陕西省人民政府成果奖 1 项。著有《中医内科病症治法》《内科难治病辨证思路》《沈舒文疑难病症治验思辨录》等，发表论文 130 余篇。擅长治疗脾胃病、疑难杂症、胃癌前病变、肿瘤等。

一、提出调治脾胃病反向制衡论

沈舒文认为，脾与胃同居中焦，通过纳化、升降、化生以输转水谷精微，降泄谷粕湿浊，完成对饮食物的消化、吸收、转输。脾与胃之间升与降、纳与运、燥与湿特性相反、相互依赖的功能特征，构成了消化的基本形式。如胃纳谷消食有赖于脾运化转输，脾运化转输有赖于胃的纳食消谷；脾气升清有赖于胃降泄浊阴，胃浊阴下降有赖于脾升发清阳；脾喜燥恶湿，胃喜湿（润）恶燥，脾胃燥湿相济的功能发挥可维持消化功能的协调。所以治疗脾胃病要在脾与胃功能的反向失衡、协调失常中建立调治的基点，选用调治药物。

沈舒文指出，脾胃病的发生多为饮食、外感、情志等病因引起脾胃的纳化、升降、化生失常，其易患因素多是脾胃虚弱，所谓"土旺四时不受邪"。脾胃起病多因湿热、痰湿、食积、气滞、瘀血等实邪滞胃碍脾而发病，慢性进程中可因实致虚，致脾气虚、胃阴虚或中阳受损，形成实中有虚的病理状态，继而因虚致邪，虚中夹实，滞损交加。临床使用虚实标本的辨证思维，充分考虑了脾胃病具有本虚标实、虚实相兼的病理特征。脾胃病久延不愈，水谷不能化精微，气虚血少，可转为虚劳，脾胃坏证则"胃气虚败，绝谷则亡"。

二、立脾胃病三维六纲辨证，执简驭繁

沈舒文在临床诊治中确立了脾胃病三维六纲辨证，将寒热、虚实、逆滞六纲辨证贯穿于证候病理结构的病因、病性、病势之中，进而构建了一整套证候结构和施治处方格局，不但在证候辨识中起到了执简驭繁的作用，更重要的是提高了辨证论治的精准性。这一方法可概括为围绕主诉明病因，寒热感受定病性，滞逆症状判病势，再参舌脉辨虚实。他强调，脾胃病病位不离脾和胃，病变中心外展可涉及肝与肾，病因以劳倦、饮食、思虑为主，病因导致病性的寒热、虚实及病势（气机）逆与滞。病因与病性、病势因果相关联，病性之间多相叠加。如寒有实寒虚寒，热有实热虚热，虚有气血阴阳之损，又有虚实标本相兼，病势有滞、逆、陷之变。病势之滞，气滞在经，血滞入络，湿滞在脾，食滞在胃肠；病势之逆病在胃，病势之陷虚在脾。三维六纲辨证以维为经，纲为纬，将脾胃病如此复杂的辨证统摄在多维度辨证纲领中，将证候辨识中来源于患者与医生的主观性、随意性规范在维度纲领之内，最大限度地提高了辨识证候的可控性与操作性。

三、遥承东垣脾胃升降论，升阳治难病

脾胃气机升降理论是中医学"气机升降学说"的重要组成部分，其理论来源于《内经》，金元李东垣进一步完善了脾胃气机的升降理论，在《脾胃论·天地阴阳生杀之理在升降浮沉之间论》中认为，清气上升，浊气下降，才能胃纳脾运，维持生命的正常运行，升降失司，便可引发疾病。他创制补中益气汤、调中益气汤等升脾和胃，柴胡聪耳汤治耳鸣、耳聋。

沈舒文遥承李东垣的脾胃升降理论，认为脾升胃降既是脾胃气机的运动形式，也是消化功能的表现形式。所谓"脾宜升则健，胃宜降则和"就是脾主升清，升发清阳之气，转输水谷精微；胃主降浊，通降胃肠气机，疏导谷粕外泄。脾胃气机的升降运动对饮食物的消化、吸收、排泄发挥着动力作用。正如张锡纯所说"脾主升清，所以运津液上达；胃主降浊，所以运糟粕下行"（《医学衷中参西录》）。可见脾胃气机彼此相反相成的升降运动，构成人体对于水谷的受纳、消化、吸收、输布与排泄的全过程。与此同时，脾胃对人体气机的升降发挥着枢纽作用，据此沈舒文除用脾胃升降理论治疗慢性萎缩性胃炎之外，又用升发脾气治疗脑供血不足之眩晕、耳鸣；用通降胃腑治疗排便障碍等。

四、遵师叶桂益胃养阴论，润降治难病

清代叶桂说："太阴湿土，得阳则运，阳明燥土，得阴自安"（《临证指南医案·脾胃》）。沈舒文指出，脾胃病治疗，东垣重点在脾，故用药多甘温。叶桂重点在胃，

故用药多甘平、甘凉。胃宜降则和，对于胃病失于和降的病证，他遵师叶桂养胃阴论，提出了"以润为降"的治疗观点，辨治胃病处处留意胃阴之盈亏，如在治慢性萎缩性胃炎、食道炎、胃食管反流病时，只要见有口干或烧心、舌红少津，便辨为胃阴亏损；只要并见嗳气、咽食不畅则以"润为降"治胃之阴亏津涸。他常用太子参、麦冬、石斛、佛手、旋覆花等以润为降，每获良效。对于食道癌、胃癌咽食困难，他据"凡噎膈证，不出胃脘干槁四字"（《医学心悟·噎膈》）及"以热伤津液，咽管干涩，食不得入也"（《医碥·反胃噎膈》）之说，常以润降胃气促进纳食进谷。曾有一食管癌患者进食难下，食之则吐，沈舒文用北沙参30g，石斛20g，半夏12g，生姜3片，水煎，取煎液冲服硇砂4g，晨服药，午后即能进流食，呕吐止。

五、慢性萎缩性胃炎提出滞损交加论，长于补虚行滞调标本

沈舒文认为，慢性胃病久病多虚，但虚中常兼滞，疾病多处于滞损交加的病变过程。对于虚损要区别气虚与阴虚：气虚病位多偏重于脾，脾气虚运化有所不及，谷不为精便为滞，致食湿滞于胃；阴虚病位侧重于胃，"在阳旺之躯，胃湿恒多"，日久每致湿热伤阴，形成胃阴亏损，湿热内蕴。饮食不慎，可壅胃碍脾；情志不舒，可郁滞肝气，甚或化火横逆，诱发或加重病情；久病不愈，多胃络瘀滞。此外，脾虚津变为湿，湿聚成痰，可酿成痰瘀凝滞。基于上述诸多因素的相互影响，沈舒文认为，脾胃病临床常见气虚与食滞并存，阴虚与湿热同现，络瘀与痰湿兼见。数证交错，相互掣制，证情复杂，所以辨证时应精细以求其解，不可以某些固定证型限定手眼，要善于把握疾病因实致虚、因虚致滞、滞损交加的病机主线，常中达变，法活方圆，标本兼治，方可取得可靠疗效。在用药方面，补虚，见困倦乏力、纳差，他用黄芪、人参、白术、茯苓补脾气；口干、舌红少津，用太子参、麦冬、石斛养胃阴。通滞，见胃脘胀满、饱胀，他用枳壳、半夏、佛手、甘松行胃气；兼见胁肋不适、嗳气等肝胃气滞者，用柴胡、郁金、香附疏肝气；湿滞有湿浊困脾与湿热蕴胃之异，他用苍术、砂仁、白豆蔻醒脾化湿滞；用半夏泻心汤加栀子辛开苦降，开泄湿热之滞；嗳腐吞酸用炒枳壳、槟榔、炒莱菔子导食滞。

六、胃癌前病变提出毒瘀交阻论，主张解毒散结补气阴

慢性萎缩性胃炎伴中度以上肠上皮化生和（或）不典型增生称为胃癌前病变（PL-GC）。沈舒文认为，本病病机是本虚标实，本虚以脾胃气阴两虚为主，标实的病理特征是毒瘀交阻。毒乃滋存于胃的幽门螺杆菌（HP）。他认为，感染HP，疾病以湿热为表现。热为阳邪易伤阴，湿为阴邪易伤气，湿热久蕴于胃，耗伤胃阴，伐残胃气，导致气阴两伤。瘀是在感染毒邪之后滞气进而凝血，所谓"凡气既久阻，血亦应病，循行之络自痹"（《临证指南医案》），即叶桂所谓"病初气结在经，病久血伤入络"是

也。毒与瘀交阻胃络，从而导致胃黏膜腺体萎缩，肠腺化生或异型增生。沈舒文指出，毒与瘀之中，早期疾病，毒重于瘀，中后期瘀重于毒，毒瘀交阻，与气相结，也可兼湿阻、食滞，故补虚治本，养胃阴要在补胃气之上，他常用太子参、西洋参、百合、黄精等甘平之品气阴双补，尤常用麦冬、石斛配半夏刚柔相济，养阴和胃。毒瘀之治，早期用左金丸、黄芩、栀子、半枝莲、蒲公英苦寒清热燥湿，兼化毒瘀；中后期以朱砂、黄药子、刺猬皮、穿山甲、三棱、莪术化瘀通络为重，稍用苦寒。沈舒文认为，中后期 HP 多无强阳性，邪毒已成为强弩之末，胃黏膜损伤的主因是瘀阻气结，所以补虚化瘀散结当在解毒之上。

七、便滞与便稀并见者，纵擒摄宣调病势顺逆

肾病综合征、结肠炎、肠易激综合征、慢性前列腺炎、脑供血不足等疾病往往会出现滞与泄病势相反的病机状态，沈舒文采用纵擒摄宣法治疗，取得了良好的效果。纵擒摄宣法是用擒摄与纵宣调治法，调节脏腑功能的太过与不及，气运不及，宜纵而宣，使其张之；气运太过，宜擒而摄，使其敛之，从而使功能相反的病理势态归于平复。沈舒文运用此法治疗结肠炎，取得了良好的疗效。

结肠炎最易出现大便溏稀，同时有排便不畅。此乃脾肾虚肠道不固则泻，邪气壅腑气不降则滞。若治泻涩肠，便滞更甚；治滞通腑，则加重泄泻，施之良策唯有纵擒法，涩肠与导滞并用。他用枳实、槟榔或制大黄纵以通腑导滞，白术、肉豆蔻、乌梅、赤石脂擒以涩肠止泻。他指出，使用纵擒摄宣法治疗结肠炎当审时度势，一般疾病早期多湿热滞肠，当导滞纵之，扭转病势由滞转通，不宜擒之。后期脾肾虚弱阶段，正虚少邪无滞，肠滑谷流，治当涩肠擒之，扭转病势由通转涩，不宜纵之。只有在虚实夹杂、正邪交加的缠绵阶段，便稀与便滞同时出现时，方可擒而固肠与纵而通滞并举。

八、倡导精方之道，对药角药有特长

1. 善用对药

对药又称"药对""对子"，是由两味药以相对固定的形式配伍组成的。对药因组成严谨，用之临床往往收效显著。

沈舒文治疗脾胃病喜用对药。①常黄连、吴茱萸伍用：两药辛开苦降，共奏清泻肝火、降逆止呕、和胃制酸之效，主治胃脘烧灼、反酸、口苦诸症。②常半夏、麦冬配伍：其中半夏和胃降逆，化痰除满；麦冬甘寒柔润，善滋胃阴，二者合用，刚柔相济，组成降逆润下之剂，治疗呃逆、反胃、吞咽不利。③常麦冬、佛手伍用：麦冬养阴生津用治胃阴虚证，佛手擅理气和中，性味平和，无过分香燥耗气伤阴、徒增阴虚内热之弊。两者联用，滋养胃阴，理气和胃，适用于胃阴不足兼气滞证者。④常枳实、苏梗配伍：枳实苦、辛，微寒，其性主降，能和胃降气，行滞消积；苏梗行气宽中除

寒，二者合用，以降胃气，治疗脾胃气滞、胸闷嗳气效果好。⑤常砂仁、白豆蔻联用：二者均辛温芳香，能化湿以展气机，砂仁治疗寒湿效果好，白豆蔻化湿热作用佳，两者联用，主治舌苔厚腻、腹胀便溏、不思饮食疗效佳。另外，胃寒疼痛多用良附丸，胃热疼痛多用金铃子散，血瘀胃痛多用失笑散。

2. 经验角药

角药是基于中药性味、归经、七情和合等原则，采用具有相互促进或相反相成等作用的三味药物有机配伍，或为方剂主要组成部分，或为次药融入全方，或单独成方的一种组方模式。其核心是"三足鼎立，互为犄角"。沈舒文辨治脾胃病时善用角药，且配伍精当，药少效宏，圆机活法，随证治之，每收良效。

（1）益胃阴：常用太子参、麦冬、石斛补气养阴。三药伍用，并名为养阴益胃汤，用以治疗脾胃病气阴两虚之证，具有润降胃气、濡养胃络之功，久服益气养阴而不滋腻碍胃，尤其是石斛对胃阴虚之胃脘灼热、口干功最殊。

（2）制胃酸：喜用吴茱萸、黄连、刺猬皮清泄郁热，制胃酸，治胃痛。常吴茱萸4g、黄连6g配用。若郁热严重，黄连用至8g，既可清泄肝胃郁热，又不至于苦寒败胃。若反酸、胃痛明显，常配制刺猬皮，以收涩制酸，化瘀止久痛，常用量10g～15g，其制胃酸、治久痛效果好。

（3）治痞满：善用半夏、黄连、枳实消痞散结。痞满是脾胃病患者临床感受最确切的症状之一，半夏配黄连是半夏泻心汤的核心配伍用药，沈舒文师其法而不泥其方，取半夏、黄连、枳实之核心配伍组药，辛开苦降，消食导滞，用以斡旋中焦气机升降，以平为期，治疗寒热互结、脾胃气滞之痞满。其中枳实苦、辛，微寒，归脾、胃、大肠经，具有和降胃气、行滞消积功效，其性主降。《日华子本草》言其具有"健脾开胃，调五脏，下气，止呕逆"作用，善于通降胃肠之气下行，为治气滞痞满之要药。

（4）治灼热：用吴茱萸、黄连、白芍泻肝和胃。三药配伍，为戊己丸方。该方为《太平惠民和剂局方》之名方，具有清肝胃火、泻肝和胃、降逆止呕、缓急止痛之功，常用于肝火犯胃、肝胃不和所致的胃脘灼热疼痛、口苦、嘈杂、呕吐吞酸、腹痛泄泻。戊己丸之名来源于五行学说。脾胃在中医理论中按五行划分属土，而天干中"戊己"也属土，古人取这个名称即表明其乃治胃病之药。方中吴茱萸、黄连为左金丸，虽肝胃郁热易伤阴，但二者苦燥太过亦伤阴，故配以功善酸甘化阴之白芍，以截断热证转为阴虚，有效改善肝胃郁热症状。

（5）除嗳气：巧用佛手、旋覆花、苏梗和胃降逆。脾胃虽为气机升降枢纽，但气机的升降仍有赖于肝气的疏泄及肺气的宣发。沈舒文治疗脾胃病之嗳气、痞满，常以旋覆花降气化痰，降逆止呕，以降肺胃之气；以佛手疏理肝气，以降胃气；以苏梗宣发肺气，行气宽中，以除脾胃滞气及嗳气、呕吐。诸花皆升，唯旋覆花独降，盖因其味甘、辛、咸，性温，咸以软坚消痞，温能宣通壅滞，苦降辛散，既长于下气散结，又善于降逆除嗳气。《神农本草经》言其具有"主结气胁下满……去五脏间寒热，补中，下气"之功。诸药组成角药，其作用机制各有不同，药宏效专，用治疗脾胃病，可消痞和胃，降逆除嗳。

（6）清胃热：屡用栀子、知母、连翘泻火除烦。栀子苦寒清降，能泄三焦之热，可泻火除烦，清热利湿，凉血解毒。《神农本草经》言其能"主五内邪气，胃中热气"。知母甘寒质润，能泻胃火，滋胃阴，泻火之中长于清润，与栀子相配，清热泻火，滋阴润燥。对胃脘灼热明显者，加连翘组成角药，可加强清热解毒之功。《珍珠囊》言连翘能"泻心经客热，去上焦诸热"。三药联用，共奏清心除烦、滋阴润燥之功，对胃脘灼热、口干、口苦、身热症状明显者，在戊己丸基础上加用，效果良好。

（7）治脾虚：惯用人参、黄芪、白术健脾补气。沈舒文常三药同施，用于脾胃虚弱明显者，以加强健脾补气之功。对于症见纳差、乏力、头晕、大便不成形、面色无华、神疲懒言者，可使患者尽快得天地之精华而病情缓解。三药皆甘温补气，人参可大补元气，养阴生津；黄芪可疗脾虚中气下陷；白术具有健脾益气、升脾助运之功。《本草通玄》言白术为"补脾胃之要药……食停滞者，有痞积者，皆用之也"。《本草汇言》云："脾虚不健，术能补之；脾虚不纳，术能助之。"其可通过补益脾气、清燥脾湿、升发脾气作用而实现"扶植脾胃，消食除痞"之功。

（8）治胃痛：多用丹参、檀香、砂仁行气化瘀。三药组成角药见于《时方歌诀》名方丹参饮，沈舒文常用其治疗脾胃病之气滞血瘀见胃脘胀痛、刺痛。其中丹参味苦，性微寒，长于活血化瘀，通经止痛，并有养血安神之效。《本经》言其"主心腹邪气……止烦满"。《重庆堂随笔》载其"降而行血，血热而滞者宜之"。佐以檀香、砂仁增强行气止痛之力。檀香、砂仁均辛温芳香，檀香善行气止痛，散寒调中，《日华子本草》言其"止心腹痛"。砂仁能行气化湿，温中醒脾，二者均行气又不伤阴，气行则血行，通则不痛。三药合用，共奏活血化瘀、行气止痛、温中醒脾之功，实为治疗胃痛之佳配。

（陕西中医药大学　胡亚莉）

陈治水治疗溃疡性结肠炎经验

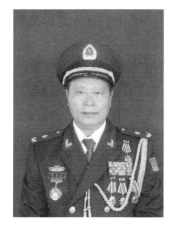

陈治水（1952—），原沈阳军区第 211 医院中医科主任，主任医师，博士研究生导师，中西医结合内科专家，享受国务院政府特殊津贴，军队技术三级专家，全国第三批老中医药专家学术经验继承工作指导老师。曾兼任第三、第四届中国中西医结合学会消化系统疾病专业委员会主任委员和第五届名誉主任委员，现为中国中西医结合学会消化系统疾病专业委员会和脾胃学说应用与创新专家委员会高级顾问。从事中医、中西医结合临床和科研工作 48 年，在溃疡性结肠炎、慢性结肠炎、肠易激综合征、功能性消化不良和肠息肉的治疗方面形成了自己的专科特色，提出"脾胃虚弱""脾主防卫"功能低下导致机体免疫功能失调是溃疡性结肠炎主要发病机理的观点，创立了"健脾益气"治本，"涩肠止泻、缓急止痛、清肠解毒"治标的治疗大法，研制的"健脾灵"先后获军队科技进步二等奖和中国中西医结合学会科技成果二等奖。发表学术论文近 200 篇，获军内外科研成果奖 26 项，出版著作有《结肠炎与大肠癌》《中西医结合消化病学》和《陈治水医学文选》等。

溃疡性结肠炎（ulcerative colitis，UC）是大肠的一种非特异性炎症性疾病，属于中医学"肠澼""久泻""休息痢"范畴。西医学认为，本病主要与自身免疫和遗传因素有关，中医学则认为本病乃脾肾虚弱，纳化腐熟无能，气机升降失调和湿、热、瘀、毒壅滞大肠，大肠传导失职所致，前者为本，后者为标。近年来，中西医结合治疗本病疗效显著，我结合四十余年的临床经验，谈点治疗体会。

一、治疗原则与要点

溃疡性结肠炎的治疗目的是缓解症状，消除炎症，愈合溃疡，防止并发症和预防复发，其治疗原则为整体治疗与肠道局部治疗、病因治疗与对症治疗、西医治疗与中医治疗相结合。其治疗要点包括：①轻－中度远段结肠炎患者可采用口服氨基水杨酸类制剂或中医辨证治疗，局部应用 5－氨基水杨酸（5－ASA）制剂或中药保留灌肠治疗，无效时可将中医与西医内科治疗方法联合应用，个别患者可局部用少量类固醇制剂。②轻－中度泛发性结肠炎患者宜口服 SASP 或 5－ASA，同时应用中医辨证或中药专方制剂治疗，亦可结合直肠局部给药治疗，无效时可使用泼尼松口服治疗，仍无效者可选用嘌呤类药物或甲氨蝶呤等免疫抑制剂。③难治性远段结肠炎宜首选中药"锡类散"配合类固醇制剂保留灌肠，可局部应用5-ASA灌肠剂，并延长直肠给药时间；必要时也可结合试用重组抗肿瘤坏死因子单克隆抗体（如英夫利西或阿达姆等）。④重症溃疡性结肠炎患者对口服泼尼松、氨基水杨酸类药物或局部治疗无效，或出现中毒症状者，应尽早使用糖皮质激素静脉输注治疗7~10天，并配合辨证应用中药和营养支持疗法。如无效则应考虑选择环孢霉素静脉注射或重组抗肿瘤坏死因子单克隆抗体治疗，并密切观察病情变化，内外科密切协作，随时做好结肠切除术的准备。⑤当急性发作得到控制后，SASP和奥柳氮、奥沙拉嗪、艾迪沙等5-ASA制剂对减少复发均有效，最好应用中药专方制剂配合2/3或1/2剂量的水杨酸类制剂以巩固治疗。患者不宜长期使用类固醇制剂，硫唑嘌呤或6-MP仅作为类固醇依赖性患者减少类固醇剂量时的配合用药。⑥在各型溃疡性结肠炎的治疗中，都可以适当配合微生物制剂的应用。

二、专病专方，内外结合

结合自己数十年的临证经验，我认为，"脾胃虚弱，免疫功能失调"是溃疡性结肠炎的主要发病机理，因此制定了"健脾益气"治本，"清肠解毒、涩肠止泻、行气活血、养血生肌"治标的法则。运用经验方"健脾灵"口服，同时用苦参槐花合剂保留灌肠，内外结合，临床疗效颇佳。"健脾灵"由真人养脏汤、痛泻要方和香连丸等著名古方化裁而成。方中黄芪、党参、白术、甘草健脾补中，治脾虚之本；乌梅酸敛止泻；白芍、甘草缓急止痛；当归、延胡索、木香活血行气使补而不滞，取其"行血则便脓自愈、调气则后重自除"之意；儿茶苦涩性平，能收敛止泻，与黄芪、当归、甘草等配伍，可托脓排毒，养血生肌，促进溃疡愈合；黄连清肠解毒，配木香乃香连丸，为治湿热下痢之名方。诸药合用，共奏健脾益气、清肠解毒、涩肠止泻、缓急止痛、养血生肌之效。为了加强清肠解毒和生肌敛疮之作用，配合苦参槐花合剂加锡类散保留灌肠。方中苦参苦寒，清肠解毒，槐花凉血止血，锡类散含象牙、青黛、珍珠、牛黄等，有解毒化腐作用。诸药合用，可清肠解毒，凉血止血，化腐生肌，使药物直达病所，使结肠黏膜充血水肿消退，促进黏膜溃疡迅速愈合。临床和实验研究均表明，健脾为主、辅以清肠解毒、内外合治是治疗溃疡性结肠炎理想的治疗方法。

三、标本兼治，灵活参变

西医学治疗溃疡性结肠炎主要有水杨酸制剂、免疫抑制剂或皮质类固醇，初期使用疗效尚可，但复发率较高，长期用药有很多副作用。我认为，本病乃脾肾虚弱，纳化腐熟无能，气机升降失调和湿、热、瘀、毒壅滞大肠，大肠传导失职所致，脾肾虚弱为本，湿热瘀毒为标。因此，临床立"健脾清肠"法则，创专方专药治疗方法。但患者临床表现复杂多样，治疗既要有常法，又要有变法。因此，我在以"健脾"为主的基础上，根据患者的证候变化，经常灵活加减用药。

（一）健脾，辅以祛湿

溃疡性结肠炎起病中焦，中焦脾胃主运化水湿，饮食劳倦，内伤脾胃则脾胃虚弱，脾虚不运则水反为湿，湿邪困脾则脾气更虚，故《内经》曰"湿胜则濡泻"。可见，健脾、祛湿是治疗腹泻的重要方法之一。方以四君子汤健脾益气，辅以祛湿药物。但是临床化湿之法分为两种，一为芳香化湿，理气疏郁，用于湿阻轻症，舌苔薄腻者，可选用藿香、佩兰、陈皮、砂仁、白豆蔻；二为苦温燥湿，燥性较烈，用于溃疡性结肠炎湿阻重症，舌苔厚腻者，可选用苍术、厚朴、草豆蔻。此外，在治疗溃疡性结肠炎祛湿的处方中，每用防风。防风辛甘微温，具升散之性，辛能疏肝理脾而止痛，升散有胜湿止泻之功。

（二）健脾，辅以清热

溃疡性结肠炎患者多湿热互结，蕴而化火，火性急迫则泻下频频，方选四君子汤加清热药，如葛根、黄芩、黄连、金银花。肠中积热较重可少加大黄，清中有泻，导郁热下行，取"通因通用"之意。若积热较轻，可木香配黄连。四君子汤健脾益气固本，香连丸清肠解毒，兼行气化滞止痛，用于脾虚夹湿热之溃疡性结肠炎甚为相宜。

（三）健脾，辅以化瘀

诸邪与肠间气血凝滞，壅滞肠中，肠络失和，血败肉腐，内溃成疡。溃疡形成后，更加阻滞气血，故云"久病多瘀"。本人曾对595例溃疡性结肠炎患者做了血液流变学和甲襞微循环对比观察，结果血液流变学检查发现，本病患者的血液黏稠度增高，血液流变性异常，机体相对处于高凝状态。甲襞微循环检查显示，本病患者的微血管襻数目稀少，排列不整，管襻轮廓模糊不清，襻周渗出，水肿明显，血液流速明显减慢，流态异常，血细胞聚集现象明显，亦说明本病存在着明显的微循环障碍。

上述几法皆分而述之，而实际临床证候多虚实相兼，或寒热错杂，处方用药必须周密考虑，随症加减。其关键在于灵活把握以下三对矛盾之间的关系。

1. 补脾与祛邪

本病疾病活动期以腹痛、腹泻、下痢脓血为主要表现，属于湿热蕴结大肠，治疗以清热化湿、解毒祛除病邪为主，药如白头翁、黄柏、秦皮、川连、败酱草、白花蛇舌草等；便血较多，可选加槐花、地榆、黄芩炭、侧柏炭等；腹痛较甚，可加白芍、延胡索；舌苔厚腻、纳呆湿重，可加藿香、薏苡仁、佩兰、焦三仙。疾病缓解期则以脾气虚弱为主，治疗以补脾益气为主，酌选党参、太子参、黄芪、白术、茯苓、山药等；兼湿热残留未尽，可佐少量黄连、白头翁祛邪，使补脾药扶正而不留邪。由于本病病机的根本为脾胃虚弱，免疫功能紊乱，所以在疾病的整个过程中均可使用补脾之品。在急性发作期或疾病活动期，可在祛邪的基础上佐以薏苡仁、茯苓、党参等补脾之品，使苦寒药祛邪而不伤脾。补脾与祛邪应用得当，可起到相得益彰的作用。

2. 调气与行血

本病邪留大肠，气机阻滞，传导失常可表现为腹痛下坠、里急后重、泻下不爽；湿热熏灼，肠络受损，血肉腐败可表现为下痢脓血，赤白相兼。治疗若单用清热燥湿解毒之品则难以解除上述症状，方中加入广木香、槟榔片、延胡索等，可行气消导，除积化滞；加当归、白芍、炒山楂等，可活血养血止痛。《保命集》云："行血则便脓自愈，调气则后重自除。"

3. 导滞与固涩

疾病初起，湿热食积交阻于肠胃，可遵《内经》"通因通用"之旨，在清化湿热的基础上，选加大黄、枳实、木香、槟榔等消积导滞，湿热清，积滞祛则下痢后重自除；病情迁延日久，邪祛正伤，脾病及肾，脾肾两亏，清阳不升，大肠不固，临床可见五更泄泻，或大便滑脱不禁，此时可在健脾补肾的基础上，选加赤石脂、肉豆蔻、煨诃子、罂粟壳、乌梅、五味子等固涩之品。

导滞与固涩是矛盾对立的两种治法，必须辨清病期、病势、病位及证候等，配合主法应用，不得滥用。若病初或疾病活动期，湿热明显者误用固涩之品，具有"闭门留寇"之弊，可使湿热胶结不化，病延不愈。若疾病后期，脾胃虚损误用大黄、槟榔、枳实等导滞之药，可使正气大伤，清阳下陷，脱肛久泻不愈。

四、顽症溃疡性结肠炎，中西合璧

难治性溃疡性结肠炎与重症溃疡性结肠炎病情严重，并发症多，一般药物治疗效果不佳，预后差，属中医顽症，我多采用中西医结合方法治疗。对难治性溃疡性结肠炎，常将健脾灵改为日服 4 次，并加用艾迪沙或柳氮磺胺吡啶（SASP），同时辅以苦参槐花合剂加锡类散保留灌肠。经 64 例临床观察，近期治愈率为 53.1%。

对重症溃疡性结肠炎，中医治疗以凉血解毒为主，常用白头翁汤合犀角地黄汤加减：白头翁 30g，黄柏 15g，黄连 10g，秦皮 15g，水牛角粉 50g，生地黄 30g，芍药 30g，丹皮 15g。便血多加槐花 30g，地榆炭 30g，大黄炭 15g；里急后重明显加焦槟榔片 15~30g；腹痛甚加延胡索；发热明显，加服安宫牛黄丸或静滴清开灵。西医治疗采用艾迪沙、泼尼松，同时给以静脉高营养，维持水电解质平衡，并适当输注新鲜血，针对性抗感染，口服微生物制剂。病情稳定后停用中药汤剂，改用健脾灵片加 SASP 或艾迪沙维持治疗 1 年以上。经 55 例临床观察，完全缓解率达 63.6%。我认为，中西医结合治疗顽症溃疡性结肠炎疗效最为理想，中医的长处在于重视整体观念，通过平衡阴阳，扶正祛邪而达到治疗目的。西医的长处在于急救和营养支持疗法，疗效发挥快，二者有机结合，取长补短，则能发挥最好的疗效。

五、溃疡性结肠炎的"个体化治疗"

溃疡性结肠炎的治疗是当今世界性医学难题，目前临床尚缺乏特效性的治疗方法和治疗药物，约80%的患者呈周期性发作，多数患者病情迁延反复，难以根除。随着生物医学模式向社会 – 心理 – 生物医学模式的转变，临床疾病的"个体化治疗模式"正越来越受到临床医家的重视。目前，对溃疡性结肠炎的个体化治疗只是一个新的尝试，尚无前人经验可借鉴，我就自己的临床体会谈点粗浅看法，以抛砖引玉。

（一）为什么要进行"个体化治疗"

1. 发病因素的特殊性决定需"个体化治疗"

本病的发病因素迄今仍未完全明了，一般认为与遗传因素、肠道感染、免疫功能异常、食物过敏、肠道防御功能障碍及环境与精神因素等相关。近十多年的研究认为，本病是易感基因、环境和免疫系统之间复杂的交互反应所致。这些交互反应可导致非特异性炎症细胞激活，炎性细胞因子与炎性介质产生，进而造成肠黏膜的损伤。中医治疗疾病必须"审证求因"，只有搞清疾病发生的原因，消除病因，才能阻止疾病的发生，进而治愈疾病。对于 UC 人群而言，在复杂特殊的发病因素中，每个个体的发病因素是有差别的，所以针对不同的个体，除了应用氨基水杨酸共性治疗以外，还必须针对不同的发病因素采取相应的祛除病因的个体化治疗，这样才能获得良好的治疗效果。

2. 发病机制的复杂性决定需"个体化治疗"

在本病发病机制中，当今研究的热点也最为复杂的是免疫发病机制。目前的研究表明，炎症性肠病（IBD）患者肠上皮屏障紧密连接遭到破坏，或肠黏膜通透性增加，肠腔内抗原大量摄入并反复刺激，使得肠免疫系统过度反应和错误识别，激活巨噬细胞和淋巴细胞，一系列的细胞因子和炎性递质激活释放，导致机体细胞和体液免疫反应。免疫过程一旦被启动，免疫炎症反应就会逐级放大，最后造成组织损伤及 IBD 的病理变化和临床表现。

3. 临床表现的多样性决定需"个体化治疗"

本病临床可分为初发型、慢性持续型、慢性复发型和急性暴发型，病情上可分为轻、中、重三型，在疾病的演变过程中，病理组织学检查可以是活动期或缓解期。不同的患者其临床类型不一样，而且在疾病发展的某一个阶段，病情程度、病理组织学表现也有较大差别。因此，针对不同的临床表现应采取"个体化治疗"。

4. 药物治疗的敏感性差异决定需"个体化治疗"

治疗溃疡性结肠炎的首选药物是氨基水杨酸类药物。该类药物的主要药理作用与多靶点、多途径抑制免疫反应，影响花生四烯代谢和清除氧自由基等作用有关。氨基水杨酸类药物有外用制剂和口服剂，外用制剂有灌肠剂或肛栓剂；口服制剂根据载体或包膜的不同，有普通制剂（奥柳氮、巴柳氮）、缓释剂（asacol）、慢释放制剂（艾迪沙）和延长释放制剂（颇得斯安），不同的剂型在肠道溶解的 pH 值不一样，因此作用于肠道的部位也有所差别。所以不同的患者对不同剂型的敏感性也存在很大差别，因此在剂型选择时必须考虑"个体化"差异而选择治疗药物。

5. 疾病预后的高复发性决定需"个体化治疗"

据国外文献报告，约 80% 的患者呈周期性发作，疾病缓解的时间从数周至数年不等；10%～15% 的患者呈连续的慢性过程；患病后第一年的复发率约为 40%。有学者对中南医院 100 例溃疡性结肠炎患者确诊 1～16 年后进行随访，结果显示，复发率高达71%。高复发率的确切原因目前尚不十分清楚，但与环境因素、社会因素、心理因素、饮食因素及疾病自身的免疫功能紊乱等因素均有关系。针对不同的复发因素，采取不同的抗复发治疗措施乃"个体化治疗"的关键。

（二）如何进行"个体化治疗"

1. 根据不同的发病因素确定"个体化治疗"方案

（1）根据遗传基因不同确定"个体化治疗"方案：目前已发现，与本病密切相关的遗传基因主要为 HLA－Ⅱ类抗原，特别是 DR 位点。通过遗传基因的染色体定位，有研究表明，3、7、12 号染色体的某些区域与溃疡性肠病（IBD）相关；亦有研究提示，2、6 号染色体上的标记与溃疡性结肠炎易感相关。中医学认为，禀赋即遗传，人体的体质与人格是与先天禀赋和人体成长的环境因素密切相关的。这些遗传禀赋差异会造成本病发病趋向、证候类型和预后的显著差别，因此中医学强调治病要"因人制宜"，要以人为本。辨证施治是体现"个体化治疗"的最好方法和手段，不能因强调"规范化治疗"而忽视"个体化治疗"，必须把二者有机地结合在一起。

（2）根据环境因素不同确定"个体化治疗"方案：中医治疗强调"因人、因地、因时制宜"，同是溃疡性结肠炎患者，可因地域不同，气候、水土、地势以及生活习惯差别而表现出不同的证型。即使是同一个患者，在不同季节，证候也可随之发生变化。例如，在炎热潮湿的南方可能大肠湿热证偏多，在北方寒冷地区可能脾肾阳虚证偏多，在西北干燥之地则阴虚肠燥证居多。因此，在南方和夏季应用清热化湿或芳香化湿药较多，在北方和冬季应用温脾祛湿药较多，在西北和秋季应用滋阴润肠药较多。总之，应效法天地，"因人、因地、因时"而治。

（3）根据肠道菌群确定"个体化治疗"方案：肠道菌群的变化在本病发病中占有重要地位。研究发现，0.5%～8% 的细菌性疾病可演变为溃疡性结肠炎。某些细菌和病毒与本病的发病有一定关系，肠道致病性病原菌增多与正常菌群的减少均与本病的发病或复发相关。虽然目前对溃疡性结肠炎患者中的"生态失调"究竟是溃疡性结肠炎的病因还是其结果尚缺乏满意的解释，但对合并肠道感染的患者可通过药敏试验，针对性地使用某些抗生素；而对有明显菌群失调的患者，给以有益的双歧杆菌和乳酸杆菌等，对活动性溃疡性结肠炎确有明显的治疗作用，健脾理气、和中化湿、消食开胃中药对于调节肠道菌群也有较好作用。

（4）根据心理变化确定"个体化治疗"方案：国内有学者将伴有焦虑、紧张、多疑及植物神经紊乱的患者称为"溃疡性结肠炎个性者"，现已证实，情感的消极事件能引起溃疡性结肠炎复发。许多不良的社会因素，或人与社会环境的不相适应，以及患者对疾病的不正确认识都可导致异常心理反应。中医学的"怒伤肝""思伤脾""恐伤肾"与溃疡性结肠炎的发病和病情演变均有密切联系。因此，对伴有心理障碍的患者，必须辅以心理疏导治疗，并根据辨证给以疏肝理气、抑肝扶脾、健脾养心、安神镇惊等治疗，将有助于疾病恢复。

2. 根据免疫紊乱表现类型确定"个体化治疗"方案

既往研究认为，免疫紊乱主要表现为辅助性 T 细胞（Th 细胞）和抑制性 T 细胞（Ts 细胞）的功能紊乱。进一步研究表明，Th 细胞又可分为 Th_1 和 Th_2 两大类，Th_1 细胞以表达 $IFN-\gamma$ 和 $IL-2$ 为主，Th_2 细胞以表达 $IL-4$、$IL-5$ 和 $IL-10$ 为主。中药对患者的免疫功能有很好的调节作用，国内已有人介绍了补脾清肠活血汤、达纳康和理肠四方等对患者和大鼠实验性模型淋巴细胞功能及细胞因子影响的报道，认为筛选中药组方应重点研究其对调节性 T 细胞分化的影响。

3. 根据药物的敏感性差别确定"个体化治疗"方案

药物反应的个体化差异非常大，有报告显示，个体差异可达 5 ~ 7 倍。同为溃疡性结肠炎患者，应用同样的药物、同等的剂量，但对某些人是有效、安全的，无明显不良反应；而对另一些人则无效，甚至有严重的不良反应。因此认为，个体差异是绝对的，临床表现是多样性的。有学者认为，个体化药物治疗是一种基于个体的药物遗传学和药物基因学信息，根据特定人群甚至特定个体的病情、病因及遗传基因（单核甘酸多态性、单倍性、基因表达），提供针对性治疗和最佳处方用药的新型疗法。目前，应用药物基因组学指导溃疡性结肠炎的临床治疗尚未起步，但此乃今后发展的方向。氨基水杨酸制剂、糖皮质激素、免疫抑制剂以及一些新型的免疫调节剂均有不同的种类和剂型，不同的患者，对上述药物的不同种类和不同剂型治疗反应是绝对有差别的，临床医师应不断摸索和总结这些药物的个体化反应差别，再进一步用以指导临床药物选择。对于中医学来讲，辨证论治仍是最为重要的手段。

4. 根据对治疗方式的依从性确定"个体化治疗"方案

如前所述，治疗溃疡性结肠炎的 5-ASA 制剂有肛栓剂、灌肠剂和口服制剂。口服制剂有普通剂型和缓释剂，缓释剂又分为慢释放剂和延长释放剂。中医治疗有辨证口服汤剂、保留灌肠、直肠滴注、肛栓剂，还有针灸、穴位封闭、药物食疗等。不同的患者对药物治疗的剂型和用药方式的依从性是不一样的，临床医师一定要选择依从性好的药物剂型和用药方式，坚持长期维持治疗，以降低复发率。

5. 根据客观检查指标确定"个体化治疗"方案

若肠镜下充血水肿明显，溃疡及脓性分泌物多，病理示大量炎症细胞浸润、陷窝脓肿者，中药应以清热化湿解毒为主；若黏膜脆，易出血，应选用槐花、仙鹤草、白及、地榆等凉血止血药；若见黏膜粗糙呈颗粒状、肠狭窄，病理示微血管血栓或黏膜下层明显纤维化，中药应加强理气活血化瘀。免疫功能亢进，促炎因子分泌明显增加，可选择免疫抑制剂；免疫功能低下，抗炎因子表达不足，可选用免疫调节剂；息肉伴异型增生，可选加生薏米、炒莪术、白花蛇舌草、丹参等抗息肉增生药。

（沈阳军区第 211 医院　陈治水）

何晓晖的"中医心"和"衡"法一字经

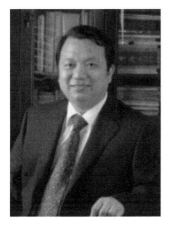

何晓晖（1952—），教授，主任中医师，博士后、博士研究生及硕士研究生导师。首届国家级名中医，全国第三、第四、第五批老中医药专家学术经验继承工作指导老师，享受国务院政府特殊津贴。江西省名中医，江西省中医院国医堂专家，全国五一劳动奖章获得者，江西省劳动模范。中华中医药学会脾胃分会副会长，历任中国中西医结合学会消化病专业委员会常务理事，江西省中西医结合学会副主委、消化病专业委员会名誉主委，抚州市中医药学会会长，江西中医学院（现江西中医药大学）党委委员、副院长等。主持国家、省市科研课题12项，获奖6项。主编著作和全国性教材12部，发表学术论文、译文百余篇，其中核心刊物35篇。申请专利3项。从事临床工作40年，擅长治疗各种疑难性疾病，尤对消化系统疾病经验丰富，擅长治疗慢性萎缩性胃炎、疣状胃炎、糜烂性胃炎、功能性消化不良、胃食道反流病、胃癌、溃疡性结肠炎、肠易激综合征、慢性乙型肝炎等。

何晓晖为全国著名脾胃病专家，学验俱丰，在脏腑理论、体质学说、辨证论治、盱江医学、中医动物模型等方面均有突出的学术成就，尤其在脾胃理论方面有独特的学术见解，创立的"胃质学说""脾营学说""气化病从脾胃论治""脾胃病辨病-辨证-辨体-辨时四辨一体诊疗模式""衡法在脾胃病治疗中的应用"等有较大的学术影响。

一、中医心

何晓晖认为，中医心有三大特征：以中医思维为主导，以中医理论为主体，以中医方法为主治。

以中医思维为主导，就是学习中医、应用中医、研究中医，必须以中医哲学思想为指导，牢牢树立整体观、辨证观、恒动观。哲学思维是中医的灵魂，是中医的竞争优势，丢了中医思维，中医就失去了光彩，没有了灵魂。中医思维内容丰富，如中医生命观：人为贵、天人相应、阴平阳秘、五脏一体、气血正平、形神相依、精为身本、胃气为本等。中医疾病观：正气为本、两虚相得、病生过用、失和为邪、不通则痛、百病生于气等。中医治疗观：整体论治、法天则地、治病求本、标本先后、治求中和、以平为期、因人制宜、因势利导、一曰治神、既病防变等。中医养生观：不治已病治未病、道法自然、调神为先、形神兼养、动静结合、贵为中和、护中惜精等。这些哲学思想在临床上具有普遍的指导意义。

以中医理论为主体，就是分析疾病的病因、病机、治疗、转归，以中医理论为主要的说理依据，上下五千年沉积的阴阳学说、五行学说、精气学说、藏象学说、病因学说、病机学说和治疗学说等博大精深，形成了完整的科学理论体系，能较透彻地诠释人体的生命现象。

以中医方法为主治，就是作为一名中医，必须以中医方法为主要手段诊治疾病。中医药学是一个伟大的宝库，治疗手段繁多，临床方法多样，药物种类千万，名方验方无数，对许多疾病具有独特的疗效。应坚信中医疗效，自信自强，勇于探索，不断锤炼，提高防治疾病的真本领，发扬光大中医的治疗优势。一些急性疾病和特殊疾病可借用西医的手段和药物辅助治疗，但绝不可主次颠倒，以西代中。

中医作为一门生命科学，必须与时俱进，适应时代变迁，推陈出新，创新发展。但发展不能离宗，成长不要忘本，中医理论内涵和文化特征不能变。中医要不离宗不忘本，中医人就要有"中医心"。只要中医心不变，就能将根牢牢深扎于博大精深的中医土壤之中，以不变应万变，保持特色，发扬优势，永远屹立于世界医学之林。中医心的内涵可用十个心字加以概括，即仁心、痴心、信心、雄心、专心、恒心、静心、虚心、慧心、匠心。

何晓晖感悟最深刻的一句话是：中医人要有中医心，有了中医心，就能以不变应万变，在时代的大变迁中，继承传承中医，发扬发展中医，使伟大的中医学薪火相传，造福人类！

二、脾胃病治疗一字经——衡

何晓晖在四十多年的临床工作中，探索、领悟和总结出脾胃病治疗的一字经"衡"。

（一）衡法的基本概念

衡，原义指秤杆，泛指称、天平等衡器。"衡"是人体健康和谐在生命活动中的具体体现，如阴阳平衡、代谢平衡、气血平衡、脏腑平衡、经络平衡、升降平衡等。若机体脏腑、阴阳、气血、升降平衡失调，必然导致疾病的发生。《素问·至真要大论》说："谨察阴阳所在而调之，以平为期。"中医治疗就是针对偏差加以调整，使机体重新趋于平衡，即"以平为期"。

和法，即调和之法，有广义和狭义之分。广义和法囊括了各种治法，如张介宾所说的"和方之制，和其不和者也。凡病兼虚者，补而和之；兼滞者，行而和之；兼寒者,温而和之;兼热者,凉而和之,和之为义广矣",包括调和机体之阴阳、表里、营卫、气血、津液、寒热、虚实等。狭义和法是中医治疗八法之一,仅包括和解少阳、调和肝脾、调和寒热、表里双解等。广义"和法"是总体治疗思想,狭义"和法"是一种具体治疗法则。

衡法,即平调、平治之法,是中医治疗学中一个具体的法则,通过平调、平治,达到人体阴阳、脏腑、经络、气血、津液、升降、出入的相对动态平衡。衡法是"和"思想在治疗学的具体应用,"和"是衡法治疗的目的和追求。"和"是目标,"衡"是手段,即由衡达平,由平致和。正如《素问·至真要大论》所说:"谨守病机,各司其属……而致和平。"

衡法内容丰富,应用广泛,在脾胃病治疗中的具体包括燮理纳运、斡旋升降、权衡润燥、平衡阴阳、平调寒热、兼顾虚实、调畅气血、调和脏腑、调谐心身、协调内外等十个方面,通过平衡之法,使脾胃纳运相助,升降相因,润燥相宜,气血和调,脏腑和谐,阴平阳秘,机体安康。衡法既根源于和法,又不完全同于和法,衡法是和法的拓展,是和法在脾胃病中的具体应用。

(二)衡法的主要内容

综观古今,平调平治是治疗脾胃病的有效之法,何晓晖传承和发扬前贤应用和法、衡法的宝贵经验,经过临床探索与总结,形成了独具特色的脾胃病"衡法"治疗思想,包括燮理纳运、斡旋升降、权衡润燥、平衡阴阳、平调寒热、调畅气血、兼顾虚实、调和脏腑、调谐心身、协调内外十个方面。

1. 燮理纳运

胃主受纳,脾主运化,纳运是脾胃的主要功能,也是脾胃为后天之本和气血生化之源的基础。胃主纳,脾主运,胃纳为脾受盛水谷,脾运为胃输布精微。脾与胃互为表里,纳与化紧密配合,只有纳运相助,整个消化吸收活动才能得以完成。

《内经》云:"饮食自倍,肠胃乃伤""湿伤脾。"饮食内伤或外感六淫均可损伤脾胃。胃气受伤则纳谷异常,能化难纳,食少纳呆,或胃中嘈杂,多食善饥。脾气受损则运化失司,能纳难化,食后腹胀,大便溏薄,消瘦乏力。治疗胃纳呆滞,或消导开胃,或芳香开胃,或酸甘开胃,但必须兼以健脾助运,脾运健方能胃纳佳。治疗脾失健运,或祛湿助运,或益气助运,或温中助运,但必须兼以开胃助纳,胃气和才能脾气旺,如当代脾胃学家张海峰教授所言"补脾必先开胃"。香砂六君子汤就是一张燮理纳运、脾胃同治的代表方,其中党参、白术、茯苓、甘草健脾益气以助运,木香、砂仁、半夏、陈皮理气和胃以助纳。

2. 斡旋升降

脾主升清,指脾摄取水谷之精微上输于心肺,布达运行于全身。胃主降浊,指胃气将经过初步消化的食物下移于肠,以保持肠胃的虚实更替,并将食物糟粕由大肠排出体外。升与降是脾与胃矛盾统一体的两个方面。清气上升,浊气才能下降;浊气下降，清气才能上升。脾胃的纳化必赖于升降，浊气降胃方可受纳，清气升脾才能运化，升降协调是脾胃纳运的前提条件。

通与降是胃的主要生理特性，滞与逆是胃病的主要病理特点，所以治疗胃脘疾病，关键在"通""降"二字，如理气通降、泄热降逆、导滞通降、滋阴通降、辛开苦降、通阳降逆等。治疗脾病必须围绕"升"这一生理特点，在健脾、助运、益气的同时，佐以升提清阳，常用药物有柴胡、升麻、葛根、桔梗、荷梗等。

脾胃互为表里，脾升胃降，升清降浊，共同维持正常的消化运动。脾胃失健，虽然胃以浊气不降为主要病理变化，脾以清气不升为主要病理变化，但常常又相互影响，浊气不降可致清阳难升，清气不升可致浊阴失降，所以治疗脾胃病要权衡升降，升降相伍，在通降药中佐以升散，在升清剂中少佐通降，使降中有升，升中有降，升降得宜。如补中益气用升降，升麻配枳壳；理气止痛用升降，柴胡配枳实；活血化瘀用升降，桔梗配牛膝；清泄郁热用升降，吴茱萸配黄连；化湿除浊用升降，菖蒲配厚朴；清肠止泻用升降，葛根配黄芩等。

3. 权衡润燥

脾为湿土属阴，胃为燥土属阳。脾喜燥恶湿，胃主受纳腐熟而降浊，有赖阴液滋润，故喜润恶燥。胃润脾燥，燥湿相济，相互为用，保证了胃纳和脾化的顺利进行。所以调理中焦脾胃必须兼顾阴阳，燥润相济。

湿为阴凝之邪，最易伤脾，脾失健运又可使湿从内而生，湿从阴化则为寒湿，湿从阳化则为湿热。治疗脾湿当以燥药治之，但有寒湿和湿热之别。寒湿证用平胃散化湿运脾，湿热证用连朴饮清热化湿。燥为阳热之邪，易犯于胃，可因温热之邪犯于阳明灼伤胃阴，又可由胃阴不足而生内燥。治疗胃燥证宜滋阴柔养，可用益胃汤、沙参麦冬汤等方。临床上并非燥湿绝对分明，时常可见燥湿相兼之证，如中焦湿热日久可损伤脾胃阴而生内燥，胃阴亏虚日久可伤中气而生内湿。燥湿相兼须燥湿同治，如《金匮要略》之麦冬汤，润燥的麦冬与燥湿的半夏同用，是一张燥湿同治的代表方剂。茯苓、山药、薏苡仁、扁豆等药性味淡平，既能育阴，又能去湿，何晓晖常用以燮理脾胃燥湿。

胃脘痛多用理气止痛药，宣通行气药多辛温香燥，燥属阳属刚而易伤阴，配伍阴柔之药可制其弊，护其阴津，药如白芍、乌梅、石斛、芦根、麦芽之类。如叶天士所云："刚药畏其劫阴，少济以柔药。"胃津亏损而需柔药治之，或甘凉滋阴，或甘酸化阴，但难免有碍气机之宣畅，故少佐微辛之刚药，既可运药和中，又可防止滞碍气机，药如枳壳、陈皮、佛手、砂仁之类。如此润燥相伍，刚柔相济，收散相合，有利于扬长避短，更好地发挥药效。

4. 平衡阴阳

《素问·生气通天论》曰："生之本，本于阴阳。"脾胃亦本于阴阳。脾在脏为阴，胃在腑属阳。脾主运化而升清，以阳气用事，体阴而用阳。胃主受纳而降浊，以阴津为养，体阳而用阴。《素问·至真要大论》云："谨察阴阳所在而调之，以平为期。"脾胃为中焦，含中和之气，具冲和之德，以平为健。"衡"法就是以平衡中焦阴阳为纲，燮理升降、调理湿燥、平调寒热、协调气血等均是实现中焦阴阳平衡的途径与方法。

张景岳说："阴阳者，一分为二也。"脾有"脾阴""脾阳"之分，胃亦有"胃阴""胃阳"之别。脾阳即脾气，指脾的阳气和运化功能对水谷的运化、吸收和输布作用。脾阴即脾营，指脾运化和贮存的水谷之精微可营养全身和生化气血与津液。脾阳、脾阴既相互对立，又互根互用，脾阴有赖于脾阳的化生输布，脾阳有赖于脾阴的能量供给。胃阳即胃气，胃有赖于阳气的运动和温煦来消磨食物、腐熟食物、消化食物、排泄食物，如赵献可云："饮食入胃，犹水谷在釜中，非火不热。"胃阴即胃津，胃有赖于阴津的濡润来滋养胃体，润滑食物。胃阴、胃阳相互制约与促进，如胃气消磨食物需要津液的润滑，胃津的化生需要阳气的鼓动。脾阴与胃阴、脾阳与胃阳之间也是相互滋生、相互为用的。

脾阳不足，治宜健脾温中，方用附子理中汤等。脾阴不足，治宜滋脾清中，方用参苓白术散和麻子仁丸等。胃阳不足，治当助阳温胃，可用六君子汤治之。胃阴不足，治当滋阴养胃，用益胃汤治之。因阴阳互根互用，治疗脾胃阴阳不足之证亦要"阴中求阳，阳中求阴"，即在温补脾阳胃阳方药中加入适量滋补脾胃之阴的药物，在滋养脾阴胃阴方药中适量加入温补脾胃之阳的药物，如此则"阳得阴助而生化无穷，阴得阳升而泉源不竭"。

5. 平调寒热

阳胜则热，阴胜则寒；阴虚则热，阳虚则寒，阴阳失调则生脾胃寒热之证。脾胃热证有虚有实，有外因有内伤。脾胃寒证也有虚实之分，有外伤有内生。外伤如恣食生冷寒积于中、外感寒邪直中中焦、湿邪遏阳生寒等，内生如脾气虚衰寒从中生、命门火衰中焦虚寒等。脾胃疾病多缠绵日久，临床表现往往是有寒有热，亦寒亦热，寒热夹杂。何晓晖经过长期临床观察认为，慢性消化道疾病大约近半是寒热夹杂之证。

"寒者热之""热者寒之"是治疗寒热证的大法，但治疗脾胃病并非如此简单。因脾胃病多寒热夹杂，虚实相兼，苦寒太过既败胃又伤脾阳；辛温太过亦伤胃，劫阴生燥，故临床用药切不可纯寒纯热、大寒大热、重寒重热。治宜辨明寒热虚实，权衡寒热主次，寒温相配，平调寒热。尤其是治疗小儿脾胃病，更应注意寒热适中。何晓晖常选用寒热并治的经方，如半夏泻心汤、黄连汤、乌梅汤、大黄附子汤、大小柴胡汤、左金丸等治疗慢性脾胃病，疗效显著。他常用的寒热相伍的药对有黄连配吴茱萸、黄芩配干姜、大黄配附子、知母配桂枝、蒲公英配半夏等。此外，在应用纯温之剂时适当加入一两味寒性之药，应用纯凉之剂时适当加入一两味温性之药，以调和药性，除弊纠过，护阴顾阳。

6. 调畅气血

脾胃为气血生化之源，内伤脾胃，气血诸病乃生。如《脾胃论》所说："夫脾胃不足，皆为血病""胃虚元气不足诸病所生。"气血是脾胃生理活动的物质基础，气血失调可导致诸多脾胃疾病的发生，如《素问·调经论》所说："血气不和，百病乃变化而生。"脾胃气血失调有虚实之分，气病实证主要是气机不畅，如脾胃气滞、肝气犯胃、胃气上逆、腑气不通等；血病实证主要是血行不利，如胃络阻滞、肠胃瘀血、肝积癥块等。虚证主要是中气虚弱、气血两亏等。在慢性脾胃病中常常见到的是气血同病，如气血不和、气血亏虚、气滞血瘀等。

调畅脾胃气血，关键是"和"，核心是"畅"。和，一是要调和气机，使升降有序；二是要调和气血，使互生互用。畅，一是要理气导滞，使气行畅通；二是要活血通络，使血脉畅行。因此，脾胃病治疗诸法如清法、温法、泻法、和法、补法、消法都离不开理气理血法，组方遣药时一定要重视调气药与调血药的配伍运用。气为血之帅，血为气之母，所以要注意协调气与血之间的关系，如理气止痛剂中要兼用一些理血活血药，如赤芍、丹参、当归等；活血化瘀剂中务必配伍理气行气药，如柴胡、枳壳、陈皮等。柴胡疏肝散、逍遥散就是气血同理、调畅气血的脾胃病常用之方。

7. 兼顾虚实

脾为脏，藏精气，满而不能实；胃为腑，传化物，实而不能满。由于脾胃的生理功能有别，故虚实病理变化也有异。脾病多虚，如脾气虚、脾阳虚、脾阴虚、脾营虚。脾虚运化失司，可生内邪而致实，如脾虚生湿、生痰、生积。胃病多实，如蕴热、积寒、气滞、瘀血、食积、湿浊、痰饮；胃实日久，又可伤正而致虚，如热伤胃阴，寒伤胃阳。脾虚胃实又可相互影响，脾虚可致胃实，如脾虚生痰内阻于胃，脾虚不化食滞于胃。反之，胃实可致脾虚，如胃寒久积内伤脾阳，胃热久蕴伤及脾阴。脾胃病多缠绵不愈，虚实夹杂证最为常见。所以治疗脾胃病要辨明虚实，权衡虚实，兼顾虚实。治实重在胃腑，因胃肠以通降为用。治实之法着眼一个"通"字，"胃以通为补"，如理气通降、泄热通腑、消食通导、滋阴润通、降浊宣通、散寒通阳、化瘀通络等。治虚重在脾脏，因脾为气血之源。"脾欲甘"，补脾胃必用甘味。甘有甘温和甘凉之别，阳不足者，治宜甘温；阴不足者，治宜甘凉。脾为湿土，多宜甘温之性以助其升，如李东垣所说："甘温以补其中而升其阳。"胃为燥土，多宜甘凉以助其降。如叶天士所云："胃为阳土，宜凉宜润。"因为脾胃亦有阴阳之分，故又不可拘泥于"脾喜甘温"和"胃喜甘凉"，脾阴虚证亦宜甘淡，胃阳虚证亦宜甘温。

补益脾胃，何晓晖倡导"通补"和"运补"。通补，为补与通相伍，补中寓通，通中寓补，补中有散，通中有收，补而不滞，通而不破，代表方如补中益气汤、升阳益胃汤、逍遥散等。运补，为补与运相伍，补中与运脾结合，脾运化则中气生，中气盛则脾健旺，代表方如参苓白术散、六君子丸等。

8. 调和脏腑

脾胃属土居于中焦，位于五脏之中位，"以生四脏"，与各脏腑关系较为密切。脾胃有病，可导致其他脏腑病变。反之，其他脏腑失调也会影响到脾胃，或母病及子，或子病及母，或不及相乘，或太过相侮。临床上脾胃常见病证多与诸脏腑功能失调相关，所以治疗脾胃病必须调和脏腑，即"安五脏即所以调脾胃"。

调和脏腑着重于调和肝脾及调和肝胃，因为肝脾不和证和肝胃不和证在临床上最为常见。肝胆属木，主升发疏泄，能协调脾胃气机的升降平衡，脾土必得肝木的条达才能升清举阳，使水谷精微得以运化输布。胃气必赖肝木的疏导才能畅通和降，从而纳食得以消磨传导。正如《血证论》所言："食气入胃，全赖肝木之气以疏泄之。"肝气郁结、肝火内炽、肝胆湿热均可横逆损脾伤胃，导致肝脾不和、肝胃不和之证，所以《临证指南医案》说"肝为起病之源，胃为传病之所"，《内经》说"邪在胆，逆在胃"。由于脾胃病常由肝木乘犯所致，故前贤们有"治疗脾胃必先疏肝理气"之验。调和肝与脾胃，重在"疏"与"和"，常用方法有疏肝理气法、清泄肝火法、柔肝缓急法、利胆降逆法等，四逆散、柴胡疏肝散、逍遥散、痛泻要方等是临床调和肝脾胃的常用有效方剂。

脾为肺之母，脾虚可影响于肺，肺虚也可病及于脾。肺主宣发肃降，有助于脾的运化与胃的受纳。脾主散精，运化输布水谷与水液，有赖于肺气宣发相助。胃主和降，消磨水谷和下传糟粕，有赖于肺气肃降相佐。肺失宣发，水液不化，可聚湿成饮生痰，停滞中焦；肺失肃降，胃气上逆，可成噫成哕成呕。因此，治疗脾胃病也要辨识与肺的病理联系，如脾肺同病则要脾肺同治，肺胃同病则要肺胃同理。心为脾之母，脾胃的纳运有赖于心阳的温煦，心阳不振可波及脾胃的运化，而形成痰饮留中之证，出现心悸、气短、脘冷、腹痛、腹泻等，《金匮要略》用苓桂术甘汤治之，意在温通心阳，心阳得振则中阳健运。又如心火过亢、夜不安寐之证，日久"母令子实"传病于胃腑，而致阳明燥热，大便干结，食后腹胀，不思饮食，治以黄连泻心汤泻心火，心火平则胃腑安。肾为先天，脾为后天，先天资后天，后天促先天，相互为用。肾宅元阴元阳，为一身阴阳之本，亦为脾胃阴阳之根，命火温煦脾土，命水滋润胃土，脾肾阳衰所致的五更泻、痰饮、水肿等，必须"益火之源"，温肾阳以助脾阳。肾阴亏虚所致的胃痞、胃痛、胃灼热等，必须"壮水之主"，滋肾阴以养胃阴。所以治脾胃应注意调五脏，五脏安则脾胃安。

9. 调谐心身

"形神合一""心身统一"是中医学理论的又一大特点。精神心理因素是脾胃病重要的致病之因，许多胃肠疾病因情志异常而诱发和加剧，所以说"脾胃是情绪的镜子"。临床常见的脾胃疾病都与精神心理、情志密切相关。治病先治神是中医重要的治疗思想。治神的方法，一是情志疗法，二是药物和针灸推拿疗法。情志疗法也叫精神疗法、心理疗法，是通过医生的言、行、情、志等影响患者的认知、情感和行为，以达到治疗目的的方法，即"心病要用心药治"。《内经》中有丰富的情志疗法内容，如移精变气、劝说开导、解惑释疑、心理暗示、情志相胜等，可作为调治脾胃病情志异常的借鉴。药物疗法在调节心身中也有良好的作用。脾胃病患者多有焦虑、忧愁、失眠等，处方时可选用一些疏肝解郁、养心安神、宁胆定志的药物来调理精神情志。针灸推拿对疏通经络、松弛精神紧张、改善睡眠常有良好的效果。

10. 协调内外

《灵枢·岁露论》云："人与天地相参也，与日月相应也。"《脾胃论》云："人身亦有四时""天地四时之阴阳，人之十二脏应之。"天人相应，脏腑气机升降取决于脏腑的阴阳消长，并与自然界的阴阳变化相应。脾升胃降为全身气机升降之枢纽，其生理运动同样要适应一年四季的气候变化，所以治疗脾胃病一定要讲求四时季节，因时因地制宜。李东垣倡导处方用药时要充分考虑四时气候对脾胃的影响，选用一些时药，以协调人体与外界环境的关系，如春天阴雨之季，可选用佩兰、藿香、苍术、砂仁、蔻仁等芳香化湿药，以醒脾助运；夏日炎暑之季，可选用荷叶、黄连、莲心、竹叶等清热祛暑药，以清泄胃热；秋天温燥之季，可选用桑叶、杏仁、芦根、天花粉等生津滋润药，以润中祛燥；冬日寒冷之季，可选用桂枝、干姜、生姜、蜀椒等辛温祛寒药，以温中散寒。

胃肠为囊，无物不受。"病从口入"，所以饮食不节最易损伤脾胃。因为脾胃病与饮食关系极为密切，所以治疗脾胃病，饮食调理往往比药物治疗更为重要。调节饮食一是要纠正患者不良的饮食习惯，二是要告知患者饮食禁忌，三是要指导患者饮食疗法。病有寒热虚实，食有四性五味，施行饮食疗法必须坚持因人而异，辨证施食，如脾胃虚寒证，宜辛甘温补，忌寒凉生冷；胃阴亏虚证，宜甘凉滋养，忌辛温香燥；脾胃湿热证，宜清淡素食，忌甘甜肥腻。

（江西中医药大学附属医院　葛来安）

冯五金辨治脾胃病学术思想与临证经验

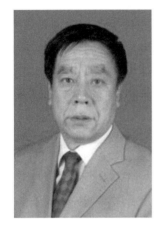
冯五金（1953—），山西省中医院名老专家，山西省名医，主任医师，北京中医药大学博士研究生导师，山西省中医院硕士研究生导师，山西中医学院（现山西中医药大学）教授、硕士研究生导师，享受国务院政府特殊津贴专家，全国第四、第五批老中医药专家学术经验继承工作指导老师。全国卫生系统先进工作者，山西省首批跨世纪学科带头人。从事中西医结合消化病科研、临床、教学四十余年，完成科研项目8项，其中获省科技进步二等奖5项，三等奖3项。发表学术论文四十余篇，出版专著4部，培养研究生30名，2013年成立冯五金名老中医传承工作室；主持研发珍珠蛇草胶囊、榆白散、祛湿止泻颗粒等院内制剂；擅长治疗脾胃病、疑难杂症、消化心身疾病、胃癌前病变、肿瘤等。

多年致力于中西医结合诊治脾胃病的临证实践，形成了鲜明的学术思想，提出"六位一体"治疗功能性胃肠病的理念，"病""证""症"相结合、整体论治脾胃病及脾胃病治疗"五项基本原则"和中西医融合整体辨识心身胃肠病的理念。

一、"六位一体"理念治疗功能性胃肠病

冯五金依据中医基础理论并结合临床经验，提出了"以调为先、以通为顺、以和为贵、以平为期、以防为主、以人为本"的"六位一体"治疗理念，用于功能性胃肠病。

（一）"以调为先"

"以调为先"是基于本病的临床表现提出的。中医证候单纯者少，互见者多。大多数存在寒热错杂、虚实夹杂的复杂病机。治疗上单纯用攻、补、温、清之法往往难获良效。合理的治法应当是调理。"调"即综合、协调之义。"调"的特点在于既不破利攻削，也不敛涩呆补，用药主张轻灵流通，以调顺五脏气机为要务。调理的组方配伍特点是补泻并用、寒热同施、内外兼顾、多脏共治、上下互引、升降结合。一是药性杂，将性味不同的药或性情相反的药组合在一起，看似杂乱，实则合理。二是药量轻，

每一味药的剂量都在《药典》规定的用量之内甚或偏少，鲜有大剂量者。三是药味少，每张处方药味多10味左右，一般不超13味。除了药物调理，还应重视饮食调养、情志调整、环境调适等综合措施，以使将失调的脏腑功能调节平衡，恢复原有状态，各司其职，相互协调，和谐共处。

（二）"以通为顺"

"以通为顺"是根据其病机提出的。功能性胃肠病尽管症状多、乱，但痛、胀居多，几乎皆有，按中医理论分析，都是"不通"所致。中医治疗应强调"以通为顺"的法则。对于"通法"要有正确的认识和应用，通不是简单的泻，顺也非简单的下。由此可知，泻下、行气、活血、温热、发散之品皆可用之通，所不同之处在于选药用量之妙。通常应少用大寒大热、攻破逐利之品，多选性平力缓之药。且药量要小，如大黄3～6g为宜，且不后下，取其通之利，避其泻之弊。

（三）"以和为贵"

"以和为贵"是基于功能性胃肠病的脏腑间关系提出的。"和"是六位一体的核心，功能性胃肠病脏腑失和是关键，是以胃肠为中心与多脏腑相关的疾病。从中医角度分析，也是脏腑失调、气机紊乱所致，长期临床观察显示，大凡表现为阴阳失调的多为器质性疾病，表现为脏腑失调的多为功能性疾病。

"以和为贵"首先强调的是脏腑和谐，治疗需遵循中医"亢害承制"的治则，扶弱抑强。其次是天人和谐，注重因时、因地制宜。此外形神和谐、情志变化均与功能性胃肠病关系密切。西医学认为，胃肠是人的第二大脑，胃肠的功能活动与人的心理、社会、环境因素密切相关。

（四）"以平为期"

"以平为期"是指根据相应的方法调整人体功能，以达到平和、协调、稳定的状态。"以平为期"主要是说治疗要把握一定的"度"，即所谓的"为期"。无论采用什么方法治疗，都要把握好分寸，不能不及也不能太过，特别要防止过度治疗。要"中病即止，勿过其度"。在选择药物时，数量和种类都应有所取舍，不可因症状多样、病机复杂就简单堆药，也不可因疗效不佳而盲目加量，以免因药物的毒性反应或副作用而使症状加重，增加患者的忧虑。对症堆药往往导致多治、滥治，增加患者痛苦和医疗费用。

"以平为期"治疗理念的另一层含义是对"疗效标准"的把握，即所谓的"平"。对于疗效不要刻意追求疾病的痊愈，长期的观察显示，功能性疾病比器质性疾病更难治。"以平为期"就是让各种矛盾和平共处，使机体处在一种相对平衡的状态，如果患者不再难受，则可暂停治疗。中医还提倡等待时机，让人体自然恢复，采取"无代化，无违时，必养必和，待其来复"的观点，避免妄用药物，过伤正气，达到"不药而愈"之效。所以有时不治疗也是一种积极有效的治疗方法。

（五）"以防为主"

临床症状的反复性和持久性是功能性胃肠病的又一特点，避免和减少本病的复发，贯彻"未病先防"的思想显得十分重要。诱发功能性胃肠病（FGIDs）发病的因素很多，主要有饮食因素、气候因素、情志因素、职业因素、不良习惯与不良嗜好等。

（六）"以人为本"

"以人为本"强调充分理解患者，耐心尊重患者，全面关心患者。"以人为本"还应重视个体化治疗，因每位患者高矮胖瘦、器官活力、性格情志、先天遗传、后天环境等存在差异，临床表现、病因、病理生理机制不尽相同，伴随症状也不一样，因而需要进行个体化治疗，包括药物选择、联合用药的选择、剂量、疗程等，为其制定最适合的、最佳的且可行的治疗方案。

二、建立整体医学模式，整体论治脾胃病

冯五金提出的"整体医学模式"系西医的新医学模式与中医学模式的完美结合，它巧妙地整合了两者的优点。其主要观点：人体自身是一个统一的整体；人与自然是一个统一的整体；人与社会是一个统一的整体；情志与形体是统一的整体。

整体医学模式的核心是在充分肯定生物－心理－社会医学模式对人类疾病和健康积极作用的同时，补充了自然环境因素的重要性，突出强调了应高度重视系统思想（整体观）这一原则。它是对西医学模式进行反思、补充、升华和整合后形成的更为先进、完善和科学的医学模式。

三、"病""证""症"相结合，三位一体论治脾胃病

"病"即疾病，中医病名大多以主要症状或临床表现命名。"证"即证候，是中医对疾病发生发展规律的独特总结和认识。所谓辨证论治，关键在"辨证"。脾胃病大多是慢性病，证候典型、单纯的并不多，大量的是证候复杂、兼夹证较多的证候。据此，首先则应明确主证，即主要证候。"症"即症状，是证候的主要组成部分，无论是一个"病"还是一个"证"，都会有多个症状，这就需要明确主症，即主要症状，也是患者感受最痛苦的症状，针对主症选择主药。

总之，临床诊疗脾胃病应病、证、症相结合，三位一体，从主症选主药以求近功，从主证选主方以图远效，从主病选主法以期治本。

四、脾胃病治疗"五项基本原则"

（一）主通降

主通降是由胃肠的生理功能决定的。胃肠属六腑，由于六腑的基本生理功能是传

化饮食，故有"实而不能满"、以降为顺、以通为用、以通为补之论。大凡胃肠病总因滞而不通、逆而不降所致，故治法上冯五金强调以通降为基本法则，或以通利，或以疏泄，或以化瘀，使腑气通畅。腑病以通为补，小承气汤是最适合的基本方。

（二）重调理

重调理是由脾胃的生理特性决定的。脾与胃相反相成，脾为阴土，喜燥恶润；胃为阳土，喜润恶燥。脾主化，胃主纳。脾主升，胃主降，两者性质相反，又相互依存，是矛盾的统一体。所以治脾勿忘胃，治胃勿忘脾，只有二者兼顾，相互协调，才能维持机体的平衡。故在调理脾胃、遣方用药方面，冯五金多采用相反相成的结合，如补泻并用、寒热同用、温润兼用等，擅用柴平汤、泻心汤、痛泻要方、平胃散。

（三）守平衡

守平衡就是注意平衡脾胃与其他脏腑的关系，主要是与肝、肺、肾三脏的关系。肝（木）与脾胃（土）同属中焦，临床上有木乘土及土虚木乘之说。肝气犯脾则肝脾不调，犯胃则肝胃不和。肝脾不调则胸胁胀满疼痛，纳少腹胀、大便不调。治宜调和肝脾，方选逍遥散（肝郁脾虚）、痛泻要方（肝旺脾弱）。肝胃不和则胁胃疼痛，呕恶泛酸，治宜疏达肝气，和胃降逆，方选四逆散、左金丸、越鞠丸。肺与大肠相表里，肺气不宣，可以影响到大肠的传导功能而发生便秘，治疗上应在行气导滞的基础上佐以开宣肺气之品，如紫菀、桔梗等。脾胃为后天之本，肾为先天之本，在生理上，脾阳根于肾阳，后天养先天，二者互根互用。在病理上，二者常相互影响。肾阳不足，不能温煦脾土，可见腹部冷痛、下利清谷、五更泻、水肿、水饮等症，称之为"火不生土"。若脾阳久虚，日久及肾也可形成脾肾阳虚之证。在治疗上应温肾健脾，方选附子理中汤、四神丸等。

（四）防复发

脾胃病易反复，也容易找到明确的致病因素，如饮食、劳逸、情绪等，通过积极预防，可以减少发病。

（五）兼人文

中医的人文思想十分丰富，主要表现在医生与患者之间的关系，尤其是患者对医生的信任度。冯五金强调，治病的同时首先应治人，要消除患者的思想顾虑，充分调动患者的积极性和主动性。医生的语言也有治病作用，善意的、因势利导的、鼓励式的交流和解释往往会收到事半功倍的疗效。

五、中西医融合，整体辨识心身胃肠病

（一）心身胃肠病的中西医认识

消化心身疾病是指生物－心理－社会因素引起情志异常变化，导致消化系统器质

性病理改变或功能障碍，临床表现以消化道症状为主的疾病。心身胃肠病主要包括胃、十二指肠溃疡，神经性呕吐，神经性厌食，溃疡性结肠炎，幽门痉挛，过敏性结肠炎等。中医心身疾病属"郁证"范畴，与情志因素有关的病证有梅核气、奔豚气、胃痛、痞满、呕吐、腹痛、便秘、胁痛等。

中医学认为，心身胃肠病与"肝"的关系最为密切，反复持久的情志异常变化会影响肝的疏泄功能。"怒则伤肝"，若郁怒伤肝，肝失疏泄，肝气横逆，克犯脾胃，可导致胃失和降，脾失健运，气机升降失常，从而引起"肝胃失和""肝脾不调"。另外，"忧思伤脾"，思虑过度，气郁不散，可致脾胃气机阻滞。"惊恐伤肾"，肾气不固，二便失司，可见肠鸣、腹痛、腹泻等症。

（二）"因郁而病"与"因病而郁"

在社会心理因素与心身疾病的因果关系中，中西医均认为是心理因素导致躯体的器质性疾病和功能性障碍，心理因素是因，躯体疾病是果。中医学除认为"因郁而病"外，还提出了"因病而郁"的观点，久病、重病，忧思、郁怒内生，忧思伤脾，郁怒伤肝，气血运行不畅，脏腑气化失司，致痰浊瘀血内生，气、痰、瘀交结，致病程缠绵难愈。

"因病而郁"的原因有：①医生的不当解释，引起患者的担忧和恐惧。②媒体的广泛宣传，尤其是医学知识公众化。③家庭成员、病友、同事及其他人员之间的不良信息传递。④久病、重病或失治、误治，病情长期反复难愈，导致患者产生抑郁、绝望等悲观情绪。"因病而郁"已成为不可忽视的社会现象，必须警惕和防范。

（三）"四位一体"识别法诊断心身胃肠病

心身胃肠病是常见病、多发病，但临床辨识存在很大差异，缺乏统一、规范、适用的标准，因此建立方便、实用、可操作的心身胃肠病快速识别法很有必要。冯五金通过融合中西医的不同理念，结合临床经验，将病、症、征、证合参，在生物学诊断、精神症状、躯体症状、心理行为异常基本要素的基础上，建立了"四位一体"辨识法。首先将胃肠病的生物学诊断背景作为第一要素，精神症状为第二要素（主症），躯体症状为第三要素（次症）（胃肠道症状除外），心理、行为异常为第四要素（佐证），综合四要素，确立了心身胃肠病"四位一体"识别法。该方法充分体现了中医学的整体思想。

1. 主症

消化道症状 + 胃肠病的生物学诊断背景，必备。如消化性溃疡、肠易激综合征等。

2. 兼症

精神症状：①心烦意乱。②胡思乱想。③郁郁寡欢。④失眠多梦等。

3. 次症

躯体症状：①胸腹胀痛。②嗳气呃逆。③腰背酸困。④形寒肢冷。⑤周身窜痛。

⑥恶风汗出。⑦口干口苦。⑧舌苔厚腻。⑨大便不畅。⑩小便频数等。

4. 佐症

①有家族类同病史。②有负性生活事件。③有心理刺激因素。④有就诊行为异常。⑤有不良视听影响。⑥对患病过分担忧等。

（四）治疗思路

冯五金提出，治疗心身胃肠病要将中医的整体观念贯穿始终，实现心身同治。其中，专科治疗、心理疏导和神经递质调节是"三项基本原则"。中医学认为，心身胃肠病与肝的关系十分密切，所以治疗要首治肝，即从肝论治。疏肝理气之法是治疗心身胃肠病最常用、最有效的治法。治疗时，在重视肝主疏泄、调畅情志作用的同时，勿忽视中医心为五脏之大主，特别是心主神志对脾胃的影响，应重视"心胃相关"，实行"心胃同治"，从而提高疗效。

心身胃肠病常见中医证候与治疗：①肝胃不和证：治法疏肝和胃，柴胡疏肝散加减。②肝郁血虚证：治法疏肝解郁、养血健脾，逍遥散加减。③肝脾不调证：治法调和肝脾、补脾柔肝、祛湿止泻，痛泻要方加减。④气滞痰凝证：治法行气散结、降逆化痰，半夏厚朴汤加减。⑤气滞血瘀证：治法活血行气止痛，血府逐瘀汤加减。⑥肝郁扰神证：治法疏肝解郁、镇惊安神，柴胡加龙骨牡蛎汤加减。⑦六郁气滞证：治法行气解郁，越鞠丸加减。⑧心神不宁证：治法养心安神，天王补心丸加减。⑨心肾不交证：治法滋阴降火、交通心肾，交泰丸、黄连阿胶汤加减。

心身胃肠病常用的非药物疗法：①情志相胜法：又称五志相胜法。②顺情从欲法：指顺从患者的情志和心理需要，达到调畅情志的治疗方法。③言语开导法：针对患者的病情及其心理状态、情感障碍等，采取语言交谈方式进行心理疏导，消除致病心因，纠正不良情绪和情感活动。④暗示疗法。⑤音乐疗法。⑥移情易性法：根据患者病情、心理和环境条件，采取不同的治疗措施，以分散、转移患者对疾病的注意力。

六、中医是"超器官医学模式"

"超器官医学模式"是"超越器官、紧扣物质、层层深入、广泛联系"的医学研究模式。目前，当代科学纷纷将研究的触角延伸到超微物质及其相互联系。中医学理论研究的核心不是体内器官而是生命物质。以《内经》为代表的中医脏象理论就是"超器官医学模式"的初始研究方向和路径。"超器官医学模式"的形成，是中医学在特定的政治、历史和文化背景下的一种不得已的选择。然而这种医学模式能在两千多年的发展实践中持续跨越，说明其具有独特的科学性和顽强的生命力，体现了中医学围绕生命物质分析研究的固有优势。

六、临证经验

（一）善调气机，升降各司

脾胃功能失调上的表现主要是升降失司。冯五金认为，升降之关键在于升清。清气不升，必然导致浊气不降；浊气不降，必然影响清气的上升，所谓"清浊相干而作病矣"。在治疗上，对于寒热夹杂、升降失调的病证，只有温凉升降并用，才能药到病除。在治疗单纯的、较轻的、初起的脾胃病时，治脾应九升一降，寓降于升；治胃应九降一升，寓升于降，这样方能升降不息，脾健胃和。脾胃久病，升降功能紊乱程度已深，若采用单一的升降法往往会产生类似"格拒"或"瞑眩"现象，只有采用有主次轻重的升降并举法，方可获取佳效，并避免不良反应的发生。

在治法上，冯五金提出宜补脾气、升清阳，降胃气、除胃热。在临床用药上，补脾气常用黄芪、白术、党参等；升清阳常用柴胡、升麻、葛根等；除胃热常用石膏、栀子、黄连、蒲公英等；降胃气常用旋覆花、代赭石、丁香、柿蒂、枳实、厚朴、大黄、莱菔子等。

1. 升脾法

（1）健脾以升提脾气：主要用于脘腹坠胀、久泄不止、尿频不禁等属脾胃虚弱、清气不升者。药如黄芪、党参、白术、山药、芡实、莲子等，以补益脾胃，使脾胃健而清气自升。

（2）直接用升提药：脾气虚则固摄升提失司，而致脏器下垂、滑脱不禁等，用升提药以升阳举陷。药如升麻、葛根、柴胡等，以鼓动中焦，升运中阳之气，与补益脾胃药同用疗效更佳。

（3）用风药以升提：当脾胃气虚，升降失司，痰湿中阻，症见纳谷不香、运化失常、脘腹痞胀、大便不爽、舌苔薄腻时，用羌活、独活、防风等散风药，以升清阳，鼓舞胃气上行。因"风能胜湿"，脾虚不运，湿浊内生，故用风药振奋中焦阳气，使阳升阴降。

2. 降浊法

"胃以降为和"，饮食失节、温凉失调、饥饱失常均可伤胃，致胃失和降，胃气上逆则嗳气、呕恶等。治用降逆之法，如和胃、行气、通腑、祛湿，以降浊气。

（1）和胃以降浊气：药用半夏、旋覆花、代赭石、柿蒂、陈皮等。

（2）行气以降浊气：药用枳实、槟榔、莱菔子等。

（3）通腑以降浊气：药用大黄、二丑、芦荟等。

（4）利湿以降浊气：药用茯苓、泽泻、车前子、冬瓜皮等。

3. 升清阳与降浊阴同施

（1）升脏降腑：对脾气不升、胃气不降而致呕吐、呃逆、脘腹胀满、大便久泻者，除审因论治外，常升麻、葛根、泽泻、猪苓同用，前者升脾，后者降胃，寓升于降，寓降于升。

（2）升腑降脏：对于夏季因湿热郁蒸、水湿久渍、逆行犯肺而致咳喘肿胀、小便不利者，先贤有"先喘后胀者治在肺，先胀后喘者治在脾"之论，指出湿病其本在脾，标在肺，虽云"治病必求于本"，但喘证往往急于胀证，因而应急则治标。此时以降肺为主、升脾为辅，降肺用葶苈子、苏子之属，升脾参以温升之干姜或桂枝。

（二）寒热并用，辛开苦降

慢性胃病后期易形成中气虚弱，寒热互结，虚实夹杂的复杂证候。临床常见的痞证多由脾胃不和、寒热错杂、升降失常所致。临证应详辨寒与热之多少，随证灵活变通，调其寒热，辛开苦降，散结除痞。可采用辛开苦降法。

辛开苦降法源于张仲景的《伤寒论》，是根据中药的四气五味，将辛温与苦寒两种截然不同性味的药物配伍使用，开散之中寓通泄，通泄之中寄开散，清热不忧寒，散寒不忧热，相反相成，相激相制，调整气机，平衡阴阳。辛可行散宣浊，苦能降泄通利除湿；辛药多热，苦药多寒，辛热与苦寒药配伍，开散升浮，轻清向上，重浊向下，辛苦相合以顺其升降，温清并施以解其寒热，共成辛开苦降之法。药以苦寒之黄连与辛热之干姜为首选，黄连配干姜，寒热并用，并行不悖，各得其所。冯五金用此法治杂病之寒热错杂证，以半夏泻心汤为首的诸泻心汤为常用代表方。

（三）清温同施，燥润相宜

脾与胃虽均属中土，但脾为阴土，胃为阳土；脾属湿土，胃属燥土。两者一阴一阳，燥湿相济。脾可为胃受燥，胃可为脾受湿；脾可为胃输布津液以润养，胃可为脾通降湿浊以除湿。若脾胃任何一方出现病变，阴凝之湿邪损伤脾阳则脾病湿，火热之燥邪耗伤胃阴则胃病燥。

脾喜燥恶湿，最易被湿所困。夏季暑湿之令，感受湿热之邪，直接困阻中焦脾胃。脾胃感受湿邪，日久郁而化热，湿热为患，氤氲弥漫，最易盘踞中焦，形成脾胃湿热证。此时辨证治疗必须及时、准确，若药之不当，则缠绵难愈。《临证指南医案》云"太阴湿土，得阳始运；阳明燥土，得阴自安"，故治以温清并用，燥脾清胃。药选苍术、厚朴、草豆蔻、藿香、白蔻仁、蚕砂、木香等辛香温燥之品运脾燥湿，而不用干姜、附子大辛大热之品，以防伤阴。同时选用败酱草、蒲公英、地丁、连翘、金钱草等苦寒之品清解胃热。由于温燥之品易伤阴液，故应佐以麦冬、芦根、沙参等甘寒养阴之品益胃生津，而不用生地黄、石斛等滋腻之品留邪。如此清温并用，燥润相宜，一清胃一温脾，一燥脾一润胃，则中焦脾湿可尽祛，中焦胃热可尽清。

久患胃病之人，或素体肝火旺，或情志不舒、肝气郁而化火，或长期贪食辛辣香燥，过用辛热、苦燥伤阴之药，致胃阴被耗，津液虚少。胃中失于濡养，致受纳、腐熟功能失常，从而出现中脘痞胀、嘈杂，形体消瘦，舌红少苔甚则光剥之症。叶天士强调"存津液为第一"。冯五金善用甘凉濡润之品滋养肺胃津液，以平淡冲和之剂为主，缓缓图功，护胃保津。甘凉次于寒，非常适合胃阴虚证，不会导致寒凝气滞，也不会因寒败胃。可酌加理气而不伤阴之品，行气散津，助胃运转药力，避免单纯补阴导致阴柔呆滞之弊。

（四）谨守病机，经方化裁

辨证论治是中医学的精髓，也是中医诊疗疾病的基本方法，临床诊治疾病只有紧紧把握"病机"这一实质，方可达到准确辨证论治的目的。方剂是针对病证、病机的诸多方面，利用药物之间的相互协同和相互制约关系，使群药配合成一个有机整体，最大限度地发挥其治疗作用的药方。方剂组成原则可以概括为"依法选药、主从有序，辅反成制，方证相合"。经方则是合理配伍、精妙遣方的典范，冯五金认为，临证要善于应用经方化裁。

（五）标本兼顾，调整气血

脾胃病多因脏腑亏虚，阴阳气血失调，终致气滞、血瘀、热郁、寒凝、湿（痰）阻、邪犯而为病。本虚标实是脾胃病共同的病机，因此治疗脾胃病，应重在调整气血，平衡阴阳，辨清标本，祛邪扶正，急则治标，缓则治本，不急不缓则标本兼顾。治本宜补，治标宜通，力求做到补而勿滞，通而勿伤。

慢性胃病病程长，病情缠绵，多在脾胃虚弱的基础上而发。从虚实辨证看，虚少于实，每实而兼虚，虚证贯穿于全过程。所以，根据《内经》"虚则补之"的原则，治疗脾胃病要补虚以固本。冯五金常用升阳益气法益阳补脾，用甘凉润燥法养阴益胃。

外邪入侵必须施以攻邪之药，寒凉解毒攻邪之品虽可祛邪解毒，但攻邪的同时也易损伤脾胃阳气。脾胃受损则气血失充，御邪乏力，导致病程长，病情反易加重。冯五金提出，治疗脾胃病必须衰其大半而止，勿伤脾胃。

（六）久病入络，勿忘化瘀

生理状态下，气血在人体内沿着脏腑经络血脉运行不息，循环往复。若气机阻滞，血行不畅，脏腑失和，百病丛生。冯五金认为，采用行气药配合活血药，通过调肝疏泄，调畅气血运行，斡旋脏腑气机有助于治愈疾病。无论气滞、湿热还是气虚、血虚，均可通过胃腑通降失常而影响胃络血液运行，使胃络瘀阻。因此，临床诊治胃肠疾病，尤其是疑难病、久治不愈者，采用养血和血、化瘀通络药，适当配用当归、红花、桃仁、丹参、苏木、三棱、莪术，可达养血和血、化瘀通络之功。同时将活血化瘀与益气、升阳、泻火等法相辅而行，可获良效。

临证应用活血通络法的注意事项。

1. 慎用破血药，化瘀不伤正

对素体脾胃虚弱者，宜选用丹参、当归、鸡血藤、白芍等化瘀润血之品，不宜用或慎用破血逐瘀药。即使应用也应配合扶正养阴药物，以防正气受损，加重瘀血，并应中病即止，切莫过量。慢性胃病使用化瘀通络药物，要以轻灵流通、不伤正为原则。

2. 适当佐以理气

慢性胃病常病程缠绵，反复难愈，患者每多情绪低落，郁郁寡欢，活血通络药中适当佐以疏肝理气之品，可使气机周流，血脉畅行，有助于瘀血的消除和病情的康复，可选木香、薄荷、香附、柴胡、佛手等芳香轻清理气之品。

（七）善疏肝木，兼营脾土

脾胃病位在中焦，与肝密切相关，肝通于春气，象木旺于春。脾胃为仓廪之本，营之居，通于土气。肝属木，主疏泄而藏血。脾属土，主运化而生气血。木赖土以滋养，土得木则疏通，二者生理上相互协调，相互为用。脾为阴土，其功能主运化水谷、升清，肝为阳脏，体阴而用阳，其功能主疏泄，性喜条达，肝对脾土的疏泄条达正常，脾土才能不壅不滞，健运如常。土得木而达之，此称为"肝木疏脾土"。反之，肝的疏泄条达又有赖于脾脏运化的精微之气的柔润濡养，如此方能刚柔相济，阴阳调和，此为"脾土营肝木"。

治疗脾胃病，调理肝气为遣方的通用之法。疏泄不及，土失木疏，气壅而滞，故治以疏肝为主。疏泄太过，横逆脾胃，肝脾（胃）不和，治以敛肝为主。不能单纯疏肝或单纯敛肝，而应调肝之用。

（八）擅用专药，讲究服法

冯五金临证擅用专药，如胃酸过多、泛酸、烧心，常用乌贼骨、煅瓦楞子、蒲公英、浙贝母等。如胃镜发现胃溃疡，常加黄芪补脾益气，托腐生肌；用儿茶祛腐生肌；蒲公英清热解毒，托腐生肌；另加珍珠母、血竭促进溃疡面愈合。胆汁反流者加香附、枳实疏肝利胆。伴胃下垂者，加柴胡、升麻益气升阳，促使下垂脏器复位。如有脓血便，常用制乳没、炮姜、冬瓜仁促进排脓止血。如胃镜发现幽门螺杆菌感染阳性，加蒲公英、白花蛇舌草、黄连、苦参、败酱草等清热解毒药，以助清除幽门螺杆菌。理气药如厚朴、乌药、莱菔子，活血药如丹参、莪术、地榆、延胡索等均对幽门螺杆菌有抑制作用。如有黑便、呕血等出血表现，常加地榆、三七、仙鹤草、茜草、槐花以助止血。如有息肉，喜用乌梅、僵蚕以祛腐肉等。

另外，他常嘱患者注重药物煎服方法，纳差者，分多次服，以顾护胃气；便秘者，晚饭后、睡前各服 1 次；失眠者睡前服；恶心、呕吐者，加少量姜汁，或冷服、小量频服。

（山西省中医院 吕小燕）

甘爱萍学术思想与临床经验

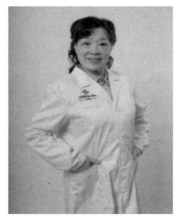

甘爱萍（1954—），湖北省中医院内科主任医师、教授、博士研究生导师，国家中医药管理局中医老年病重点学科建设单位负责人，湖北省中医院脾胃病重点专科学术带头人，湖北省首届老中医药专家学术经验继承工作指导老师，全国第五、第六批老中医药专家学术经验继承工作指导老师。

从事临床、教学、科研工作三十余年，尤其擅长脾胃病和老年病的诊治，对复发性口腔溃疡、反流性食管炎、胃及十二指肠溃疡、慢性萎缩性胃炎、糜烂性胃炎、胆汁反流性胃炎、慢性肠炎、慢性腹泻、溃疡性结肠炎、慢性便秘、胃肠息肉、酒精性脂肪肝、酒精性胰腺炎等常见疾病和难治疾病的中西医结合防治有丰富经验。自创复方中药"食管宁"治疗反流性食管炎，运用调气法宣上、畅中、导下，有效缓解了胃食管反流症状。研制的"欣胃汤"用于功能性消化不良伴焦虑，以疏肝气、益脾气、和胃气为治疗法则，在改善患者焦虑的同时，功能性消化不良亦得到有效治疗。自创复方中药"酒客乐"，补泻并施治疗酒精性肝胃损伤。首创"肠道生物反馈–中药灌洗法"治疗肠道黑变病。对老年性疾病强调"从脾胃论治"，首创序贯疗法治疗老年性尿频、阿尔茨海默症、老年性便秘、老年性代谢综合征等。擅长亚健康状态、虚弱体质、大病后体虚、手术后体虚调理，能够运用中医"治未病"理论针对不同人群进行四季养生调补。

1975 年进入湖北中医学院（现湖北中医药大学）中医系学习，曾先后到同济医院消化内科、上海消化病研究所进修学习，师从脾胃病名家魏喜保教授。经过多年的实践和总结，逐步形成了"脾胃为本，调气为先""和谐五脏，补泻并施""协调阴阳，防治结合""四诊合参，尤重舌诊""重视饮食与情志"的学术思想。著有《老年消化系统疾病的防治与调养》《糖尿病中西医结合诊疗方法》《便秘古今医方》等。主持和参与多项国家级和省级课题研究，如"酒客乐防治酒精性肝胃损伤的研究""胃溃灵治疗消化性溃疡的研究"等。

一、学术思想

（一）脾胃为本，调气为先

脾胃居中央而灌四旁，为后天之本，气血化生之源。甘爱萍十分重视脾胃在疾病发生、发展和预后中的作用，治疗疾病处处立足于脾胃，以补益脾胃为本，重视脾胃气机升降在脾胃病中的重要作用。甘爱萍继承魏喜保老中医脾胃病调气观，融李东垣脾胃元气学说、叶天士胃阴学说于一体，强调"脾胃为本，调气为先"，在升脾气、降胃气的同时，不忘疏肝气、宣肺气。甘爱萍治疗脾胃病常用黄芪、党参、白术、山药、茯苓、生晒参以健脾气；用浙贝母、桔梗、杏仁、法半夏、桑白皮等以宣肺气；用柴胡、郁金、延胡索、合欢花、玫瑰花等以疏肝气；用枳实、厚朴、陈皮、春砂仁等以降胃气。甘爱萍的经验方"食管宁"即是在补脾胃的基础上，以桔梗宣肺气，以白术运脾气，以枳实降胃气，体现了她"宣上""畅中""导下"的治病"脾胃为本、调气为先"的学术观点。

（二）和谐五脏，补泻并施

甘爱萍认为，慢性胃肠疾病的病理性质单纯实证或单纯虚证少见，虚实夹杂者居多，治疗上主张和谐脏腑，补泻并施，不能偏颇。对酒精性肝胃损伤，她采用益肝补胃、清热化湿、补泻并施之法；对便秘、腹泻患者，在中药灌肠疏通肠胃的同时，配合健脾、和胃、补肾、宣肺中药，补虚泻实，使五脏和谐，肠道得康；对消化性溃疡、慢性结肠炎等疾病，她强调补益脾胃的同时亦要兼顾其他脏腑，如"肾为胃之关"，故补脾不忘益肾；肝木易乘脾土，故治肝以安胃；针对胃下垂，她一方面提升中气，一方面清湿热，消食积，补中有泻，补中有消，以通为补。和谐五脏，补泻兼施，充分体现了她五脏动态平衡的唯物主义哲学观。

（三）协调阴阳，防治结合

随着医疗模式的转变，预防为主的观念在疾病防治中的作用越来越受到重视。甘爱萍秉承中医"不治已病治未病"的思想，以"协调阴阳"为中心，自制甘氏养生膏1号、2号，针对亚健康人群和体质虚弱者进行调理，疗效显著。她以"四季补脾"的思想为中心，结合四季气候变化，调以平衡气血阴阳的药膳。对已病者，她主张健脾胃，强五脏，补后天（脾），促先天（肾）。肾气充沛则阴阳之根本和谐，疾病自愈。除药膳食疗及药物预防外，她还十分重视饮食、起居、运动、情志调摄。凡患者就诊，她必暖言相待，笑脸相迎，嘱患者禁食生、冷、辣、油炸等食物，保持心情舒畅。

（四）四诊合参，尤重舌诊

甘爱萍诊治脾胃病强调整体观念，望、闻、问、切四诊合参，全面仔细。她认为，只有耐心倾听，才能全面了解患者病情，去伪存真，探求疾病的本质和根源。四诊中，甘爱萍十分重视舌诊在脾胃病诊治中的作用。盖舌为心之苗，脾之外候，苔由胃气所生，故脏腑病变，特别是脾胃病变，往往首先在舌质和舌苔上表现出来。根据舌质的形态、色泽、舌苔的薄厚、颜色等可以判断疾病的性质、病变的脏腑、气血的盛衰、津液的盈亏等。如舌质红多反映阴伤、津液亏虚，多见于慢性病、糖尿病、帕金森病、老年患者；舌质淡多见于贫血、慢性萎缩性胃炎、多病、久病；舌体胖大多见于脾阳虚、肾阳虚；舌有裂痕多见于阴虚有热。在舌苔方面，白厚腻苔多为痰湿盛；黄腻苔多为湿热或饮食积滞化热；薄黄苔为脾胃病常见，多见于胃热不甚者；舌苔薄黄但润泽者，多病情较轻，为疾病初期；舌苔薄黄而干，则胃有热而未实，热邪已伤津；舌苔薄白而略带浅黄，则为风热在表或风寒化热。

（五）重视饮食与情志

在病因防治上，甘爱萍尤其重视饮食调摄与情志调理。饮食不节、情志失调是脾胃病的常见病因，另外患者患病后，脾胃虚弱，饮食结构会发生改变，情志受到疾病的影响，导致疾病缠绵难愈。因此，在饮食调理方面，她提出慢性脾胃病要忌"嘴"，避免进食生、冷、烫、硬、辣食物，饮食以温、软、淡、素、鲜为宜。在情志调节上，她强调"以情胜情"，要求自己及学生对待患者一定要有耐心，学会倾听，多关心患者的心理问题，鼓励患者多走出去，参与社会活动。慢性脾胃病患者由于症状反复发作，病程长，反复就医，故极易在脾胃亏虚的基础上产生气滞、痰湿、血瘀、湿热等病理产物，导致病情缠绵难愈。甘爱萍强调，治疗慢性脾胃病要多管齐下，既要饮食控制、调畅情志、适当运动，又要中药、西药、针灸多法并用；既要治"病"，更要治"心"，只有取得患者的充分信任，持之以恒，才能收到较好的疗效。

（六）老年病从脾胃论治

甘爱萍主张老年慢性脾胃病以协调五脏为中心环节，五脏之中以脾胃为先，补后天，促先天，脾胃健旺则不受邪，肾气充沛则阴阳之根本和谐，疾病自愈。

中医学认为，肺为娇脏，不耐寒热，但甘爱萍却认为，随着人类的进化，饮食逐渐精细化，不节饮食、运动减少、社会压力增大，脾胃亦成"娇脏"，耐不得酸辣苦刺激之品，过酸则伤肝，过苦则败胃，过温则耗散阴液，故健脾气她多用药食双补之品，如生（炙）黄芪、炒（生）白术、山药、茯苓（皮、神）、芡实等。老年患者往往气阴两虚居多，故她多选择益气与滋阴兼顾之品，如（生）白术、山药、茯苓（神）、北沙参等。甘爱萍强调，补脾虚之品大多甘缓，属阴主静，补易使脾土呆滞；泻腑实之品，大多猛峻，属阳主动，泻易使胃气伐伤。临床上她善用柴胡、佛手，防补气而过壅；常用赤芍、白芍，防养血而过滞；常用黄芩、黄连，防温阳而过燥，阴阳并调，动静兼顾，达祛邪不伤正、扶正不助邪之效。

甘爱萍认为，老年人便秘以虚证或虚实夹杂居多，如果使用大黄等攻下之品，在荡涤肠胃的同时易耗伤气阴，得不偿失。她强调，治疗应以健脾益气、润肠通便为法，而且在内服汤剂的同时，可使用中药保留灌肠，以帮助和诱导腑气通畅。

脾胃病患者日久脾气亏虚，肝气郁结。气虚则气机运行无力，肝郁则三焦气机失调，无形之气留滞于胃肠之间。她强调，"腑病以通为用"，不仅是使有形之物正常排泄，也包括无形之气的通调顺畅。气虚无力推动有形之物下行，气滞则阻碍有形之物下行，因此，临床用药不宜过用下气之品，以免损伤脾胃之气，造成脾胃虚损，中气下陷。甘爱萍常常在健脾益气的基础上使用砂仁、佛手、香橼皮、枳壳、陈皮等理气开郁之品。治疗脾胃病，她十分推崇李东垣《脾胃论》的学术思想，认为"升脾气、降胃气"同时，应注意"疏肝气，调肺气"，只有气机通畅才能脾健胃安。她的经验方"食管宁"，用于反流性食管炎就以宣上、畅中、导下为法。方中桔梗宣肺气，白术运脾气，枳实降胃气，能有效缓解反酸、烧心症状。她的经验方"欣胃汤"，用于治疗功能性消化不良伴焦虑，以疏肝气、益脾气、和胃气为主，治肝安胃，在改善患者焦虑的同时，功能性消化不良亦得到有效治疗。

胃病的发生与情志关系密切，胃病日久又可影响情志，导致形神同病，故患者多有情绪不宁、烦躁、失眠、多梦、心慌等不适，此时甘爱萍多选用郁金、合欢花（皮）、玫瑰花、夜交藤为主药，必要时用柴胡。她认为，合欢花、玫瑰花等药性平和，轻扬上浮，能达心神。

（七）汤、膏、丸剂，因时因人而异

中药有膏、丹、散、丸、汤等剂型的不同，不同的剂型适合不同的患者，甘爱萍治疗脾胃病多用汤剂、膏剂、丸剂等。对于初诊、急性病或慢性病活动期患者，她认为汤剂最佳，不仅起效快，而且药物增减方便。汤剂每方多为 12～16 味，药味适中。药味太少，主要病证难以缓解；药味太多，易分散药力。

外用灌肠用药多为 4～8 味，主要用于缓解便秘日久、腹胀等急性病证，药味虽少，药量大，药物精专，直达病所，可快速祛除病邪。如治疗肠梗阻的"通肠汤"，仅3 味药；治疗便秘的"胃肠舒液"仅 6 味药。

对慢性脾胃病或长期出差者，丸剂较佳。丸剂虽吸收缓慢，但药力持久，且易于携带。丸剂每方 16～20 味。对气血虚或需滋补的患者，秋冬季一般用膏剂，不但易于吸收，而且不伤胃，制膏剂每方 20～24 味。

（八）常用剂量是脾胃病的"最佳剂量"

中医虽然有"不传之秘在于量"之说，但甘爱萍却认为，关键在于把握君臣佐使的基础上，熟悉每一味药物的特性，掌握药物剂量的一般规律，以及某些药物的特殊剂量。如组方少，药量可大；组方大，则药量相对减少。外用药量可大，内服药则剂量相对减少。入汤剂剂量可大，入丸剂则剂量宜少。道地药材剂量可少，非道地药材剂量可大。药食同源之品剂量可大，花类药物剂量可少。益气滋阴类补益药剂量可大（20～30g），其他药物剂量可少（6～12g）。君药剂量宜大（15～30g），臣药剂量次之

（10～15g），佐使药剂量最少（6～10g）。

二、临床经验

（一）吐酸病

甘爱萍治疗吐酸，常肝、脾、胃同治，善用黄连、竹茹、丹皮、蒲公英等清肝胃火。因胃喜润恶燥，故加芦根、玉竹等益胃生津；用茯苓、白术、北沙参健脾和胃；用合欢花、玫瑰花、香橼皮等理气不伤阴药疏肝理气；吐酸较甚者，加煅瓦楞、乌贼骨制酸和胃。

甘爱萍认为，泛酸久病可入络。如胃镜示有糜烂、出血等改变者，应适当用活血止血药，如白及、仙鹤草等；有幽门螺杆菌感染者，应在运用清热解毒药如黄连、蒲公英的同时，结合西药三联疗法，加速祛除"外邪"，以使邪祛正复。

（二）嘈杂病

甘爱萍认为，治疗嘈杂首先要分清寒热虚实。嘈杂可分为肝胃郁热、脾胃湿热、胃阴不足、脾胃虚寒四型，四型可单独存在，亦可兼夹、转化，临床贵在随机应变。因脾胃居中焦，胃气宜通、宜降、宜和，通则胃气降，降则气机和，和则纳运正常，纳运和则嘈杂自除，故治疗嘈杂应抓住通、降、和三法。

在具体用药上，她认为固护胃气是治疗的重要一环，如脾胃湿热、肝胃郁热证，需用黄芩、黄连、栀子等苦寒清热药时，可加用生姜或姜半夏等辛温之品，以防苦寒败胃之弊，并注意病邪衰退大半即止。病程长、体质弱者，应注意健运脾气，合理调节饮食，怡情悦志，劳逸有节，避寒冷，慎起居，保护胃气尤为重要。

（三）噎膈

甘爱萍指出，本病病因复杂，多由饮食不节、过食辛辣、嗜烟酒等致胃肠阴液耗伤，或情志不畅，久郁化火，伤阴耗液，或脾失健运，痰凝气结，瘀血阻滞于食道所致，总属阳气内结，阴血亏虚，即痰凝、血瘀、阴伤、气郁，治当滋阴养血，化痰开郁。

患者虽湿热内阻，但仍可用条参、芦根、玉竹、竹茹等养阴之品，旨在滋阴养血。若湿热重，可加清热解毒之品，如蒲公英、牛蒡子等，以减轻对食道的刺激。

若素有阴虚，加之肝郁化火，更伤阴血，在启膈散（丹参、沙参、茯苓、大贝母、砂仁、郁金）的基础上，疏肝理气，加用芦根、玉竹、竹茹等养阴。

（四）反胃

甘爱萍治疗本病注重脾胃及肾，一是温脾暖胃，如《医学从众录·膈症反胃》云："食入反出，脾失其消谷之能，胃失其容受之能，宜理中汤温脾。"二是温补肾阳，真火旺则脾土才得以温养熏蒸。《景岳全书·反胃》云："虚在下焦而朝食暮吐，或食入久而反出者，其责在阴，非补命门以扶脾土之母，则火无以化，土无以生，亦犹釜底无薪，不能腐熟水谷，终无济也。宜六味回阳饮，或人参附子理阴煎，或右归饮之类主之。"

反胃一症也有以病位而用药者。如得食即吐，病在上脘，胃腑自病，虚而不纳，所吐之物尚未消化，治以养胃清火。如停久而吐，病在中脘，脾虚不能运化，吐出之物将欲腐熟而未变，治以健脾和胃。若朝食暮吐，病在下脘，小肠不能多盛，吐出之物已腐热变化，治以降逆顺气。

（五）便秘

便秘的治疗以通下为总原则，亦当分虚实。临床上实者多因气滞、热结、寒凝所致，虚者多由气虚、阴虚引起。无论虚实，不可妄用峻泻，以免伤肠道津液，加重便秘。甘爱萍常用虎杖、茜草苦寒通下。对热结便秘者，酌选郁李仁、杏仁等滑肠中药；寒结便秘，酌选火麻仁；气虚者，重用黄芪、条参等健脾益气；阴虚者，多用石斛、芦根、玉竹、草决明等生津之品。白术健脾理气，排便困难便秘者生用，腹泻或大便稀溏者炒用。

情志因素对便秘也有较大影响，许多情志不舒的患者往往便秘也比较严重。这种便秘的特点是大便不甚干结，但排出不畅。中医学认为，脾胃的气机升降与肝的疏泄功能有密切的关系，肝的疏泄正常，则脾胃升降方能协调，否则容易出现脾不升清、胃不降浊、腑气不通的症状。对这类便秘患者，甘爱萍一般会选佛手、香橼皮、合欢花、玫瑰花等既能疏肝理气又不会损伤阴液的药物。

《内经》云"肾开窍于二阴"，主五津，甘爱萍认为，治疗便秘当补肾，强五津，她使用玄参、生地黄、麦冬（增液汤），滋阴增液，以辅助肾主二便。特别是淡大芸一味，可补肾阴，益精血，润肠通便，对老年肾亏便秘尤为适宜。

（六）泄泻

临床上导致泄泻的内外因素较多，但甘爱萍认为多离不开湿邪，治疗以祛湿为主，处方多以参苓白术散为基础。若便前腹痛，"泻责之脾，痛责之肝"，药用痛泻要方（炒白术、炒白芍、炒陈皮、防风），其中防风取风能胜湿之义。另外，肾主二便，泄泻日久者易伤肾阴，故方中用黄精、山药滋阴补肾。若患者正气不足，脾失健运，内蕴湿热，腹泻夹有黏液，先健脾补正气，后以五倍子、芡实收涩止泻。因湿热内蕴，单用收涩之品易闭门留寇，故又以清热解毒之品，如败酱草、马齿苋、白花蛇舌草等祛邪，避其不足。

（七）脾心痛（急性胰腺炎）

甘爱萍认为，胰腺与肝胆的关系非常密切，其功能属于肝脾两脏，病因可由外邪侵袭、暴饮暴食或肝胆脾发生病变，胆管阻塞，肝气郁积而发病。情志失调，肝失疏泄，肝气横逆，犯胃克脾，可使脾胃升降失司。特别是嗜食肥甘醇酒，可损伤脾胃，积滞于中，蕴湿化热，邪热食滞互结，而成阳明腑实证。

本病急性期病机为气滞夹积，湿热蕴结肝胆，脾胃实热，腑气不通。根据中医"六腑以通为用，不通则痛"的原则，甘爱萍认为治疗应以通里攻下为主，辅以清热解毒，药如大黄、芦荟、芒硝等，方剂以大承气汤和大柴胡汤为代表。对胆源性胰腺炎患者，临证时常加金钱草、海金沙等利胆药物。

本病恢复期为多表现为脾胃失健。治以理气健脾，清利湿热，她善用党参、茯苓、白术、枳壳等健脾行气。对血尿淀粉酶持续不降或反复波动者，甘爱萍认为多与痰热郁结、胰管引流不畅有关，故常加全瓜蒌、郁金、浙贝母等清热化痰散结之品。

（湖北省中医院　黄鹤）

王晞星学术思想与经验总结

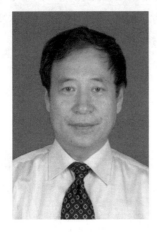

王晞星（1959—），主任医师，教授，北京中医药大学博士研究生导师，全国第四、第五、第六批老中医药专家学术经验继承工作指导老师，全国首批名中医，享受国务院政府特殊津贴，卫生部有突出贡献中青年专家，新世纪学术技术带头人333人才，山西省名中医，"白求恩"式好医生，全国"五一劳动奖章"获得者，山西省中医院前院长。从事临床工作四十余年，博学多思，勤于临床实践，擅长治疗肿瘤等多系统疾病。

王晞星认为，不同的癌病其病机虽各有特点，但病理变化不外正虚、痰瘀毒等相互纠结而成有形之肿块。总体原因可责之为"不和"。在治疗癌病时，他重视中焦脾胃，认为其为后天之本，"脾胃虚则百病丛生""积之成者，正气不足，而后邪气踞之"，且大病后"得胃气则生，无胃气则死"。主张治疗癌病时，视患者病机的转化予扶正祛邪，强调和法的临床运用。

一、脾胃的功能特性与病机特点

脾胃二者同居中焦，关系着人体营养吸收、糟粕排泄，为气血生化之源。脾喜燥恶湿，脾气健旺，运化水液功能发挥正常，水津四布，自然无痰饮水湿的停聚。且"脾气散精，上归于肺"。胃喜润恶燥，胃的受纳腐熟不仅依赖胃气的推动和蒸化，亦需胃中津液的濡润，即"胃润则降"。脾升胃降，相反相成。脾气升则肾气、肝气皆升，胃气降则心气、肺气皆降，故脾胃为脏腑气机上下升降的枢纽。

脾与四脏关系密切。脾主运化，肝主疏泄，脾生血统血，肝藏血，故二者为疏泄与运化相互为用、藏血与统血相互协调的关系。肺主气，主要依靠肺吸入的清气与脾胃运化的水谷精气相结合，故脾气虚则肺气亦虚。肺主通调水道，为水之上源，而脾有运化水湿之功，故肺脾两脏在气的生成和津液的输布代谢方面相互影响。脾为后天之本，肾为先天之本，二者互促互助，互为因果。心主血，脾统血，且脾为气血生化之源，二者在血液的生成和运行方面关系密切。

二、辨证思路

（一）脾虚痰湿并见

癌病患者一方面体内出现有形之肿块且日趋加重，另一方面会出现身体逐渐消瘦，体重下降。这与脾胃的功能密切相关。虚证和实证是相对并存的。脾虚失运，则气血生化无源，聚湿生痰，即"脾为生痰之源"，脾胃健则痰湿消。王晞星认为，癌病患者既有脾胃本虚，又有其他标实，需审标本轻重缓急，先后分治，或同时兼治。如术前可以健脾运脾为主，佐以化痰散结，以增进食欲，改善体质，为手术创造良好条件。特别是消化道肿瘤患者，脾胃本身受邪，经过中药调理，术前症状会有所缓减，术后更易于康复。肿瘤患者术后有形之积已除，邪毒已减，但正气大伤，气血大亏，一般表现为气虚乏力、自汗、纳少、腹胀等，胃肠肿瘤患者术后更为明显，此时应以顾护脾胃为主，予健脾益气、醒脾开胃、和胃之品，以促进机体加快恢复。晚期癌病患者多表现为恶病质，"虚人患积者，必先补其虚，理其脾，增其饮食，然后用药攻其积"，即"留得一分胃气，便留得一分生机"。健脾药物对癌细胞具有一定的细胞毒作用，能抗癌增效，保护正常细胞，反突变，抑制肿瘤转移，是提高疗效的关键。

（二）燥湿并存

"太阴湿土，得阳始运，阳明燥土，得阴自安。以脾喜刚燥，胃喜柔润故也"。脾与胃相对而言，脾为阴脏，以阳气温煦推动用事，脾阳健则能运化升清，故性喜燥而恶湿。胃为阳腑，以阴气凉润通降用事，胃阴足、胃津充则能受纳腐熟，故性喜润而恶燥。脾湿太过，或胃燥阴伤均可导致脾运胃纳失常，故在采用健脾和胃、燥湿化痰之法时需防伤胃之津液。脾为生痰之源，痰湿之邪停留体内，日久寒化则伤及脾阳，热化则伤及胃阴。加之肿瘤晚期患者气血均不足，无以充养全身，日渐消瘦。化疗易致呕吐，反复发作可耗伤胃津；放疗乃热毒，亦耗伤人体阴液，故脾虚、胃阴不足、痰湿内停均可并存一身，治宜和法，用药以平为贵。

（三）气滞血瘀

癌病患者发病前多有抑郁焦虑病史，知道病情后难免忧愁烦恼，情志不遂。肝失疏泄，气机郁滞，脏腑之气升降出入失常，久则导致气滞血瘀，或气不布津，津聚则痰瘀互结，滋生内毒。气滞血瘀、痰结毒聚则易成肿块，即《类证治裁·郁证》所曰"七情内起之郁，始而伤气，继必及血"。加之脾失健运，痰湿内生也可影响肝失疏泄，导致"土壅木郁"之证。故用药需灵动，必有调畅气机之品，不可呆滞。理气法对于协调气机平衡，促使血瘀、痰凝逆转均能发挥作用。且癌病病及血分，故破血活血之品亦不可缺。

（四）脾升胃降

"清气在下，则生飧泄；浊气在上，则生䐜胀"（《素问·阴阳应象大论》）。"脾胃不足之源，乃阳气不足，阴气有余。当以元气不足升降浮沉法，随证用药治之"（《脾胃论》)。若脾气不能升清，则水谷不能运化，气血化生无源。王晞星认为，脾气升清最为关键，癌病发热多为脾胃虚、脾气不能升发所致，可仿李东垣法治之。"脾胃气虚，则下流于肾，阴火得以乘其土位"，治疗"惟当以辛甘温之剂，补其中而升其阳，甘寒以泻其火"，治以甘温益气除热，方用补中益气汤加减。

胃为六腑之一，以降为顺，以通为用。胃为太仓，主受纳水谷和传化糟粕。胃降失常，则六腑之虚实更替失常，上不能受纳水谷，下不能传化糟粕。水谷受纳受阻，则化源无继，气血无以化生，从而加重正气虚。传化之道不利，糟粕难以下行，邪毒难以借谷道排出体外，则愈聚愈深愈重。对此王晞星强调，必须重视通降之法在肿瘤尤其是消化道肿瘤中的应用，给邪以出路。

三、善用和法

王晞星认为，广义"和法"可以指导所有对疾病的认识及治疗，包括不和则为病、治病以求和。和法可以使失调的表里、气血、脏腑、阴阳回归和谐，具体运用包括寒凉、温热、辛散、补益等不同功效的药物配合使用，以达到疏通表里、和解寒热、调理脏腑等目的。

癌病的病机是正虚邪实，如《诸病源候论》所云："积聚者，由阴阳不和，脏腑虚弱，受于风邪，搏于脏腑之气所为也。"脏腑失和，阴阳失调，气滞血瘀，痰湿凝聚，久而成积，则病气始生，肿瘤乃成。毒蕴正亏，失和加重，致邪气泛滥，使肿瘤生长、复发、转移。可以说，肿瘤的发生发展源于不和。王晞星认为，肿瘤治疗的基本原则是"谨察阴阳所在而调之，以平为期"，和其不和，以偏纠偏，祛有余，补不足。蒲辅周对和法的解释更为清楚，即和解之法，具有缓和疏解之意，目的是使表里寒热虚实的复杂证候和脏腑阴阳气血的偏盛偏衰归于平复，寒热并用、补泻合剂、表里双解、苦辛分消、调和气血皆谓和解。

（一）食管癌诊治

食管癌属中医学"噎膈"范畴，多由饮食不节、情志不遂、正气内虚等多种因素综合作用而成，最终可导致痰、气、瘀血交阻，蓄而化热，聚成癌毒，停积于食管。加之脾胃受纳运化不健，化源日少，正气驱邪无力，邪毒日甚，气滞更深，痰瘀日益胶着，胃纳越来越少甚至断谷，生化之源日益匮乏，又致正气日益亏虚，终成"虚、痰、瘀、毒"互为因果、恶性发展的复杂病理过程。同为食管癌，因处于不同阶段，疾病的表现不同，因此，要提高临床疗效，必须辨证论治。

王晞星认为，"病"是"证"的基础，既要重视"证"的阶段，又要重视"病"的过程。中医治疗食管癌仅仅依靠辨证论治，尚不能解决治疗过程中的所有问题，应将中医的"辨证"与西医的"辨病"结合起来，既要看到患者不同的证，也要看到患者共同的病变性质，即痰、瘀、毒结成有形之物聚于食道，治疗时要注意通降为顺，采用甘凉濡润法滋养胃阴，和降胃气，配合化痰散瘀，消散癌肿，宗前人麦冬汤方意。采用和降胃气法可宗前人旋覆代赭汤、橘皮竹茹汤、瓜蒌薤白散等方意，并视患者正气之虚衰配合健脾扶正及抗癌解毒中药。

（二）胃癌诊治

王晞星认为，胃癌的病因病机多从脾胃虚弱和脾胃失调而论。其可导致痰瘀毒聚，胶结不化。病变部位在胃，与脾密切相关。正气不足、脾胃虚弱为发病的前提。胃癌已成，胃之积聚必然影响胃的受纳腐熟和脾的运化功能。另外，胃癌患者大多经过手术切除或反复化疗，手术重创脾胃，化疗损伤脾胃，使脾胃运化受纳功能更加低下。

胃癌乃本虚标实，本虚指正气不足，脾胃虚弱；标实指气滞、血瘀、痰凝、湿阻、热毒等伏于局部。根据其临床特点，胃癌可分为脾胃虚弱、胃阴亏虚、肝胃不和和痰毒瘀结四个基本证型，治以健脾益气、养阴和胃、健脾柔肝、化痰解毒、活血散结为法，方剂多选用六君子汤、一贯煎合四逆散、小柴胡汤合四逆散、小陷胸汤合温胆汤、半夏泻心汤等，并结合临床症状灵活加减。用药上要始终重视健脾，顾护胃气，多选用健脾药、和胃药、理气药、解毒药、散结药、活血药等，且不排斥中药药理研究的结果，药用菝葜、藤梨根、野葡萄藤、壁虎、山慈菇、白花蛇舌草、莪术、三棱等。总之，要立足于补益脾胃，以脾胃为中心，攻补兼施，补中有运，攻图以缓，攻不伤正。

（三）大肠癌诊治

王晞星认为，本病病位主要在大肠，涉及脾、胃、肝、肾诸脏。在人体正气不足、阴阳失调的情况下，复加饮食所伤、情志失调、邪毒内侵等，导致脏腑、经络气血功能失调，引起气滞、血瘀、痰凝、热毒、湿邪蕴久积聚，互相结于大肠乃形成肿瘤。本病总属本虚标实之证。早期多以湿热下注者居多，多因饮食不节，醉饱无度，恣食肥甘，或久染肠疾，久泻久痢，或情志失调，肝脾不和，损伤脾胃，湿热内生，而致肛门重坠，大便脓血，排便有碍。

便秘与泄泻这两个相互对立的症状，在大肠癌中十分常见。若湿毒蕴结大肠导致的便秘，常伴有里急后重、腹胀腹痛，根据"六腑以通为用"原则，王晞星常选用清热泻下、攻积导滞的大黄、元明粉、枳实、瓜蒌仁、厚朴、红藤、败酱草等，以荡涤湿热毒邪，消除宿滞瘀血，减轻局部炎症水肿。泄泻同样也可由湿热下注、传化失常引起，症见泄泻频作、泻而不爽，可伴有里急后重、腹胀腹痛、肛门灼热、便脓血而恶臭，此时王晞星多采用"通因通用"原则，清除肠内之湿毒。

大肠癌晚期恶病质常见的六个证型是脾虚气滞证、气血两虚证、气阴两虚证、脾虚湿阻证、肠腑不通证和脾胃虚寒证。王晞星治疗采用扶正固本为主，祛邪为辅。同时，在主方的基础上注意选择解毒抗癌药，如蜂房、藤梨根、红藤、败酱草、草河车、白花蛇舌草、白英、薏苡仁、苦参、半枝莲、七叶一枝花、蛇六谷等。

（四）胰腺癌诊治

王晞星认为，胰腺属于中医的脾和胆，因此，胰腺的生理功能既体现脾的运化功能，也兼见胆的疏泄功能。胰腺癌总的病机系脾胃虚弱、肝胆湿热致气滞、血瘀、湿热为患，久而结成坚块。胰头癌以湿热表现为多，胰体癌、胰尾癌则多见脾虚气滞之证。在治疗上，王晞星多采用健脾和胃、疏肝利胆等法，多选六君子汤、大柴胡汤、一贯煎加减。

胰腺癌晚期，癌毒弥漫，邪盛正衰，患者全身状况差，进食量少或不能进食，呈恶病质态。"四时百病，胃气为本""胃气一败，百药难施"。胰腺癌的治疗，无论早期还是晚期，均应立足于患者的整体情况，以人为本，辨证施治必须首先照顾脾胃，时时注意保护胃气。王晞星常在处方中加健脾益胃之品，以维持脾胃正常的协调升降功能。制方选药强调平和轻灵，少用味厚燥烈之属，忌用苦寒滋腻之品，切忌"除恶务尽"，猛浪攻伐，反败其胃，加速病情。

四、重视外治法

放射性直肠炎是因放疗而导致的疾病，是妇科肿瘤及盆腔、腹腔、腹膜后恶性肿瘤接受放射治疗后常见的急性或慢性并发症，临床表现为腹泻、腹痛、便血和黏液血便，严重者可出现肠梗阻、肠穿孔等，发病率为6%～17%。本病多迁延不愈，部分患者因症状严重被迫中断放疗，严重影响了预后及生活质量。中医将其分为热毒伤络型、寒热错杂型、脾虚湿滞型和脾肾阳虚型。其中以热毒伤络型居多。王晞星自创"肠瑞灌肠剂"进行治疗。药物组成：地榆30g，仙鹤草15g，三七6g，白及30g，阿胶12g，大黄10g，儿茶6g。功效清热解毒，祛腐生肌，凉血止血，用于热毒伤络型结肠炎疗效良好。

在治疗上，王晞星主张"以人为本，带瘤生存"，先要考虑患肿瘤的"人"，然后才是"肿瘤"本身。他提出，治疗应以提高肿瘤患者的生活质量、延长生存期为目的，应"顾护脾胃，治病留人"。他强调，脾胃为人体的升发中心、后天之本，顾护脾胃就是保护人体的正气之本，抓住了疗效的根本所在，有助于带瘤生存。中医药维持治疗中晚期肿瘤的目的不在于抑杀肿瘤，而是减轻症状，减少痛苦，改善患者生存质量，稳定病情，延长带瘤生存期，此亦肿瘤治疗的关键所在。

（山西中医药大学附属医院 刘竺华 魏峰明）

李天望脾胃病诊治学术思想与临证经验

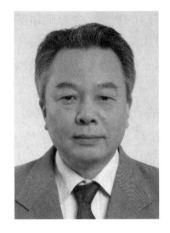

李天望（1961—），中医博士，湖北省中医院脾胃病科主任医师，湖北中医药大学硕士研究生导师、二级教授，湖北省中青年名医。先后荣获湖北省卫生行业社会团体先进个人、全国老中医药专家学术经验继承工作优秀继承人、湖北中医名师等。出版专著 3 部，参编学术著作 4 部，发表论文 50 余篇，作为主要负责人完成国家药品监督管理局两项新药临床实验任务，多次获得湖北省卫生厅科技进步奖。

1984 年毕业于湖北中医学院（现湖北中医药大学），从事临床工作三十余年，能够运用中医和中西医结合方法治疗消化系统疾病，如胃脘痛、黄疸、鼓胀、便秘、泄泻、胃食管反流、胃溃疡、胃癌前病变、溃疡性结肠炎、肠易激综合征等，能够熟练运用消化道内窥镜诊断及治疗胃肠道息肉、肿瘤，进行食道及胃肠狭窄的扩张治疗、支架的植入术、食道癌支架扩张、食道静脉曲张套扎治疗等；熟练运用经内镜逆行胰胆管造影（ERCP）诊断和治疗胆系及胰腺各种疾病。

一、学术思想

（一）情志与脾胃疾病

随着社会竞争的日益激烈，人们所承受的心理压力越来越大，心身疾病的发病率不断增加，其中胃肠消化功能紊乱的发病率较高，如消化性溃疡，胃炎，溃疡性结肠炎，贲门、幽门痉挛，肠易激综合征，神经性厌食或多食，神经性呕吐，功能性消化不良等。这些疾病症状复杂，患者往往伴有焦虑和抑郁情绪，且难以控制，治疗效果随情绪波动较大，甚至久治不愈。

中医学认为，人的情志活动与内脏功能有着密切联系，喜、怒、忧、思、悲、恐、惊即"七情"是人对客观外界事物的反映，属正常的精神活动。正常的"七情"活动不影响脏腑气血的调节功能，如果长时间的精神刺激或突然受到强烈的精神创伤，超过了人体生理承受的极限及调节范围，则会引起体内阴阳、气血失调，脏腑、经络功能活动紊乱，从而导致疾病的发生。《素问·阴阳应象大论》有"怒伤肝""喜伤心""思伤脾""忧伤肺""恐伤肾"之谓。情志不调伤及人体内脏，可影响内脏气机而发病，而不同的精神致病因素对人体内脏气机的影响不一，反之，脏腑功能失调也易导致某种精神情志的变化。

脾胃是气机升降枢纽，脾喜燥恶湿，胃喜湿恶燥。脾主升清，胃主降浊，升降相因，燥湿相济。肝主疏泄，疏泄条达，脾胃升清降浊协调平衡。胆与肝相表里，胆汁为肝之精气所化生，肝之疏泄功能正常，则胆汁排除顺畅，辅助脾胃消化。小肠分清泌浊，大肠传化糟粕，肾阳之温煦与肺气的宣发肃降均参与水谷精微的消化吸收和输布排泄。心主神志，为五脏六腑之大主，情志异常会伤及心神，心神受损会影响诸脏腑正常功能的发挥。李天望认为，脾胃病证的发病与肝脾密切相关，兼见五脏。临床上肝郁脾虚证多见，或以肝郁为主，治以疏肝理气，兼健脾胃；或以脾虚为甚，治以健运脾胃，佐之理气。

早饱、嗳气、饱胀感甚至疼痛等属中医学"胃脘痛""胃痞病""呃逆"等范畴，内因主要有情志失调、脾胃虚弱，外因主要为饮食不节和感受外邪。所谓"不通则痛""清气在下，则生飧泄；浊气在上，则生䐜胀"。中医辨证施治，无论痛胀，均可从"气"论治。肝主一身气机之疏泄，故可以疏肝行气为治疗大法，方用柴胡疏肝散加减。对情志不畅所致的肝胃不和、气机不顺所致的胃痞等均有良好疗效。

素体脾虚为疾病发生的基本病机。肝属木，脾属土。肝木疏土，脾土荣木。土得木则达，木得土则荣。若肝郁气滞，脾土受损就会发生木郁乘土的病理变化，则脾虚更甚，故《金匮要略·脏腑经络先后病脉证》云："见肝之病，知肝传脾，当先实脾。"根据肝病传脾理论，健脾是本病治疗极为重要一环，脾气得以恢复，则肝自愈也。

中医理论中有两个重要特点，一是整体观念，二是辨证论治。整体观念是中医学关于人体自身的完整性及人与自然社会环境统一性的认识。辨证论治是中医学认识疾病和处理疾病的基本原则。中医学认识和诊治疾病既强调辨证论治，又强调辨证与辨病相结合。治疗方法上强调同病异治和异病同治。同病异治即同一种病，因发病时间、地域不同，或疾病进展程度、病机变化，或患者体质有异，所反映出的证不同，因而治疗也就不同。异病同治是指不同的疾病，在其发展过程中由于出现了大致相同的病机，因而采用同一方法治疗的法则。总而言之，中医治病的关键在于辨证论治。

（二）疏肝健脾治疗脾胃病

李天望认为，脾胃病的发生原因主要有外邪犯胃、饮食伤胃、情志不畅和脾胃虚弱等，其可导致胃气郁滞，胃失和降，脾失健运，气机受阻，水湿停滞，不通则痛，治疗以疏肝健脾为主。

1. 脾胃为后天之本

脾主运化，主升清，主统血，主肌肉、四肢。胃与脾同居中焦，主受纳、腐熟水谷，主通降，与脾相表里，共有"后天之本"之称，五脏六腑、四肢百骸皆赖以所养，脾胃的病理表现是受纳、运化、升降、统摄等功能出现异常。

脾为太阴湿土之脏，喜温燥而恶寒湿，得阳气温煦则运化健旺。胃有喜润恶燥之特性，不仅需要阳气的蒸化，更需要阴液的濡润。胃中阴液充足，有助于腐熟水谷和通降胃气。若脾的运化水谷精微功能减退，则会出现便溏、腹胀、倦怠、消瘦等症；若运化水湿功能失调，则可产生湿、痰、饮等病理产物，发生泄泻等症。若胃的受纳、腐熟水谷及通降功能失常，不仅会影响食欲，还可因中气不能运行而发生胃痛、痞满及大便秘结；若胃气失降而上逆，可致嗳气、恶心、呕吐、呃逆等。

2. 肝与脾胃病

肝主疏泄，主藏血。肝为刚脏，喜条达而恶抑郁。肝木疏土，助其运化。脾土营木，利其疏泄。肝郁气滞易犯脾胃，引起胃痛、腹痛等。很多人处于亚健康状态，其中重要的原因之一就是精神心理因素及生活压力导致肝气不疏，而见功能性疾病的发生，如功能性消化不良、肠易激综合征等。

（1）郁怒伤肝，脾胃升降失司：很多脾胃病的发生发展及恶化与情志因素关系密切。在生理状态下，肝主疏泄，条达气机，气机通畅，脾胃如常发挥其升降枢纽作用。若情志过激，肝气郁怒，肝气横逆犯脾，脾胃升降失司，致清阳不升，浊阴不降，可出现嗳气太息、脘痞腹胀、胀满连胁等症，即唐容川《血证论》所云："木之情主于疏泄，食气入胃，全赖肝木之气以疏泄之，而水谷乃化，设肝之清阳不升，则不能疏泄水谷，渗泄中满之症，在所不免。"证如胃脘痛肝气犯胃。

（2）肝气郁结，脾气内虚：《素问·风论》云："脾者土也，而恶木。"张子和则明确提出："夫膹郁不伸，则肝气乘脾。"表明肝气郁结，横逆犯脾，脾胃受损可致脾气虚弱。肝体阴而用阳，脾气内虚，气血生化不足，肝体得不到阴血的濡养，疏泄失司，气机进一步郁结，从而使肝病加重。肝气郁结，脾气内虚，两者相互影响，互为因果，可致嗳气太息、胁痛腹胀、大便溏泄、食欲不振等反复发作，缠绵难愈，如泄泻、胃痞病、呃逆、胃脘痛等。

（3）肝郁气滞，痰浊瘀血内阻：《临证指南医案·郁运》云："郁则气滞，气滞久必化热，热郁则津液耗而不流，升降之机失度，初伤气分，久延血分，延及郁劳沉疴。"其指出，肝气郁结，疏泄失调，气机不畅，不仅会化火炼津生痰，还可致脾胃虚弱，健运失司，血液运行失常，导致瘀血。痰浊瘀血内阻，癥瘕乃成。痰浊、瘀血交织为患，气血运行不畅，可使肝气郁结、脾气内虚进一步加重，这也是病情恶化、反复发作、缠绵难愈的重要原因，如胃脘痛（瘀血停胃证）、慢性萎缩性胃炎。

二、临证经验

（一）肠易激综合征（腹泻型）的诊治

李天望认为，本病的发生主要是肝郁脾虚、肝气犯脾所致。肝主情志，性喜条达，情志不畅则肝郁，故见脘痞胸闷、急躁易怒；肝郁横逆犯脾，致气机不畅，故腹痛肠鸣、嗳气少食；大肠传导失司，则泄泻、泻后痛减。其病机以脾虚为本，肝郁为标。故治疗应重视气机的调节，以疏肝健脾为法。临床辨证选方他多以参苓白术散加减，药如党参、茯苓、白术、山药、薏苡仁、陈皮、木香、吴茱萸、黄连、乌梅、诃子、石榴皮、白扁豆、砂仁、鸡内金、焦山楂、炙甘草等，以益气健脾，渗湿止泻。方中党参性平和，专补脾肺；白术、茯苓健脾益气渗湿；山药健脾益气，兼能止泻；薏苡仁、白扁豆助白术、云苓健脾渗湿；砂仁醒脾和胃，行气化滞；陈皮、木香健脾理气止痛；黄连为治泻痢之要药，可燥湿止泻；吴茱萸温肝暖脾，疏肝解郁；乌梅、诃子、石榴皮涩肠止泻；鸡内金、焦山楂健脾消食行滞；炙甘草健脾和中，调和诸药。随症加减，用于肠易激综合征往往效如桴鼓。

对于肠易激综合征，李天望或单独中医辨证论治，或西医对症处理，或中西医结合综合治疗，西药常用益君康调节肠道菌群，用尼为孚、复方谷氨酰胺调节胃肠道功能。

（二）功能性消化不良的诊治

功能性消化不良是由胃及十二指肠功能紊乱引起的一组临床综合征，是一种常见的功能性胃肠病，主要表现为上腹痛、上腹烧灼感、餐后饱胀、早饱感，可同时存在上腹胀痛、嗳气、食欲不振、恶心、呕吐等。

功能性消化不良属于西医病名，从临床表现看，可归于中医学"痞满""胃脘痛""嘈杂""吐酸"等范畴。痞满的基本病位在胃，与肝、脾关系密切，中焦气机不利，脾胃升降失职是导致本病发生的关键。

功能性消化不良以肝胃不和型居多，李天望在总结多年临床经验的基础上，自拟"柴胡和胃汤"进行治疗，取得了满意疗效。"柴胡和胃汤"是在经方柴胡疏肝散、四君子汤、枳术丸基础上化裁而来。中医学认为，脾气以升为健，胃气以降为和，脾胃的运化功能主要体现在脾胃之气的升降相因，平衡协调，与肝气的疏泄功能密切相关。另外，食物的消化吸收有赖于胆汁的分泌和排泄。只有肝的疏泄功能正常，胆汁才能正常分泌和排泄。李天望遵"木郁达之"之旨，顺其条达之性，发其郁遏之气，而立疏肝解郁、行气止痛之法。中医学认为，脾失健运也可影响肝之疏泄，导致"土壅木郁"之证，而四君子汤可以补中健脾，枳术丸长于行气消痞，"柴胡和胃汤"以肝胃不和的基本病机立方，紧扣疏肝和胃、行气消痞的治疗原则。

"柴胡和胃汤"由柴胡、枳壳、赤芍、炒白芍、香附、党参、茯苓、炒白术、莱菔子、当归、合欢皮、玫瑰花、川楝子、炙甘草组成。方中柴胡苦辛微寒，归肝、胆经，可疏肝解郁，升阳举陷，为君药。枳壳味苦、辛、酸，性温，归脾、胃经，具有理气宽中、行滞消胀之功，与柴胡配用，升清降浊，和解攻下并行，少阳阳明同治。白芍苦、酸，微寒，归肝、脾经，以补为用，可敛肝阴，养血柔肝，与柴胡配用，一散一收，一气一血，疏肝敛肝，补肝体而和肝用，使肝气得行而痛止。赤芍味苦，微寒，归肝经，可清肝火，以泻为用，与白芍配用，一敛一散，一补一泻，共奏清热凉血、养血活血、柔肝止痛之效。香附味辛、苦、甘，性平，主入肝经气分，具有疏肝解郁、理气调中之效，《本草纲目》称其为"气病之总司，女科之主帅"。川楝子"行肝气"，既无劫肝阴之弊，又可助肝气之条达。党参味甘，性平，归脾、肺经，气阴双补，健脾补胃，兼司运化。白术味甘、苦，性温，归脾、胃经，为"脾脏补气健脾第一要药"。茯苓味甘、淡，性平，归心、脾、肾经，具有渗湿健脾之功，与白术配伍，一燥湿一渗湿，使水湿除，脾气健。当归味甘、辛，性温，归肝、心、脾经，可散肝醒脾。合欢皮、玫瑰花解郁安神，兼行气活血；莱菔子降气消食导滞；炙甘草味甘，性平，归心、肺、脾、胃经，可缓急止痛，调和诸药。

功能性消化不良的病因西医大致分为三类：精神心理因素、动力障碍或胃酸代谢紊乱、幽门螺杆菌感染。

精神心理因素是功能性胃肠病的重要病因之一，包括内脏高敏感性、精神心理障碍、焦虑等。治疗上，李天望除健康宣教及心理疏导外，常使用黛力新，并从最低剂量开始，10.5mg，1日1次。症状单一者，常予疏肝行气、调节情志的疏肝解郁胶囊、红花逍遥片或两者联用，并加用改善胀满症状的药物。胃动力药如新络钠（枸橼酸莫沙必利分散片）、达立通颗粒、枳术宽中胶囊等，一种或多种联用，或采用中西医结合治疗。

动力障碍或胃酸代谢紊乱者以胃中嘈杂、反酸、烧心、胀满等为主要症状，部分症状与胃食管反流病（GERD）和慢性胃炎等相重叠。如果患者有烧心等症，则予制酸剂PPI类药，如泮立苏（泮托拉唑钠肠溶胶囊）、雨天青（雷贝拉唑钠肠溶胶囊）等。如果单一制酸剂效果不显著，在"柴胡和胃汤"的基础上加有制酸作用的乌贼骨、煅瓦楞子等制酸止痛，或配以PPI联合治疗，或配H_2受体拮抗剂如拉呋替丁、胃黏膜保护剂如铝碳酸镁等。李天望认为，中药在改善胃酸代谢方面有一定的局限性，疗效不如西药迅速，故治疗胃酸反流性疾病多以西药为主，佐以中药，极少单独使用中药治疗。

对于幽门螺杆菌（HP）感染者，李天望推荐国内HP根治的最新指南，即四联疗法：两种抗生素、PPI、铋剂，并辨证予以中成药胃复春片、蒲元和胃胶囊、荆花胃康胶囊，以改善临床症状，提高杀菌效果。

（三）溃疡性结肠炎的诊治

溃疡性结肠炎是因遗传和环境因素相互作用导致的一种终身性疾病，是消化科常见的疑难疾病，属于炎症性肠病，具体病因尚不明确，主要临床表现为持续或反复发作的腹痛、腹泻和黏液脓血便等，可归于中医学"痢疾""便血""肠澼"等范畴。

李天望认为，本病夏秋季多发，湿热当令，患者饮食生冷油腻、辛辣厚味等，或风寒暑湿外邪侵犯肠胃，使脾胃运化失常，肠道传导失司，气血阻滞，热毒壅盛，搏结于肠，致血败肉腐，而见腹痛、下痢脓血；或腑气不通，不通则痛，而见腹痛、里急后重等。或先天禀赋不足，如脾胃虚弱、肾阳虚衰，使正气不足，易感邪气而病。

本病常因情志不调而反复发作。

李天望认为，湿热互结，壅滞肠中，气血搏结，使肠道传导失常，脉络受伤是发病的基本机制。治疗应清热利湿，气血同调，肝脾胃肺同治，清肝、理气、和胃、通腑、宣肺诸法灵活运用。李天望强调，本病治疗应注意攻而不过，中病即止，以免损伤脾胃。血热、血瘀是本病的两大病理因素，治疗中应酌加凉血活血之品，即使病情好转仍可间断用之，不仅有助于溃疡愈合，还可预防复发。

溃疡性结肠炎的基本病机为本虚标实，在疾病的不同时期则表现不一。活动期以标实为主或虚实相兼，寒温并存；缓解期以本虚为主。治疗溃疡性结肠炎李天望采用自拟"溃迅康方"。该方由白头翁汤、葛根黄芩黄连汤、芍药汤等化裁而成，紧扣基本病机，以清热解毒化湿为主，辅以健脾益气、活血化瘀之品，药如白头翁、葛根、黄芩、黄连、白芍、当归、陈皮、木香、槟榔、秦皮、干姜、吴茱萸、党参、茯苓、白术、地榆炭、侧柏炭、槐角炭、三七粉、乌梅、诃子、石榴皮、炙甘草。

白头翁苦寒入血分，清热解毒，凉血止痢；葛根辛、甘而凉，入脾、胃经，既能解表退热，又能升举脾胃清阳之气而治下利；黄连、黄芩味苦，性寒，入大肠经，可泻火解毒，燥湿厚肠；芍药养血和营，缓急止痛，配伍当归养血活血，体现了"行血则便脓自愈"之义，且可兼顾湿热邪毒熏灼肠络，耗伤阴血之虑；陈皮、木香、槟榔健脾行气导滞；秦皮味苦，性寒，可清热解毒，兼收涩止痢；干姜、吴茱萸辛热温通，两药合用，温中燥湿，制诸药寒凉之虞；党参、茯苓、白术三药合用，健脾益气，使脾气得运，湿热之邪得化；地榆炭、侧柏炭、槐角炭凉血止血；三七粉清热凉血；化瘀止血，具止血不留瘀、行血不伤新之效；乌梅、诃子、石榴皮性收涩止痢；甘草甘缓和中，调和诸药。治疗本病，缓解期多本方随症加减，活动期多联合西药奥沙拉嗪或美沙拉嗪中西医结合治疗。

李天望常"疏肝""健脾"并用，常用方剂如柴胡疏肝散、参苓白术散、左金丸、理中汤、承气汤、芩连汤等，随症加减用于胃脘痛、胃痞病、吐酸病、泄泻、便秘等效果明显。李天望坚持中西医结合诊治疾病，其中单纯中医治疗效果较好的有泄泻、慢性腹泻、便秘病等；单纯西医治疗效果较好的有吐酸、反流性食管炎、胃脘痛病、消化性溃疡等；中西医结合治疗效果较好的有 HP 感染、溃疡性结肠炎、轻中度反流性食管炎等。

（湖北省中医院　陈建辉）

马玉宝学术思想与临证经验

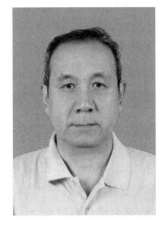

　　马玉宝（1962—），宁夏医科大学总医院中医科主任，宁夏医科大学中医学院副院长、教授、主任医师，全国第六批老中医药专家学术经验继承工作指导老师，宁夏第二批名老中医师承工作指导老师，国家中医药管理局第一批中医临床优秀研修人才，宁夏自治区名中医。从事中医药临床及科研工作三十余年，临证经验丰富，对中医理论见地独到，先后得到中医名家邓铁涛、杨长森、陆广莘及宁夏名老中医雷声远的多次指点，深得中医之要领，并效仿张仲景勤求古训，博采众方，对顽固性失眠、顽固性呃逆、神经性头痛、痛经、子宫内膜异位、月经不调、更年期综合征、功能性子宫出血、传染性扁平疣、遗精、阳痿、胃及十二指肠溃疡、慢性咽炎、顽固性咳嗽等病证的治疗都有良好疗效。

一、学术思想

（一）谨守阴平阳秘，维护阴阳平衡

　　《素问·生气通天论》曰："阴平阳秘，精神乃治。"即机体的阴精宁静不耗，阳气固密不散，人体阴阳保持动态平衡，则人精神旺盛，生命活动正常。"阴平阳秘、精神乃治"是指阴阳双方在相互消长状态中保持动态平衡。马玉宝认为，阴平阳秘应是正常人体健康的最佳能量状态，其与人体发生病变后的治疗结果阴阳平衡有别。

　　医圣张仲景《金匮要略》指出，疾病发生之病机为"厥阳独行"，阴阳平衡失调，故此说调整阴阳平衡即治疗疾病之大法。《素问·至真要大论》曰："谨察阴阳所在而调之，以平为期。"马玉宝认为，此种认识未准确把握和理解阴阳平衡与人体健康之间的关联性。机体因外感、内伤等因素致阴阳之气失去相对平衡协调，形成阴阳偏衰、偏盛、转化、互损、亡失或格拒的病机演变而偏离健康状态。阴阳平衡并不意味着机体未偏离健康状态，如长期患有慢性病的患者在病之初，阴阳间损伤超出一定限度会失衡；当病变发展到中后期，据阴阳互根互用之性，会出现阴损及阳，或是阳损及阴之变，但通过脏腑自身强大的自我调节能力，人体阴阳可能在较长时间内都会保持相

对平稳，病证也未进行性加重，此时阴阳间差别已缩小到一定范围，其消长变化亦不甚凸显，即处于病态下的阴阳平衡。譬如，恶性肿瘤细胞的增殖过快，打破了人体固有的阴阳平衡，人体通过自我调节以求保持新的阴阳平衡，加速人体对肿瘤细胞的营养和血液供给，最终细胞过度增殖、无序生长转移而出现恶病质，甚至趋于死亡。

（二）强调不治已病，当未病先防

陆懋修《世补斋不谢方·小引》中指出："疾病二字，世每连称，病可通言疾，疾不可遽言病也……《经》盖谓人于已疾之后，未病之先，即当早为之药。乃后人以疾为病，认作服药于未病时，反谓药以治病，未病何以药为？不知《经》言未病正言已疾，疾而不治，日以加甚，病甚而药，药已无及，未至于病，即宜药之。"马玉宝认为，当脏腑功能损伤超过自体调节限度时，就会出现脏腑气机运行失常诸多之变，如头痛、头晕、困倦懒言、自汗乏力、睡眠差等，即陆懋修所言之"疾"，此时人体相关血液和影像检测多属正常。

人体健康状态与"疾"是可逆之病变阶段，"疾"时若没有适当调理，则脏腑经气在体内的失衡将进一步加重，且随着时间的渐移和量的叠加而发展到"病"。这时候临床即可看到脏腑有形组织结构的病理改变，血液生化和影像检查多见病变征象。马玉宝指出，"病"之初，脏腑经气失衡相对较轻，此时选择合理调治之法阻断"病"的恶性循环，"病"便可渐向"疾"逆转，即减轻或向愈。反之，"病"之初未经合理调治，机体脏腑自我调节能力就会渐行渐差，脏器损伤加重，经气化生乏源、运行不畅而阻滞，进至死亡，即病入膏肓。正如恶性肿瘤、冠心病、脑血管"病"危害健康，临床虽用诸多方法和药物，但"病"未能彻除，终至死亡。所以马玉宝指出，要重视治未病，认真审视以组织结构病理改变来评判健康的标准，临床存在的症状必有症状背后的本质，初期只因脏腑无形之气运行失常所致。因此，我们需要对机体脏器功能进行长期的动态观察，早期发现由"疾"到"病"之量变，做到以防为主，提升健康层次。

（三）注重调理善后，善用扶正固本

调理善后、扶正固本多是疾病后期促进脏腑功能恢复、提升健康水平的主要方法。马玉宝指出，临床治疗疾病时不能单纯局限于脏腑组织结构补齐填平，即临床治愈，如失血性休克患者单纯补足血容量是不够的，其眩晕、短气乏力、面色苍白等症状还需脏器较长时间的自我调节才能恢复。调理善后、扶正固本并非仅指加强营养。古代医家对久病患者多在症状消失后，遵脾胃为气血生化之源之旨，以健脾益气养血等平和之剂气血阴阳并调，同时要求患者宁心安神，静心调养，注意合理膳食，防止病后复发，此即调理善后、扶正固本之意。临床中不少患者因未认识到此要旨，致病复发，乃至迁延难愈，恰如《伤寒论》所言："厥身已毙，神明消灭，变为异物，幽潜重泉，徒为啼泣。"

所以马玉宝指出，医生在疾病后期调理时，当根据病情需要合理应用药物，辅以恰当的饮食疗法。正如清代郑寿全《医法圆通》所言："病之当服，附子、大黄、砒霜皆是至宝，病之不当服，服参、芪、鹿茸、枸杞皆是砒霜。"因此，疾病治疗后期一定要体现因病、证、地、时、人而异的个体化调护原则。

（四）重视经络学说，彰显中医之魂

《灵枢·经脉》载："经脉者，所以能决死生，处百病，调虚实，不可不通。"《灵枢·经别》云："夫十二经脉者，人之所以生，病之所以成，人之所以治，病之所以起……"马玉宝指出，人的健康、疾病均与经脉关系密切。经络学说彰显了中医之魂，因而清代程士宗《医学真传》曰："不知十二经络，开口举手便错。"马玉宝常说，中医学是以经络为基础而构建成的完整理论框架，脏腑、经络协调统一，形成了中医学的整体观念，要避免把经络与脏腑相割裂，把功能之脏腑说成结构之脏器。

《素问·八正神明论》曰："其法星辰者，余闻之矣，愿闻法往古者。岐伯曰：法往古者，先知针经也。"马玉宝指出，《素问》证实古代医家通过气功、导引等方式首先发现人体的经脉走行，并以经络系统为基础，之后才有神农尝百草、药物性味归经等中医学之论。经络作为人体重要的调节系统，存在于有形脏腑组织结构之间，"内连脏腑，外结肢节"，使人体成为一个有机整体。因此，现代中医研究若偏离经络、气化之训而走向组织结构之实证，即是无源之水、无本之木。

马玉宝提出，经络效应与人体思维、意识之间应有一定的量比关系，人体受到嗅觉、视觉及听觉等感觉刺激，可致经络气机平衡出现偏差，经络效应呈现由显性到隐性、由强到弱退化，机体健康状态则呈现出较大差异。思考人体脑腑思维削弱经络效应的原因，其一，《素问·生气通天论》云"阳气者，精则养神，柔则养筋"，大量思维活动可引起无形经气过度消耗，使形、气量比失衡。其二，脑腑不同的思维意识是通过不同经络群组的细胞代谢活动增强而表现于外的，机体内的无形经气与外界无形之气间的某种平衡，即中医学所谓的天人相应。

二、临证经验

（一）从燥论治胃病

宁夏地处西北，地势南高北低，总体海拔 1100 多米，胃病发病率较高，且发病与地域及人的饮食习惯密切相关。《素问·阴阳应象大论》曰"西方生燥""北方生寒"。同时，宁夏处于内陆，为温带大陆性半湿润、干旱气候，年水分蒸发量超过 1000mm，而降水量仅 300mm。寒燥伤及阳气，可致津液损伤或阴液不布，即《医原》所言之"天气主燥，地气主湿，寒搏则燥生，热烁则燥成"，表明地域、气候因素可致胃之阴液损伤而成燥。基于地域、气候因素的影响，宁夏百姓多食辛辣刺激及煎炸油腻食品，牛羊肉也占比较大，燥性较强，久则耗伤胃之阴液而成燥证。同时，西北地区之人性格豪爽耿直，多急躁易怒，肝郁化火伤阴而成燥。

马玉宝经过多年临床发现，因胃为阳土，喜润而恶燥，故其病易成燥热之害，胃阴每多受伤。胃病的发生多因燥伤阴液，胃腑失去濡养，胃气郁滞甚或不降，逆而向上引起，特别是慢性萎缩性胃炎尤为明显。因此，无论是外感邪伤阻津输布，胃津枯涸，或是素体阴虚，津液不足；还是肝郁化火，犯胃伤阴；抑或久病、产后、高年之人阴气大亏等致胃阴不复，临证均可见胃阴亏虚之症。

一方面是阴虚失养干燥之症，如阴虚津少无以上润，则见口干、口渴、咽干、舌燥、纳呆、咽食不利、形体消瘦、神疲乏力等，舌脉可见舌光红或干红少津，舌体有裂纹；阴津不足、肠道失润而见便秘。另一方面是胃失濡养、胃气失和而上逆之症，可见干呕、呃逆、嗳气、胃脘嘈杂、隐痛等。周波等研究结果显示，宁夏平原发生的燥证中，口干、咽干、胃中灼热、鼻干、便秘等症排在前五位，也佐证了胃病中阴液不足之燥证表现。

马玉宝根据胃喜柔润的特点，治疗胃病时强调要顾护胃阴，正如《临证指南医案·脾胃》所说："所谓胃宜降则和者，非用辛开苦降，亦非苦寒下夺，以损胃气，不过甘平或甘凉濡润以养阴，则津液来复，使之通降而已矣。"

马玉宝根据外邪或内伤的不同，在辨证的基础上，一则采用甘寒生津、甘凉柔润清养法，用于胃阴不足兼气虚之不饥少纳、口干或火热伤阴之咽燥、舌红、少苔、脉数等，药用太子参、沙参、石斛、麦冬、生地黄等养阴生津和胃；一则拟《伤寒论》酸甘润补法，用于肝阴伤及胃者，用芍药甘草汤、乌梅、白芍、五味子等，以酸能柔肝敛阴生津，甘能益胃养阴建中。

在选方上，胃阴不足者，他常选用生脉散、益胃汤或沙参麦冬汤化裁。外感阴伤者，葳蕤汤化裁；肝郁化火、伤及胃阴虚者，丹栀逍遥丸化裁，配以沙参、麦冬柔肝养胃。

（二）从脾胃论治过敏性疾病

过敏性疾病是指皮肤、呼吸道、消化道等部位的过敏反应及过敏性休克，多指血清 IgE 介导的 I 型超敏反应，临床常见疾病如荨麻疹、过敏性鼻炎、湿疹、特异性皮炎、支气管哮喘等，可发生于任何年龄，且呈逐年高发态势。目前过敏性疾病多采用药物对症治疗，虽可较快控制症状，但长期使用抗组胺药易使人嗜睡、疲倦、脑力迟钝。激素类药副作用大，氯吡格雷片也只能缓解症状，并不能根治。马玉宝通过深入的文献和临床研究，细审过敏性疾病的病因病理，认为脾胃气虚是主要病机，从脾胃论治则取得了较好疗效。

中医学中无过敏性疾病的名称，但对其相关症状及治疗却早有记载。如《素问·太阴阳明论》云："故犯贼风虚邪者，阳受之；食饮不节，起居不时者，阴受之。阳受之则入六腑，阴受之则入五脏。入六腑则身热不时卧，上为喘呼。"《素问·通评虚实论》曰："乳子中风热，喘鸣肩息……"喘呼、喘鸣即是气喘喉间痰鸣有声之症，类似过敏性哮喘。

过敏性鼻炎相当于中医学的"鼽嚏""鼻鼽"。《素问·脉解》云："阳明并于上，上者则其孙络太阴也，故头痛、鼻衄、腹肿也。"临床可见鼻痒、鼻塞、打喷嚏、流清涕等。

对于荨麻疹，《素问·四时刺逆从论》有类似记载："少阴有余，病皮痹瘾疹。"《金匮要略·中风历节病脉证并治》称"瘾疹"，曰："邪气中经，则身痒而瘾疹。"王肯堂《证治准绳·疡医·瘾疹》提出，"风疹入腹，身体重，舌强干燥""瘾疹入腹，亦能杀人"，认识到瘾疹可发于肠道，类似于过敏性结肠炎等。巢元方《诸病源候论》曰："人皮肤虚，为风邪所折，则起瘾疹。"又云："邪气客于皮肤，复逢风寒相折，则起风瘙瘾疹。"《丹溪心法·斑疹》云："瘾疹多属脾，隐隐然在皮肤之间，故言瘾疹也。"马玉宝指出，这些论述均类似于荨麻疹，表明本病的形成与风气、寒、湿等邪气有关。

临证中马玉宝发现，过敏性鼻炎、荨麻疹等过敏性疾病患者多有乏力、面色偏萎黄或苍白、食纳减少、伴自汗或动则大汗淋漓、舌淡或淡嫩、苔薄白的气虚征象。马玉宝指出，脾胃为后天之本，气血生化之源，诸脏腑皆赖以养，可以说脾虚是导致过敏体质和过敏病证的重要病机，治疗过敏性疾病关键在补气健脾。

马玉宝指出，过敏性疾病涉及水液运化失调和血脉运行失常。脾主运化、主统血，胃主腐熟受纳，是气机斡旋的枢纽。《内经》曰"肝生于左，肺生于右"，强调肝气从左升，肺气从右降，但升降之机却在脾胃。《医门棒喝》指出："升则赖脾气之左旋，降则赖胃气之右旋""脾胃仓廪之本，故升降之机又在脾之健运。"因此，对过敏性疾病马玉宝主要从脾主运化水液失调和统血脉失常两个方面辨治。

针对水液运化失常所致的水肿，他常选四君子汤为主方，对病久气陷者以补中益气汤化裁，同时多用重剂以起沉疴。药用党参 30~60g，炒白术 30~60g，桂枝 20~50g，干姜 20~30g 健脾益气温中，并据症配伍化湿利湿、消食助运之品，如茯苓 20~30g，车前子 20~30g，苍术 20~40g。此外，配以少量柴胡 3~6g 升提中气，益母草 30~60g 利水消肿。因脾虚可及于肝，肝体失柔，失于疏泄，故遵《金匮要略》肝虚证"补用酸"之旨，用乌梅 10~20g，山楂 20~30g，五味子 10~20g 等酸敛养肝柔肝。对脾气虚，久则阳虚畏寒怕冷者，加淡附片 15~30g，与干姜相伍，温阳散寒，以助脾功。对脾虚有风、皮肤瘙痒之症，多以荆芥 10~15g，防风 10~15g 祛风止痒。伴肝虚生风者，配钩藤 30~90g 息风止痒。

对紫癜、发斑等血溢脉外的过敏性症状，马玉宝根据明代薛己所言的"血者，水谷之精气也，和调五脏，洒陈六腑，在男子则化为精，在妇人上为乳汁，下为月水，故虽心主血，肝藏血，亦皆统摄于脾胃。补脾和胃，血自生矣"，指出"凡下血证，须用四君子以收功"。唐容川《血证论》亦曰："血生于心火而下藏于肝，气生于肾水而上主于肺，其间运行上下者，脾也……故治血者，必治脾为主。"临床中马玉宝以四君子汤、补中益气汤化裁，配合当归补血汤之生黄芪 30~110g，当归 15~20g，以养血活血摄血。

（宁夏医科大学 李卫强）

叶松辨治脾胃病学术思想与临证经验

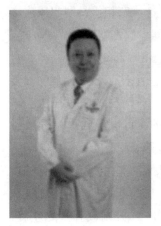
叶松（1962—），湖北省中医院内科主任医师、教授、博士研究生导师。湖北省中医院副院长，湖北中医药大学第一临床医学院院长，湖北省直属机关医院院长。政协湖北省第十一届委员会委员、第十二届委员会常务委员，世界中医药学会联合会消化系统专业委员会常务委员，湖北省中医药学会脾胃病专业委员会主任委员。第二批全国老中医药专家学术经验继承人，第六批全国老中医药专家学术经验继承工作指导老师。《医药导报》常务编委，《中国中西医结合消化》杂志编委，《中国毕业后医学教育杂志》首届编委。发表论文28篇，主编《老年消化系统疾病防治与调养》等专著两部，参与编写《中医内科学》《中医消化病诊疗指南》《脾胃病证治精要》《中华脾胃病学》等论著9部。主持省级课题两项，参与国家中医药管理局及省级课题7项，获湖北省重大科学技术成果奖1项、科学技术成果奖1项，湖北省卫生厅医药卫生科技进步奖1项，湖北省高等教学成果三等奖1项。从事临床、科研、教学工作三十余年，擅长消化性溃疡、慢性胃炎、慢性腹泻等疾病的中西医结合诊治；获首届武汉中青年中医名医、湖北省首届中青年知名中医、第三届湖北中医名师等荣誉称号。培养硕士及博士研究生20余人。

一、学术思想

叶松师从著名脾胃病专家魏喜保教授，在临床中不断总结，逐步形成了"畅顺胃气，和降通达""权衡脏腑，调理肝脾（胃）""详审病机，谨和气血""立足脾胃，培补后天"的脾胃病诊治思想。

脾胃同居中焦，五行属土。胃为戊土，脾为己土。脾胃互为表里，共同完成饮食物的消化、吸收，水谷精微的输布及糟粕的传导和排出，因此又称为后天之本，气血生化之源。叶松受李东垣"百病皆由脾胃衰而生"理论的影响，认为不仅是消化系统疾病，很多非消化系统疾病也与脾胃有密切关系。《脾胃论》详细论述了"诸病从脾胃而生"的道理，《四圣心源·劳伤解》云："胃主降浊，脾主升清，湿则中气不运，升降反作，清阳下陷，浊阴上逆，人之衰老病死，莫不由此。"说明脾胃的升降是气机升降出入的基础，气的升降出入、饮食物的摄入和排出都有赖于脾胃的运化和升降。若饮食不入、大便不出则可危及生命，故有云"人有胃气则生，无胃气则死"。正如《素问·六微旨大论》所言："出入废则神机化灭，升降息则气立孤危。"因此，叶松诊治疾病非常重视调理脾胃，顾护脾胃。

（一）畅顺胃气，和降通达

胃为"水谷之海"，饮食入胃后，经胃的腐熟后下行小肠，由小肠分清别浊。胃主通降，以降为和。通降以降浊为主，降浊是受纳的前提。若胃失和降，则会出现纳差、口臭、脘腹胀满或疼痛、大便秘结等症，因此，叶松强调，治疗胃病应畅顺胃气，和降通达。然胃病又有虚实之分，治疗时应根据不同的病机，采取不同的通降之法。实证多为邪气壅滞胃腑，导致胃失和降，应以祛邪和胃为主要治法，临证他常以加味小陷胸汤化裁治疗。虚证多为脾胃不足，运化失健，亦常导致气滞、食积、痰凝、瘀血等邪气的产生，蕴结于内，阻碍中焦气机的升降，从而出现胃气失和、通降不利的情况，治疗他常以通补为法，寓通于补，用半夏泻心汤化裁。上述两种方法虽有差异，但目的都是为了恢复脾胃的运化功能，使脾胃升降有序，清气得以输布，浊气得以输泄，使脾胃发挥正常的斡旋人体气机的枢机作用。

（二）权衡脏腑，调理肝脾（胃）

《温病条辨》云"治中焦如衡，非平不安"。脾胃升降是相辅相成，处在一个动态平衡之中的，一旦这种平衡被打破，必然导致脾胃升降失常，而出现相应病证。另外，肝与脾（胃）乃土木乘克的关系。土得木而达，若肝失疏泄，势必克脾犯胃，导致气机阻滞，脾胃升降失常。肝、脾、胃在生理病理上有诸多关联，故辨治脾胃病时，尤应重视权衡脏腑，调理肝脾（胃）。由于脾病多虚，故临床常脾气虚和脾阳虚多见。脾虚则胃亦病，受纳和降之职失常，因此治疗上应以健脾和胃为大法，他常药用香砂理中汤加肉桂化裁，温中健脾，理气和胃。

现代社会，快节奏的生活方式和工作、生活、学习等方面的压力，易导致肝失疏泄，从而影响脾胃的运化功能。胃为阳土而恶燥，肝气犯胃，易化火化燥而伤阴，故临证叶松多以疏肝和胃为主要治法，常用四逆散、柴胡疏肝散等加减。对肝郁化火或肝胃郁热之证，常以前述方剂合金铃子散、左金丸等化裁治疗。

另外，叶松非常重视肺与胃、脾、肾的关系。肺主宣肃，肺气的肃降与胃气的通降也有密切关系，不少肺系疾病患者容易出现胃气不降甚至上逆的表现，故治疗时叶松往往会用一些宣降肺气之品，如苏叶、防风、白芷、薄荷、苏子、杏仁等。脾气的升清往往与肾阳的气化有关，肾阳不足会导致气化不利，水湿内停，困遏脾阳，致脾不升清，叶松常用补骨脂、干姜、吴茱萸等温阳化气。这种以脾胃为中心、以其他脏腑的升降和疏泄推动脾胃运化及气机升降正是充分利用了五行生克的理论，比单用升降和调理气机的方法效果更好。

（三）详审病机，谨和气血

脾胃病的病因包括饮食、情志、劳逸、感受外邪等，无论哪种因素，都会引起气血的运行失常。阳明乃多气多血之腑，一旦气血不足或不畅，就会导致脾胃虚弱或胃络失和，失于通降，而出现胃痛、呕吐、吐酸甚至呕血、便血等症。

叶松强调，脾胃病的治疗应以通调气机为纲，气行则气血痰火湿食诸邪皆能消散。在调气方面，他指出，不仅要注意疏肝气，降胃气，还要注意宣畅肺气，因为肺气的宣降有利于脾胃气机的升降。在理血方面，他多宗唐容川止血、消瘀、宁血、补虚之法，常用清热凉血之玉女煎、益气摄血之归脾汤、活血定痛之失笑散、化瘀通络之血府逐瘀汤、寒热平调之泻心汤等。叶天士在《临证指南医案·胃脘痛》中说："胃痛久而屡发，必有凝痰聚瘀。"因此对于慢性胃痛、痛处不移，以及一些慢性萎缩性胃炎患者，叶松习用化痰祛瘀、通络止痛之品，如桃仁、当归、蒲黄、茜草、煅瓦楞之类。

（四）立足脾胃，培补后天

脾胃病的康复与饮食、起居、情志等有很大关系，饮食、起居、情志失宜不仅会导致脾胃病的发生，也是迁延难愈的重要因素。"立足脾胃、培补后天"是叶松一贯强调的思想。在诊治疾病过程中，他常常详细询问患者的生活习惯，分析发病的原因，并对有不良生活习惯的患者进行宣教，使其养成良好的生活习惯，注意防治和调养，以达到祛病延年的目的。

二、临证经验

（一）胃食管反流病的诊治

叶松结合荆楚一带的发病特点，认为肝与胃相乘相克，相互影响，在胃食管反流病的发病中起着关键作用，提出治疗本病应以"疏肝理气，和胃降逆"为基本原则，常用药有柴胡、陈皮、法半夏、竹茹、黄连、吴茱萸、乌贼骨、煅龙骨、煅牡蛎、枳壳、佛手、香橼皮、厚朴、莱菔子、砂仁、白及等。柴胡辛行苦泄，疏肝解郁，调理气机；肝郁浊气不降，故以枳壳降泄浊逆，理气行滞；肝郁则不疏达脾胃，故用陈皮理气行滞而疏壅；砂仁助陈皮化湿行气而和胃；竹茹甘寒，清热和胃；半夏辛温性燥，能燥湿化痰，和胃降逆；黄连加吴茱萸，取左金丸之意，可清泻肝火，疏肝和胃；佛手、香橼皮助柴胡疏肝理气；厚朴燥湿消痰，下气除满；莱菔子消食除胀，兼能降气；煅龙骨、煅牡蛎、乌贼骨皆有制酸止痛之功；白及生肌，以助胃黏膜功能的恢复。

（二）消化性溃疡的诊治

叶松认为，本病多因感受外邪，饮食、起居失宜，伤及脾胃，胃气郁滞，日久化热，久郁于胃，损伤胃络所致；或气机不利，血行不畅，导致血瘀，瘀久化热，瘀热伤络而致。

叶松结合临床经验，常以自拟加味疏肝散治疗，药用柴胡、枳壳、陈皮、半夏、厚朴、香附、砂仁、黄连、吴茱萸等。方中柴胡功善疏肝解郁，用以为君；香附为"气中之血药"，理气疏肝兼能行气活血止痛；陈皮、枳壳理气行滞；厚朴燥湿消痰，并能下气除满；黄连、吴茱萸寒热并用，辛开苦降，疏肝和胃；半夏、砂仁降逆和胃。诸药合用，共奏疏理肝气、和胃止痛之功。同时叶松主张随症加减，偏于湿热者，加藿香、茵陈、栀子清热化湿；以反酸为主者，加炒瓦楞子、乌贼骨制酸和胃；以嗳气为主者，加降香、代赭石和胃降气；以胃纳呆滞为主者，加鸡内金、炒二芽、山楂、神曲健脾消食。

（三）慢性胃炎的诊治

叶松认为，饮食不节是慢性胃炎发病的重要致病因素。胃为水谷之海，受纳和腐熟水谷，内外合邪，胃腑首当其冲。胃喜润恶燥，如湿浊壅遏过甚，则影响正常功能，且与喜燥恶湿之脾又互为表里，湿浊缠绵黏滞，脾失健运又累及胃腑，两土困顿，纳腐运化无力，故脾胃病变在所难免。

叶松常用自拟方（沙参、麦冬、乌梅、生地黄、枸杞子、川楝子、当归、白芍、甘草）加减治疗。方中沙参、麦冬和养胃阴；乌梅养阴生津；生地黄、枸杞子滋养肝胃阴液；当归养肝活血，且有流通之性；白芍、甘草酸甘化阴，并能养血柔肝。另外可选加香橼皮、佛手、绿萼梅等疏肝理气之品。

对于饮食伤胃患者，叶松采用自拟方（苍术、陈皮、木香、砂仁、藿香、佩兰、苏梗、石菖蒲、麦芽、谷芽、神曲）加减治疗，屡获良效。方中苍术专入脾胃二经，辛温而燥，芳香之气尤为浓烈，芳化中焦湿浊为其独擅；陈皮理气疏壅，健脾化湿；木香、砂仁健脾化湿，理气化痰；藿香、佩兰芳香醒脾化湿；苏梗行气宽中；石菖蒲化湿而开胃；神曲、谷芽、麦芽健脾消食以助运化，治疗胃脘饱胀尤其效验。叶松认为，治胃用药宜"灵动""平和"，以轻灵小剂调理气机，始能醒脾悦胃，使胃纳渐增，生化之源渐充，同时增强脾胃接受药物的能力。

情志为病，肝郁气滞者，应疏肝气以调脾气之升，肃肺气以运胃气之降，使脾胃在肝疏肺肃之中而具升降斡旋之机，奏除胀消满之效。叶松常以自拟方（枇杷叶、柴胡、白芍、枳实、香附、郁金、佛手、桔梗、炙甘草）加减治疗。方中主药枇杷叶味苦，性平，入肺、胃二经，功擅下气肃肺，化痰止咳。柴胡味苦，性平、微寒，为肝胆经要药，功擅和解少阳，清胆疏肝。一肃一疏可促脾胃一升一降，不治中而达治中之效。

叶松诊治该病，始终不忘活络消瘀，且消瘀之品以无碍胃气者为宜。气为血之帅，气行则血行。行气之品亦必用之，他常以自拟方（五灵脂、蒲黄、丹参、郁金、赤芍、当归、香附、延胡索）加减治疗。方中失笑散为行气消瘀止痛之佳品；丹参活血祛瘀，通经止痛；郁金活血止痛，行气解郁；赤芍清热凉血，活血祛瘀；当归养血而活血；香附为"血中之气药"，与延胡索共奏活血行气止痛之效。

对于慢性萎缩性胃炎，叶松自拟"和胃愈萎汤"，调气活血，和胃止痛，解毒抗萎。方中重用白及抗萎生肌；珍珠母制酸止痛；金刚藤、白花蛇舌草、半枝莲清热解毒抗萎；陈皮、法半夏、砂仁和胃止呕；柴胡、川楝子疏肝理气；延胡索、赤芍行气活血止痛；黄连、吴茱萸除肝胃郁热；白芍柔肝止痛；生甘草清热解毒，调和诸药。

（四）上消化道出血的诊治

叶松总结魏老多年临床经验认为，本病多具有本虚标实、寒热错综的特点，故选用以黄连、法半夏、赤芍、丹皮、茜草、白及等为主药组成的基本方，用于治疗胃出血。该方具有辛开苦降、清热凉血、平冲降逆、化瘀止血的作用。鉴于"血之为物，冷则凝，遇寒亦止"，故本方药多寒凉。然过用寒凉一则恐有留瘀之弊，二则寒凉伤胃，胃伤脾虚，统摄无权，可致吐血、便血复见，故以黄连配半夏为主药。黄连苦降泄热以和阳，半夏辛开散结以和阴，寒热互用以调和阴阳，苦辛并进以顺其枢机，畅达脾胃升降之功能，使血能归经。因血溢于脉外，蓄于体内，瘀阻经络，可造成瘀血不去，新血不生，形成出血与瘀血互为因果，故方中酌加赤芍、茜草、牡丹皮清热凉血，化瘀止血；再配白及消肿生肌，收敛止血，从而达到止血化瘀相得益彰之效。临床验证，该组药物对脾虚胃热之胃出血效果尤佳。

（五）胃下垂的诊治

叶松认为，本病病位在脾胃，但与肝、肺、肾关系密切。胃缓之人大多素体虚损，病因多与饮食不调、劳倦过度、情志内伤等有关，中气下陷为基本病机。本病之根本在于脾胃脏腑功能失调，本是虚证，但因运化障碍，气机阻滞，且日久入络，又有血瘀内停，更夹湿夹饮，故多呈虚实夹杂、正虚邪实或本虚标实之证。

叶松认为，胃降而脾得以升，阳升而胃气、胃体得充，胃用有源，胃腑得以营运通降功能，一可纠正胃下垂的病理因素，二可调节消化道动态平衡，流通三焦气化，影响新陈代谢和水液转输，使胃下垂得愈。

叶松认为，治疗本病，应在补益脾土、顾护胃气的基础上注重肝、肺、肾同治。他常用调肝、宣肺、补肾之法，肝胃不和者，用柴胡、香附降肝气之逆，配枳壳、佛手行胃气之滞，疏肝和胃，以调升降。若肺失清肃，腑气失于通调，大肠传导不利，影响胃之降浊，加重胃下垂，叶松常选桔梗、杏仁、桑白皮、苏梗等轻宣肺气，肃降气机，以助胃气下行，使肺气疏畅，肝郁得解。胃下垂日久，则土气渐衰，无以充养先天，而致肾气亏虚。脾胃失却温煦和激发动力，更使中气升举乏力，所以在健运升清、和降通浊的基础上，叶松常配伍山茱萸、桑寄生、枸杞子、石斛等，意在长养先天，以助后天之本。故胃下垂之治，重在调治脾胃，而又兼调他脏。

（六）溃疡性结肠炎的诊治

叶松认为，本病活动期以邪实为主，邪实主要指湿热蕴肠、气滞血瘀。其中湿热是致邪的关键，是发病的主要因素。叶松在古方白头翁汤的基础上化裁出治疗本病的经验方"清肠汤"。该方由白头翁、黄连、马齿苋、败酱草、黄柏炭、秦皮、焦白术、陈皮、木香、赤芍、甘草组成。方中重用白头翁为君药，苦寒降泄，清热解毒，凉血止痢，尤善清肠胃湿热及血分热毒，为治疗热毒血痢的良药。黄连、黄柏味苦，性寒，均有清热燥湿、泻火解毒之功，归大肠经，擅清中下焦湿热，黄柏炒炭又可止血；马齿苋性寒质滑，酸能收敛，入大肠经，亦有清热解毒、凉血止痢之功；败酱草清热解毒，消痈排脓，散瘀止痛，以上四味助君药清热燥湿，凉血止痢，共为臣药。佐以秦皮清热燥湿，涩肠止痢；木香、赤芍行气活血，使血脉通畅，气血调和，是为"调气则后重自除，行血则便脓自愈"，且木香善行肠腑气滞，湿热壅滞肠腑用之尤宜，赤芍清热凉血，能佐助白头翁、马齿苋清血分热毒，加强凉血止血之功；白术、陈皮健脾益气，既有利于脾胃运化，使气血生化有源，又有利于祛除湿热之邪，有标本兼治之妙；陈皮亦可配合木香调理胃肠气机，配合白头翁、黄连、黄柏等燥湿止痢。甘草既能助白术益气扶正，又能缓急止痛，调和药性。纵观全方，针对大肠湿热证以"清"立法，祛邪为主，清中寓补，不忘扶正；着眼气血，调气以行血，益气以摄血，凉血以止血，祛瘀以生血，使气血调和，脏腑得以各司其职，机体恢复到"阴平阳秘"状态。

（七）功能性消化不良的诊治

叶松治疗本病注重调理气机，认为"调畅气机、通上达下"是治疗本病的中心环节，恢复"脾胃升降协调"是治疗本病的关键。他结合当代人饮食和生活特点认为，肝胃之气兼郁者甚多，且以肝胃郁热型胃痞多见。根据"疏肝理气、清热和胃"的原则，叶松以自拟方（柴胡、枳实、白术、陈皮、厚朴、砂仁、黄连、吴茱萸、蒲公英、佛手、香橼皮、麦芽、谷芽、神曲、甘草）治疗本病，屡获良效。方中柴胡入肝经，辛行苦泄，疏肝解郁，升举脾之清阳之气；白术健脾祛湿，以助脾运；枳实行气消痞，使白术补而不滞，取枳术丸之功；厚朴善行气除满，柴胡与枳实、厚朴相伍，一升一降，使清阳得升，浊阴得降，增强气机调理之功；砂仁具有化湿醒脾之功，为醒脾调胃之要药；佛手、香橼皮药性相似，善疏肝解郁，行气止痛，理气调中；陈皮具有行气止痛、健脾和中之功，以助脾胃升降功能恢复；黄连与吴茱萸相合，取左金丸之意，黄连苦寒泻火，吴茱萸辛热，具疏肝解郁、降逆止呕之功，两药相合，苦降辛开，一清一温，共奏清肝降逆、行气止痛之功；蒲公英入肝经，既可清热解毒，又可降泄气滞；麦芽、谷芽、神曲以助运化，治疗胃脘饱胀尤其效验；甘草既可补脾益气，调理中焦，又可调和诸药。

（八）泄泻的诊治

叶松治疗慢性泄泻非常重视肝气疏泄，擅从肝脾论治。肝郁脾虚型泄泻的特点在于泻必腹痛，泻后痛减但不止，常受情绪影响而反复发作，治以疏肝健脾，理气止泻，方用痛泻要方加减。方中白术甘苦而温，炒用可增强燥湿止泻之功；白芍味酸善收敛，柔肝止痛，两药合用，可于土中泻木，缓急止痛；陈皮辛苦温，理气疏壅，可增强健脾燥湿之功；防风辛能散肝，香能舒脾，合白术以鼓舞脾之清阳；伍白芍以助疏肝解郁，引入脾经。四药相合，配伍精妙，疏肝健脾，调畅气机。

（九）便秘的诊治

叶松认为，便秘的治疗应以恢复大肠传导功能、保持大便通畅为原则，力避单纯应用泻下药，而应针对不同的病因病机采取相应的治法。实秘为邪滞肠胃、壅塞不通所致，故治以祛邪为主，采用泄热、温散、通导之法，使邪祛便通；虚秘为肠失温润、推动无力而致，治以扶正为先，采用益气温阳、滋阴养血之法，使正盛便通。

叶松治疗便秘十分注重调畅肝脾之气，肝气条达，脾气得畅，气机升降有序，清浊升降有常，则肠腑通畅，大肠传导正常。治疗原则以抑强扶弱为主，即抑木扶土，临床常用六磨汤加四逆散化裁。同时，叶松亦十分注重肺气的调节。肺主治节，主宣发肃降，其主治节功能对调节一身之气的升降出入起着重要作用。《医经精义·脏腑之官》云："大肠之所以能传导者，以其为肺之腑。肺气下达，故能传导。"叶松临证多用全瓜蒌、杏仁等药，在宽胸理气、利气开郁、通降肠腑的同时兼以润肠通便。

叶松治疗便秘特别重视滋阴润肠，随着现代生活方式的改变，临床上阴虚肠燥型便秘极为常见，为此叶松强调，治疗应从滋津液、养阴着手，犹如河水充盈，干涩得除，则舟自行，方用增液汤合麻仁丸加减。取增液汤的润下功能和麻仁丸的清下功能，体现了中医清下与润下并举的治法。

（湖北省中医院　黄鹤）

吕文亮学术思想与临证经验

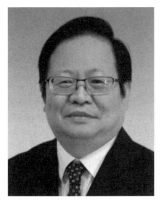

吕文亮（1963—），湖北武穴人，湖北中医药大学校长、党委副书记、二级教授、博士研究生导师。兼任中华中医药学会感染病分会副主任委员，世界中医药学会联合会中医治未病专业委员会副会长、急症专业委员会副会长，中国高等教育学会理事，湖北省中医药学会副会长，湖北省中医管理学会副会长。为国家（省）卫健委重大专项、国家（省）自然科学基金评审专家，中医温病（感染病）领域知名专家，全国第三批老中医药专家学术经验继承人，师从国医大师梅国强教授。

主要研究方向为病证结合模式下运用疫病理论防治重大感染性疾病的研究及脾胃湿热证量化诊断标准研究，对消化系统疾病，如慢性胃炎、胃溃疡、急慢性肝病、肝纤维化及重大感染性疾病等有深入研究。

主持各级课题二十余项，其中科技部重点研发计划 1 项，国家支撑计划 1 项，国家 "973" 子课题两项。获成果奖两项、论文奖 4 项。主编《脾胃病证治精要》等著作 7 部，发表学术论文 100 余篇。

湿热合邪形成的脾胃湿热病是临床常见病之一。随着疾病谱的改变，脾胃湿热证及相关疾病已成为研究热点。多年来，吕文亮潜心研究脾胃湿热病证治规律，在国内具有一定影响。在临床实践的基础上，他从理论上提出了"湿热伏邪"新说和"湿热致瘀论"等学术见解，广泛应用于外感热病及辨治各系统疾病，如慢性消化系统疾病、慢性肾病、糖尿病、慢性肝病等，具有重要的临床指导意义。

吕文亮对湿热证的研究以脾胃为中心，从概念界定、脾胃湿热证的本质到脾胃湿热病证治规律、辨证规范体系等都进行了深入探讨，形成了独到见解。

一、脾胃湿热的理论传承

温病大家对湿热致病的因、机、证治均有具体论述，叶天士在《温热论》中提到"外邪入里，内湿为合""在阳旺之躯，胃湿（热）恒多；在阴盛之体，脾湿亦不少，然其化热则一"，说明湿热病的病因多为内外合邪，病机涉及湿热交蒸脾胃，湿热病邪与脾胃正气的消长相关，中焦脾胃阳气的盛衰直接影响湿邪的转化。湿热病证的辨治：一辨湿热孰轻孰重；二辨湿热三焦脏腑定位；三辨卫气营血层次。薛生白的《湿热病篇》认为，湿热病的发病为"内外相引"，辨证应以卫气营血为总纲，根据湿热病邪三焦定位立法选药，确立了以中焦脾胃为中心的"湿热病三焦辨证"体系。

湿热合邪导致的脾胃湿热病是临床常见病证之一。随着疾病谱的改变，湿热病及相关疾病已成为研究热点。多年来，吕文亮采用文献收集、整理和分析的方法，对古代文献进行研究，归纳总结了古代医家对湿热病的认识、辨证规律和清热化湿法的运用特点，厘清了清热化湿法的作用机理。

二、脾胃湿热的理论创新与临床应用

（一）湿热伏邪新说

1. 湿热伏邪理论的提出

吕文亮强调，在学术上应重视"内伤伏邪"的临床应用研究，应拓宽伏邪学说的应用范围，认为内伤杂病反复的原因在于余邪未净，潜伏于内，遇诱因而发。因此，他将外感潜伏、过时而发的"伏邪学说"的内涵进行了延伸，提出了"内伤伏邪"的观点，初步形成了"湿热伏邪"理论。湿热潜伏，胶结于体内，难以速清，缠绵难愈，成为湿热伏邪。湿甚则阳微，热甚则耗阴，正气暗亏，无力驱邪外出，则致湿热伏邪深藏久稽，每遇诱因则发。他认为，湿热伏邪具有郁热、耗阴、瘀阻、潜伏、缠绵的特点，为此，对该类病证确立了扶正、透邪、除邪的治疗原则，着重"非透不尽""一面泄热，一面透邪"。发病期治以清透湿热，佐以活血通络，扶正透邪；缓解期注重扶助正气，治以健脾养胃，酌情清热化湿，理气活血；结合四时阴阳变化加减化裁，使久羁深伏之湿热外出清解。

吕文亮认为，湿热伏邪与一般脾胃湿热证的湿热病邪停留气分、流连三焦不同，湿热伏邪稽留日久，由气入血，与血搏结，湿热酿毒夹瘀，以致血络瘀阻。因此，湿热胶结难分难解深伏于内，病程缠绵。平时湿热内伏，机体可无明显症状，每遇诱因则症状显现。

2. 湿热伏邪理论的临床应用

吕文亮应用湿热伏邪理论治疗慢性反复发作的慢性胃炎，治以清透湿热，佐以活血通络，扶正透邪，改善患者的顽固症状，降低发病频率。幽门螺杆菌（HP）作为脾胃湿热型胃炎的重要致病因子，他提出了 HP 为湿热致病因子的假说，认为此种湿热病邪从口腔、消化道而入，伏藏胃络，日久湿热蕴阻，或致气机中阻，或致热郁损络，形成诸症，或者慢性迁移。他以伏邪学说阐释湿热疫毒久伏肝络，损伤经络，久而阴液耗损，血脉瘀滞，或血络因损形成离经之瘀血的病机转化，较好地解释了慢性肝炎肝纤维化的病理过程。

（二）湿热致瘀论

1. 湿热致瘀论的提出

《伤寒论》云："瘀热在里，身必发黄。"唐容川在《血证论》中强调："病水者，未尝不病血也。"叶天士的"久病入络"均说明湿热为患可致血分病变。湿热致病日久,则湿性蕴结,三焦壅滞,气机升降失常,以致血行不畅,或湿热日久伤络,营卫不通,血脉不荣,导致脉络瘀滞。基于此,吕文亮提出了湿热致瘀的观点。

他根据《伤寒论》《血论证》有关理论,以及《丹溪心法》"血受湿热,久必凝浊"等观点,结合临床湿热病在发展过程中常出现瘀血证候,提出了湿热致瘀概念,对湿热病发展过程中出现瘀阻、络损等病理变化进行了概括。

吕文亮指出,湿热致瘀的形成机理有三条:①因湿致瘀:因湿致瘀系指外湿→内湿→气机阻滞→血瘀→湿瘀交阻的湿邪致病演变途径。②湿热互阻致瘀:湿阻与气滞可引起血行不畅,以致血液易聚致瘀;湿热中的热邪既可煎灼血液为瘀,又可阻滞湿邪的消散与气的运行。因此,血瘀是湿热类温病的基本病理表现之一。③湿热伤血致瘀:湿郁不化,热不得宣,热邪内郁,由气伤血,血分郁热,热伤血络,离经之血成瘀,或湿热化燥,深入营血,血败成瘀。湿热证的不同阶段均有瘀血证存在。有人从胃镜下观察到,消化性溃疡的胃黏膜主要表现为充血、水肿、炎性变性溃疡形成,并指出,这种胃黏膜的病理改变与脾胃湿热证的湿郁日久损伤血络、湿热致瘀的病理变化相吻合。

该理论的提出可谓湿热病治疗思想的创新,即在治疗湿热病时可灵活运用活血药截断湿瘀之间的恶性病理循环,提高湿热性疑难病的诊治疗效。

2. 湿热致瘀论的应用

吕文亮强调,对慢性乙型病毒性肝炎的治疗,初期可从湿热、瘀血入手,以清化湿热、疏肝理气化瘀、调理脾胃为法。慢性肝炎肝纤维化病情迁延反复,初则湿热,久则化瘀入络,最终形成"湿热瘀毒蕴结肝脾",临证应清化湿热配以化瘀解毒法为基本治法,及时阻断肝纤维化进程。

三、脾胃湿热证的科学研究

(一)湿热证的本质研究

湿热证临床较为多见,除了较为广泛的临床研究外,对该证实质进行的多角度、多层次研究亦颇多。吕文亮对湿热证本质的研究主要从两个方面进行。

1. 病证结合模式

吕文亮多从某一疾病的湿热证入手,探讨相关特异性指标与湿热证本质的关系,病种主要涉及消化系统。对湿热证患者的相关指标进行检测,力图从免疫功能、微量元素水平、自由基水平、代谢组学等层面揭示湿热证的本质。如他指导的研究生开展了脾胃湿热型非萎缩性胃炎、萎缩性胃炎和胃癌的代谢组学研究,从代谢组学层面探讨了湿热证的部分物质基础。

2. 复制湿热证模型研究证本质

该研究主要是运用动物造模法探讨湿热证本质。他常采用复合因素造模,即气候

因素 + 生物因子 + 肥甘饮食造模法，该法复制的模型基本能出现湿热证的典型证候。通过对模型从病理、生化、免疫、微量元素等多角度、多侧面进行研究，探讨湿热证的证本质。吕文亮带领的团队自 1995 年起就开展了脾胃湿热证动物模型研究，以温病湿热证模型为研究平台，探讨该证的本质，由最初的生物致病模型（大肠杆菌 + 高脂、伤寒杆菌 + 高脂）到复合因素（高温高湿 + 肥甘饮食 + 伤寒杆菌）造模，揭示出脾胃湿热证与胃肠动力紊乱、免疫、促炎因子 TNF - a、IL - 1 等炎症细胞因子，以及活化补体等抗炎因子等密切相关。

（二）脾胃湿热证量化诊断标准研究

中医证候的标准化是实现中医现代化的必由之路，证候诊断标准的建立是中医临床疗效评价的基础，也是证候本质研究的基础和前提。吕文亮认识到，虽然中医证的本质研究为诊断方法学研究提供了思路，但如果单纯依靠动物模型，只能阐释温病湿热证的部分问题，且动物实验的局限性无法取代临床研究。另外，湿热证的客观辨证标准研究，虽然临床有诸多参考标准，且来自不同专家的学术观点，但多为宏观诊断标准，量化诊断标准的研究很少。为此，吕文亮带领他的团队自 2004 年开始在脾胃湿热证的量化诊断标准方面开展了大量研究，注重病证结合与诊断标准的实用性。从临床入手，病证结合，多指标探索，探讨由症状、体征和客观指标构成的脾胃湿热证量化诊断标准。吕文亮认为，只有病证结合，实现多学科、多层次、多途径的交叉协作，才能真正从源头上搭建中医脾胃湿热证证候量化诊断操作平台。

近几十年来，许多研究者以病证结合模式开展该证的证候基础研究。目前吕文亮项目组的研究表明，脾胃湿热证与炎症，尤其是活动性炎症关系密切；胃黏膜局部炎症因子增强，保护因子减弱，胃泌素水平可能升高；脾胃湿热证存在组织细胞物质能量代谢的亢进状态及胃肠道、舌苔微生态失衡；脾胃湿热证还存在免疫异常、胃肠动力障碍等。

（三）慢性胃炎脾胃湿热证的数据挖掘研究

由于中医诊疗往往局限于一法一方的应用及个人经验，因此，制定标准时的循证医学证据级别相对较低。国内外至今尚未开展大样本、多中心、随机对照的脾胃湿热证的临床流行病学研究。基于此，吕文亮认为，应该厘清湿热证发展源流、演变规律及其与相关因素的关联性，深入探讨当代重大疾病和慢性疾病与湿热证的关联性，结合大样本临床流行病学调查，形成可指导现代临床实践的湿热证辨证规范体系。

为此，吕文亮牵头开展了基于数据挖掘方法的慢性胃炎脾胃湿热证量化诊断标准研究。本研究全面收集湿热证古代文献和现代文献，完善方证、药症、药证内容，在文献学研究的基础上，通过临床流行病学调查，在全国东西南北各选取 1 家医院、中部两家医院进行临床病例资料的收集。病例以多中心、大样本为主，探究各城市之间流行病学与证候、实验室检测的差异性，最终得到了有意义的结论：即慢性胃炎中脾胃虚寒证出现频次最高，其次为肝胃郁热证和脾胃湿热证，且明显高于其他证型。临床研究结果显示，病程2~5年的患者多以脾胃湿热证为主，加重时间多在两周内。最终在综合文献和临床研究的基础上，制定出慢性胃炎脾胃湿热证量化诊断标准，主要包括慢性胃炎的特异症状、慢性胃炎临床症状严重程度分级、脾胃湿热证证候的轻重程度量化。

1. 主要证候

依次为：①胃脘胀满，或胃脘胀痛，或胃脘灼热疼痛，或胃脘隐痛（特异症状）。②肢体困重。③口苦。④口渴少饮。⑤口臭。⑥便溏不爽。⑦纳呆。⑧舌边尖红伴点刺，舌体胖；或舌边尖红伴点刺，舌质老。⑨舌根部苔黄厚；或舌根部苔黄腻；或舌根部苔黄厚腻；或舌中后部苔黄厚，或舌中部、根部苔黄腻；或舌中后部苔黄厚腻。⑩脉象上主要有脉滑数，或脉滑，或脉濡数。具备①⑧⑨⑩，即慢性胃炎特异性症状中的1项，再加舌象、脉象即可诊断为慢性胃炎脾胃湿热证。

2. 慢性胃炎临床症状严重程度分级

脾胃湿热证证候的轻重程度分级：①轻度：舌边尖红伴少许点刺，舌根部苔黄腻。②中度：舌边尖红伴点刺，舌根部苔黄厚腻，或舌中后部苔薄黄腻；或舌边尖红舌体胖，舌根部苔厚腻。③重度：舌边尖红绛伴明显点刺，舌质老，舌中后部苔黄厚腻；或舌边尖红绛伴明显点刺，舌质老，全舌苔燥厚腻；或舌边尖红，舌体胖，舌中后部苔厚腻；或舌边尖暗红，舌体胖，舌中后部苔厚腻。

（四）湿热病证"异病同治"研究

湿热为临床各科疾病，尤其是肝、胆、脾、胃系统相关疾病的常见病因。HP相关性胃炎、溃疡性结肠炎、慢性乙型病毒性肝炎、非酒精性脂肪肝是典型的湿热相关疾病，采用清热祛湿法治疗常能取得较好疗效。

目前，虽然单一疾病的临床研究具有一定基础，但系统研究不足。且在临床实际中这类疾病均可能出现转变，如HP相关性胃炎的"炎癌转化"、慢性乙型病毒性肝炎的重症化。湿热相关疾病发生发展的根本在于病机的转化。中医辨证论治诊疗模式是以系统的理法方药来实现的，而"理"的阐明即揭示病机。因此，通过审证求因、求机等方法，阐明湿热发病的病因病机，挖掘上述疾病的共性、基本病机及转化的核心病机，在此基础上凝练病机新理论、构建诊疗新体系、体现湿热理论防治现代临床重大疾病的优势和特色是应解决的关键科学问题。

当前许多中医学者认为HP与脾胃湿热证关系密切，从中医病因理论看，HP应是一种湿热病邪，HP相关性胃炎与湿热温病关系密切。湿热致病病程绵长，逐渐生变。湿热之邪侵犯人体，初起病情较为轻浅，但湿热胶结、蕴蒸日久则化瘀化毒，瘀毒互结，入里入络，致使疾病日趋严重。湿热化毒瘀似乎与HP相关性胃炎的病理演变有某种暗合。因此，该研究在分析传统中医经典理论和现代中医学者研究结果的基础上，从中探讨HP相关性胃炎脾胃湿热证的病机转化规律，同时采用代谢组学研究的方法，寻找脾胃湿热证及湿热转化的相关物质基础,最终得出如下理论研究结果。

1. 关于脾胃湿热证病机的主要转化方式

从卫气营血辨证看,脾胃湿热证会向营血分发展,如果治疗得当,可能会在气分而愈。从三焦辨证看,脾胃湿热证发生在中焦脾胃,可以蕴蒸其中"在一经不移",也可以向下传及下焦之脏肝、肾,或下焦之腑大肠、小肠、膀胱;还可向上传及肺、心包、脑。从经络看,脾胃湿热证迁延日久会出现久病入络,并发血瘀证。"实则阳明,虚则太阴",脾胃阳气的强盛与否影响着脾胃湿热证的转化方向。另外,体质类型会影响脾胃湿热证的转归结局。阴虚之人出现脾胃湿热证易使阴液更亏,最终出现阴虚风动证。阳虚之人出现脾胃湿热证最终会导致肾阳虚。体质对脾胃湿热证的发生、转化和结局有着至关重要的影响。

2. 关于 HP 相关性胃炎至胃癌的中医病机转化研究

HP 感染通过不同的作用机制导致慢性胃炎,在疾病的后果及严重程度上除了细菌起到重要作用外,宿主的免疫反应是 HP 相关性疾病发生,特别是胃癌发生的重要决定因素。HP 在胃黏膜定植后,在其繁殖、滋生、蔓延的过程中会分泌毒素,暗耗人体的阴阳气血,破坏人体平衡。HP 所致胃病的发病特点符合温病的伏气温病特点,发病过程中隐现湿热化毒瘀的病机转化规律。代谢组学研究通过对样本的 1H - NMR 谱图进行分析,并对其种类进行归类后,最后筛选出 8 种代谢物为脾胃湿热证的潜在生物标志物,如马尿酸、牛磺酸、岩藻糖、甘油、胡芦巴碱、氧化三甲胺、磷酸肌酸、葡萄糖。相对于健康对照组而言,脾胃湿热证组上调的差异代谢物为牛磺酸、岩藻糖、甘油、氧化三甲胺、葡萄糖,下调的差异代谢物为马尿酸、胡芦巴碱、磷酸肌酸。

(五)清热化湿治法研究

吕文亮在提出"脂类代谢异常为湿邪生化物质基础之一""温病湿热证与胃肠动力紊乱、脂质代谢异常、清热化湿法作用机理与调控胃肠动力、调控脂类代谢相关"的假说基础上,设计实验路线,探讨清热化湿法清解湿邪及恢复脾胃运化功能的作用机制。该研究以温病湿热证大鼠模型为研究对象,对清热化湿法(王氏连朴饮加减方为代表方)治疗模型大鼠的胃肠动力紊乱作用及机理、调节脂类代谢异常的作用及机理,以及抗利尿激素(ADH)水平的影响进行了系统、深入的研究,并探讨清热解毒法、宣气化湿法与清热化湿法在作用机理方面的差异。结果显示,清热化湿法的作用及机理除了与抗菌、抗病毒、抑制炎症反应和致炎细胞因子等密切相关外,通过纠正湿热证脂类代谢异常状态、调节胃肠激素及基因表达水平、调控胃肠动力、影响 ADH 含量变化等方面,能够达到治疗温病湿热证、恢复正常脾胃气机升降及运化功能的目的,揭示了清热化湿法"湿热分治"治疗理论的部分科学内涵。

(湖北中医药大学 孙易娜)

黄雅慧学术思想概要与临证经验

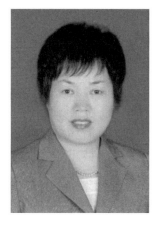

黄雅慧（1963—），主任医师，教授，硕士研究生导师，陕西省第二届名中医，陕西省三秦人才，西安市劳动模范，全国第六批老中医药专家学术经验继承工作指导老师，国家级重点专科西安市中医医院脾胃病科主任。曾主持及参与省市级课题研究 17 项，参与编写医著两部，发表学术论文七十余篇，培养研究生近四十人，继承人 5 名。

黄雅慧从医三十余载，在对传统中医理论融会贯通的基础上，始终坚持继承与发扬相结合、理论与实践相结合，勇于创新，时刻把握国内外学术动态，掌握了中西医结合诊治脾胃病的先进技术。她认为，脾失健运是脾胃病的核心病机，脾湿胃热是脾胃病的主要矛盾，治疗脾胃病应注重肝脾同病。她提出，脾胃病治疗的法则即理脾胃、调升降，"补""健""运"法灵活掌控；祛湿邪、调气机，"芳""清""渗"法逐湿不同路，从而确立了自己独到的学术观点，形成了独具特色的中西医结合诊治脾胃病理论和方法。多年来，她潜心中医药防治脾胃病研究，临床诊断疾病坚持以中医理论为指导，将中医的宏观辨证与西医的微观检测相结合，将辨病论治与辨证论治相结合，既辨病又辨证，擅长治疗慢性萎缩性胃炎伴癌前病变、功能性胃肠疾病、消化性溃疡、胆囊术后综合征、食管炎、结肠炎、复发性口腔溃疡等，并取得了显著疗效。

一、学术概要

（一）顾脾胃，源泉不断

黄雅慧认为，脾胃在五脏中具有极其重要的地位，其生理功能的正常与否决定着全身各脏腑的生理、病理情况，无论外感诸疾抑或内伤杂病，其病情演变、转归、预后均与脾胃密切相关。李东垣《脾胃论》云："贼邪不能独伤人，诸病从脾胃而生。"因此，顾护脾胃既是治疗脾胃病的关键，也是治疗内科杂病的根本。

1. 脾胃为后天之本

人体的各种生命功能无不是以气血为基础，而气血的根源则依赖于脾胃运化水谷的功能。张景岳有言："血者水谷之精也，源源而来，而实生化于脾。"可见，脾胃是人体给养仓库，为人体生命活动的动力和源泉。

2. 脾胃为五脏之本

李中梓《医宗必读》言："人体一有此身，必资谷气，谷入于胃，洒陈于六腑则气至，和调于五脏而血生，而人资之以为生者也。"脾胃为"五脏之本"，五脏六腑的生理功能皆有赖于气血濡养，气血的化生则有赖于脾胃的运化，故脾胃的旺与衰决定着五脏气血的多与少。因此，脾胃发生病变，必然会影响其他脏腑的生理功能而引起疾病。

3. 脾胃为气机之枢

五脏的气机升降有其规律，居上者以降为顺，居下者以升为健。脾胃居中，为升降之枢纽，以阴升阳降，运行五脏之气，使五脏气机升降正常，维持人体正常的生命活动。如《伤寒论直解》云："阴阳与水火，位居上下，而土居其中，上下交合，必由中土。"可见人体五脏结构是以脾胃为中心而构成的有机整体，五脏气机的协调可维持人体的生命活动。

脾胃一旦受损，则运化失常，使水湿内停，痰饮内生，故有"脾为生痰之源"之论。痰饮随气升降，无处不到，或阻于肺，或停于胃，或蒙心窍，或郁于肝，或动于肾，或流窜经络而变生诸症，故朱丹溪有"百病多由痰作祟"之论。追本溯源，可知脾病则百病生。

（二）调气机，勿使壅滞

《素问·六微旨大论》云"出入废则神机化灭，升降息则气立孤危。故非出入，则无以生长壮老已；非升降，则无以生长化收藏"，是指五脏六腑、五官九窍、四肢百骸、经络的生理活动，以及气血精津的生成、输布、排泄皆有赖于气的推动作用。同时，气机的条达通畅亦有赖于脏腑、气血生理活动的协调运行。气机的升降出入为人体生理活动的具体体现，故气机运行的趋势、平衡状态与全身各脏腑的生理活动相互影响，相互作用。

黄雅慧认为，脾胃损伤，一则易使气机升降失调，郁滞中焦；二则可致脾胃运化功能失调，使水湿内生，痰湿内聚，血脉瘀滞。治疗上应顺应脾胃气机升降规律，使气血调畅，可用枳壳、厚朴、木香、陈皮、砂仁、枳实等行气之品，使气机调和。

叶天士云："肝为起病之源，胃为传病之所。"因此，治疗脾胃病应注意调畅气机，肝脾同调，适当加入香附、郁金、合欢皮、紫苏叶、柴胡等药，以疏肝解郁，调畅气机。

《医学实在易》云："气通于肺脏，凡脏腑经络之气，皆肺气之所宣。"黄雅慧认为，肺胃关系密切，胃之降浊须借肺之肃降功能以辅之。肺与大肠相表里，肺气宣降，糟粕则下。全身之气皆归于肺，肺气宣畅，则出入易，宛陈除，故治中不忘上。治疗时应注意开宣肺气，提壶揭盖，肺脾、肝肺同调，酌加枳壳、桔梗、枇杷叶、杏仁、薄荷、紫苏叶等宣畅肺气，使脾运得健，胃气和降，肝升肺降，枢机得运，气血津液调和。

（三）祛湿浊，勿使困脾

《临证指南医案》云："胃属燥，脾属湿，胃喜润恶燥，脾喜燥恶湿。"两脏燥湿相济，阴阳相合，方能完成饮食物的传化。黄雅慧认为，湿邪困脾，无论是外感湿邪还是内生湿邪，抑或内外合邪，均可出现脘腹痞闷胀痛、恶心欲吐、口淡口黏不欲饮、纳呆便溏、头身困重，或肢体水肿、小便短少、妇女白带量多稀薄等，日久可产生痰、饮、瘀、浊等病理产物，引起其他脏腑病变。

"浊"即秽浊，湿邪伤阳，化气不利，易出现水湿浊秽之症，症见面垢眵多、大便黏滞不爽、小便浑浊、妇女带下稠浊、舌苔垢腻等。因此，祛湿浊，勿使湿邪困脾，脾胃功能才能正常发挥。

湿浊轻则用轻灵之品，如白扁豆、厚朴花之类；湿浊重则用温开之品，如草果、槟榔、厚朴等；湿热偏盛，则需苦寒燥湿，药如黄连、黄芩、蒲公英、栀子等。祛湿浊可根据湿浊所在部位不同，采用"芳""清""渗"不同的方法。湿邪在上焦，宜芳香化湿，药如藿香、白豆蔻、石菖蒲；湿邪在中焦，宜温燥化湿，药如半夏、草豆蔻、苍术、厚朴、草果等；湿邪在下焦，当淡渗化湿，药如薏苡仁、茯苓、猪苓、通草等。

（四）清热毒，以祛病邪

慢性胃病的毒邪来源可分为外感和内生。外感毒邪主要为外界淫毒侵袭人体而成。西医学认为，幽门螺杆菌（HP）感染是脾胃病外感毒邪、湿热蕴结的重要病因之一。它具有"湿热"邪气的致病特点，如慢性、复发性、缠绵难愈。黄雅慧指出，HP感染患者可见口黏、口苦、口臭，胃脘痞满、胀痛，纳呆，大便黏滞不爽，舌苔黄腻等，与脾胃湿热证十分相似，因此可将其归属到"六淫湿热毒邪"范畴。内生毒邪多由诸多内外之因损脾伤胃，水湿停积，气机壅滞，郁而化热，湿热内生，或嗜食肥甘厚味，嗜烟酒使湿热内蕴，或情志郁怒，郁而化热，湿阻热郁日久，终化为毒。

湿热毒邪蕴结于胃，滞气机，凝胃络，继则湿热毒瘀互结阻于胃络。临床可表现为胃脘部胀满或烧灼刺痛，纳呆呕恶，口臭、口苦或黏腻，大便稀溏或不爽，小便色黄，舌红或紫暗，苔黄浊腻等痰浊湿热瘀毒之症。治疗可采用清热解毒、运脾化浊、凉血活血法。黄雅慧常加用清热化湿解毒之品，如黄连、黄芩、蒲公英、连翘、栀子等，并兼用仙鹤草、白花蛇舌草、土茯苓、半枝莲、半边莲等清热解毒之品。

现代研究证实，黄芩、黄连、仙鹤草等清热解毒药物具有一定的抗炎及抗HP作用。因清热解毒药多为寒凉之品，过用久用有碍湿伤脾之弊，故须注意用药的度，或配伍砂仁、苍术等辛温药物佐制。

（五）化瘀血，勿使瘀阻

叶天士云"胃痛久而屡发，必有凝痰聚瘀""久病入络"。研究发现，慢性胃炎患者多存在不同程度的高黏血症，全血黏度及血浆黏度都较正常人偏高，瘀血阻滞型胃炎伴发肠上皮化生与异型增生比率最高。这些研究为慢性胃炎尤其是萎缩性胃炎采用活血化瘀法治疗提供了理论依据。黄雅慧强调，治疗该类疾病并非盲目地活血化瘀，而应在辨证的基础上采用益气活血、活血清热、理气化瘀等法。

二、临证特点

（一）重舌诊，以明阴阳

中医学认为，舌为脾之外候。足太阴脾经连舌本，散舌下，舌居口中而司味觉。正如《灵枢·脉度》所云："脾气通于口，脾和则口能知五谷矣。"故曰脾开窍于口。舌苔由脾气蒸发谷气上承于舌面而成，与脾胃的腐熟运化功能相应。通过诊察舌脉可判断正气的盛衰，分辨病位的深浅，区别病邪的性质，推断疾病的进退预后，从而指导处方用药。

脾胃病若见舌质淡白，可知为脾胃气虚，或脾胃虚寒，或气血两虚；若见舌红少苔或无苔或有裂纹，可知为虚热；若见舌嫩红，可知为阴虚；若见胖大舌，可知为脾肾阳虚；若见镜面舌，可知为胃气胃阴两伤；若见齿痕舌，可知为脾虚湿盛；若见舌苔厚腻，可知为食积；若见苔白厚腻，可知为湿浊；若见舌苔黄腻，可知为湿热；若见舌苔黄厚腻，可知为痰热；若见舌苔黄白而腻，可知为寒热错杂；若见水滑苔，可知为寒湿；若见燥苔，可知为津伤；若见剥脱苔，可知为胃气阴两伤；若见舌暗红有瘀斑，或舌下络脉迂曲，可知为瘀血之征。若舌苔薄白，多为脾胃病初期；舌苔白腻或黄腻常出现气机阻滞、湿浊内阻证候，多为脾胃病中期；舌紫暗，苔剥脱明显，甚则猪腰舌、镜面舌，多为脾胃病后期。若舌苔由薄转厚、由润转燥，多为病邪由轻变重，由表入里，由寒化热，津液耗伤，病情加重；反之，多为邪去正复，病势向好的方向转化。若舌质由淡红转为红绛，则提示可能邪热内入营分，或久病由气及血入络。

（二）合病证，以取佳效

1. 病与证相结合

黄雅慧认为，临证中既要重视辨证，也要重视辨病。因为每一种病都有其自身相对特征性的发展过程，正是这些特征，使得疾病的名称不同。不同的病又有其特征性的病因、病理变化过程。所以，在辨证治疗的基础上，要针对不同疾病的不同特征，应用有针对性的药物，即辨病与辨证相结合，这样才能取得最佳的治疗效果。例如，反流性食管炎为消化系统的常见病，属中医学"反酸""嘈杂"范畴，疾病在发展过程中可出现肝胃不和、脾胃湿热、胃阴亏虚等不同证型。从该病的特点可知，其发生机制为胃失和降、气机上逆，故治疗时，无论何种证型，均应在辨证论治的基础上，始终贯穿"理气降逆"原则，辨病与辨证相结合。黄雅慧崇尚"辨病为先、辨证为本"的原则，提出应针对不同"病"的特点，研制专方治疗专病，并在辨证的基础上加减应用，如"及瓦温胆汤加味"治疗反流性食管炎，"胃动灵胶囊"治疗功能性消化不良、胆囊术后综合征，"萎平舒胶囊"治疗慢性萎缩性胃炎等。

2. 宏观与微观相结合

中医辨证论治是从整体出发的，属于宏观；西医学采用先进的检测手段，明确疾病诊断，并从免疫、细胞、激素、微循环等方面入手，对疾病的发病机制进行微观研究。黄雅慧认为，二者的有机结合是提高中医科研和临床疗效的重要方法。她治疗脾胃病时，非常重视中医宏观辨证与西医微观检测相结合，并在科研及临床方面取得了一定成绩。

黄雅慧注重中医辨证与西医辨病相结合，宏观辨证与微观辨病相结合，临证时注重结合西医诊断，将内镜下胃黏膜病变表现和病理结果视作四诊的延伸，指导临床用药。如镜下见胃黏膜色淡或苍白、黏膜皱襞变平、伴（或不伴）黏膜颗粒增生或结节状者，病理组织见胃黏膜固有腺体萎缩、腺体缩小、数量减少，萎缩区炎症细胞浸润，多辨为病位在脾，病性多气虚，酌加黄芪、山药等健脾补气之药。伴血管透见为主者，多辨为病位在肝，病性多血瘀，酌加桃仁、红花等活血化瘀之药。伴血管透见、黏膜颗粒增生或结节状，多辨为病位在胃，病性多痰，酌加姜半夏、瓜蒌等化痰散结之药。对于胃黏膜糜烂、溃疡者，酌加薏苡仁、三七粉、白及粉、乌贼骨、煅瓦楞子、浙贝母等护膜制酸，敛疡生肌；糜烂溃疡处见黏膜组织隆起或病理见小凹脓肿者，酌加蒲公英、生薏苡仁、连翘、当归等清热解毒，散结消肿；镜下见有胃黏膜充血、水肿，病理组织检查见黏膜血管扭曲、管腔狭窄、黏膜层增厚、粗糙不平，呈颗粒状、结节状凸起或陈旧性出血点等血瘀表现，酌加莪术、王不留行、炮穿山甲、丹参等化瘀通络，软坚散结；病理见肠上皮化生及异型增生者，酌加莪术、白花蛇舌草、半枝莲、藤梨根、露蜂房等活血散结，解毒抗癌；HP阳性者，酌加仙鹤草、蒲公英、黄连、黄芩等化湿清热之品；伴胆汁反流者，酌加炒柴胡、枳壳、郁金、金钱草等疏利肝胆之品；反流性食管炎，酌加竹茹、砂仁、瓜蒌三药，因其由胃气上逆所致，竹茹可降逆止呕，瓜蒌可宽胸散结，砂仁可行气燥湿。

三、用药特色

（一）用药忌伤脾胃

古人云用药如用兵，黄雅慧深以为然。她提倡药不在多，用之宜当；补偏救弊，中病即止。在选方用药时主张药当适量，既要避免杯水车薪，也不能药过病所，应时刻不忘顾护脾胃受纳运化之功，处处留意勿伤脾胃之气。辨证用药以利于脾胃为前提，并注意药物配伍，选药润燥相适，寒温有制。对于苦寒峻攻之剂慎之又慎，从不妄施，以防败胃。对于补益之剂，避免阳刚太过，以伤胃阴；阴柔滋腻，以碍脾土；补气升阳，以防满中；一味蛮补，有害无益。

（二）擅长使用对药

黄雅慧在临床中积累了丰富的对药应用经验，常用乌药配百合、桔梗配枳壳、木香配砂仁、枳实配陈皮以行气；木香配郁金、延胡索配川楝子、蒲黄配五灵脂、丹参配檀香以化瘀；白芍配甘草、枳实配白术、桂枝配白芍、黄芪配莪术以补虚；枳实配瓜蒌、海螵蛸配浙贝母、黄连配佩兰以清热；高良姜配香附、白芷配防风以温散，辨证应用于慢性胃炎、消化性溃疡、功能性消化不良、胃黏膜脱垂、胃食管反流病、胆囊术后综合征、慢性胰腺炎、上消化道肿瘤等常见脾胃系统疾病，常有四两拨千斤之效。

四、辨治思路

"三部一体疗法"治难病

樊某，女，23岁，学生。

患者半年前出国留学期间因学习紧张，加之环境因素出现大便次数增多，继之出现脓血便，经肠镜检查确诊为慢性非特异性溃疡性结肠炎，给予美沙拉嗪胶囊及强的松口服，症状明显好转，停药1周后复发。回国后症状加重，在我市某医院住院治疗，经肠镜检查确诊为慢性非特异性溃疡性结肠炎，全结肠、重度、活动期，用药同前，疗效不佳，1周后出院。遂来求诊，经门诊收住入院。

入院时症见大便稀溏，夹有脓血，日15~20次，伴腹痛，里急后重，肛门灼热，纳差，疲乏无力，头晕，心慌，活动后加重。舌淡，苔白、根部黄腻，脉细滑数。查体：心率92次/分，脉搏18次/分，血压90/60mmHg。神志清，精神差，贫血貌，心肺（-），腹平软，肝、脾、肋下未及，全腹部压痛（+），反跳痛（-），肠鸣音活跃。血常规：红细胞 1.21×10^{12}/L，白细胞 12.02×10^9/L，血红蛋白41g/L。粪常规：红细胞（+++），白细胞（++）。

中医诊断：痢疾（脾虚兼湿热下注）。

西医诊断：慢性非特异性溃疡性结肠炎（全结肠、重度、活动期）。

西医治疗：对症支持，输血等。

中医治疗：口服药以健脾益气、清热利湿为大法，自拟健脾化湿解毒汤加减：黄芪20g，当归12g，白芍15g，薏苡仁30g，木香9g，秦皮9g，苍术15g，茯苓20g，红藤15g，三七6g，地榆炭15g，黄柏10g，仙鹤草20g，葛根15g，甘草6g。7剂，水煎400mL，早晚各温服200mL，每日1剂。

灌肠：以健脾益气、涩肠止泻、清热解毒为原则。药物：白及15g，黄芪30g，地榆15g，儿茶10g，五倍子15g，败酱草15g。水煎150mL，每晚睡前保留灌肠。

中药穴位贴敷：以健脾益气为主，应用科室自制药膏进行穴位贴敷（神阙、下脘、天枢、气海等）及直流电导入，每日 1 次。

嘱患者饮食以柔软、易消化、富于营养、足够热量为原则。少量多餐，补充多种维生素，避免冷饮、水果、多纤维食物，忌食牛乳及乳制品等，保持心情舒畅，树立战胜疾病的信心。

1 周后症状明显好转，大便 1 日 3~4 次，无脓血，腹痛明显减轻，下坠感不明显，其余症状消失，舌淡，苔白，脉细弱。根据舌脉症，辨证脾气虚弱，湿热征象已去。治以健脾益气为主，上方减地榆炭、苍术、黄柏、葛根，改黄芪为 30g，加白术 15g，山药 20g，阿胶 10g。7 剂，水煎服，灌肠及穴位贴敷方药同前。

出院后，继续采用"三部一体疗法"治疗 1 个多月，大便成形，无脓血，日 1~2 次，其他症状消失。3 个月后复查肠镜示横结肠可见散在糜烂点，继续治疗半年，未见复发。将中药加工成中成药服用半年，两年后复查肠镜，未见异常。随访至今，无任何不适。

按：溃疡性结肠炎以大便夹脓血、腹痛、里急后重等为主要表现，属中医学"泄泻""下痢""滞下"等范畴。其特点是病因不清，病程长，反复发作，顽固难愈，易癌变。有统计显示，本病癌变率可高达 5%~10%，如不及时治疗会并发感染、电解质紊乱、贫血、大出血、结肠穿孔等，最终导致死亡。该病治疗是世界难题，西医主要应用氨基水杨酸类药物及糖皮质类激素，取效较快，但停药后复发率较高，且副作用明显。

黄雅慧认为，本病因饮食不节、精神刺激、感受外邪及脾胃虚弱等所致，治疗不当，迁延日久，损伤脾胃，寒、湿、热三邪蕴结肠道，损伤脂络，肉腐成脓而成。《素问·太阴阳明论》曰："食饮不节，起居不时者，阴受之……入五脏则䐜满闭塞，下为飧泄，久为肠澼。"本病是一种整体多虚、局部多实、本虚标实之疾，治疗应顾及整体与局部、标与本、扶正与祛邪的关系，并且治宜疏导，慎用涩敛，应时时顾护脾胃，因时因地因人制宜，以辨证设大法。

根据多年的临床经验，黄雅慧创立了"三部一体疗法"，即在中医整体观念指导下，中药辨证施治内服，中药直肠滴入，中药穴位贴敷加直流电导入，方法新颖，用于溃疡性结肠炎疗效显著，复发率低，无副作用。

（西安市中医医院　王玥）

李军祥辨治脾胃病学术思想与临证经验

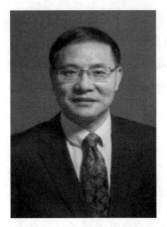

李军祥（1964—），医学博士，教授，博士研究生导师，博士后合作导师。北京中医药大学东方医院消化内科主任，师承工程院院士董建华教授。现任中国中西医结合学会消化系统疾病专业委员会主任委员，中华中医药学会脾胃病分会副主任委员，中国中西医结合肠病联盟主席，牵头制定中西医结合诊疗消化疾病多项专家共识意见，从事中西医结合消化临床、教学和科研工作三十余年。先后被评为"国家中医药领军人才——岐黄学者""全国第二届百名杰出青年中医""北京市首届群众喜爱的中青年名中医"。承担国家重点研发项目、国家科技重大新药、国家自然科学基金等省部级以上课题 33 项，获教育部和中华中医药学会科技进步二等奖等多项，发表论文 200 余篇，发明专利 9 项，开发院内制剂两个，科技成果转让两项。主编北京中医药大学教改教材《中医内科学》和创新教材《中医临床辨证思维 PBL 教程》等 11 部，录制的"中西医结合内科学精品视频"获北京中医药大学教学成果二等奖，获北京中医药大学第六届教学名师奖。培养研究生近百名。

李军祥在学术上主张传统的最传统，现代的最现代，重视继承与创新，不断学习，兼收内化，在继承董建华院士"通降论"等学术思想的基础上，建立了辨证－辨病－辨症－辨相－辨时一体化诊治脾胃病方法，建立了局部与全身治疗相结合、中药内服与中医外治相结合的脾胃病治疗模式，创立了中西医结合诊治消化系统疾病的特色品牌，尤其在治疗溃疡性结肠炎、萎缩性胃炎、胃食管反流病、肠易激综合征、脂肪肝等疾病方面特色明显。

一、传承脾胃通降法，创立太极升降论

李军祥学贯古今，博采众长。在易学太极的整体观和董建华院士"通降论"学术思想的基础上，创立了"太极升降论治疗脾胃病"。李军祥认为，脾升胃降，需重视升降有度。脾胃位于中央，通上彻下，斡旋阴阳，升清降浊，是人体气机升降运动的枢纽。若脾胃升降失常，则内而五脏六腑，外而四肢九窍都会发生疾病。因此李军祥认为，脾胃气机升降功能的失常会影响到其他脏腑功能，其他脏腑功能失常也会影响脾

胃功能。脾升则健，胃降则和。脾胃气机的升降也有赖于肝气的疏泄、肺气的肃降、肾阳的蒸腾气化、心火下降的温煦。诸脏腑气化功能相互配合，才能完成脾胃的受纳腐熟水谷、化生精微、生气化血、濡养全身四肢百脉的功能。

五脏六腑的整体性使各脏腑在生理上息息相关，病理上环环相扣，任何脏腑之间的平衡被打破都会直接或间接引发脾胃升降失衡，严重时易导致人体脏腑内部整体气机升降失调，故李军祥重视从太极整体气机升降观把握病证。

二、重视木土相关，脾胃病从肝论治

李军祥认为，肝为刚脏，体阴而用阳，肝喜条达而恶抑郁，因此，肝脏具有主疏泄的功能，可以调节情志活动，帮助消化吸收，促进气、血、水的正常运行。同时肝藏血、藏魂，其藏血功能正常，则魂有所舍。若肝血不足，则魂不守舍，会出现梦游、梦呓及幻觉等症。肝脏发生病变可表现为四个方面：其一，情志方面：易致情志抑郁或心烦喜怒。其二，两胁或少腹胀痛。其三，妇人经血不调。其四，发病时间主要在凌晨1~7点。原因在于：此时三阳离合，太阳为开，阳明为阖，少阳为枢。三阴离合，太阴为开，厥阴为阖，少阴为枢，而一阴为厥阴欲解时，从丑至卯上（丑寅卯），故肝病多发于此时。肝属木，主疏泄条达。脾胃属土，主受纳运化。肝与脾胃木土相克，其疏泄条达既可助脾运化，使清阳上升，又可助胃受纳腐熟，使浊阴下降。一旦肝失疏泄，则可导致脾胃功能失调，引起脾胃病的发生。因此，以上四点在脾胃病兼见。

三、基于少阳为枢理论，脾胃病从胆论治

《医学求是》云："少阳为中气之枢纽，枢轴运动，中气得以运行。"《脾胃论》亦言："脾升胃降，有赖少阳之转枢焉。"李军祥认为，临床上从调理少阳枢机入手，从胆论治脾胃病，对于恢复脾胃的正常升降功能具有重要作用。首先，少阳枢机不利，肝胆之气失于疏泄，木盛乘土，可使脾胃运化失常。其次易引起气郁，且从火化。足少阳胆经内寄相火，胆经气机不利则易致气郁化火。其三，易生痰湿，酿湿热。胆之枢机不利，三焦水道失调，则易引起人体水液代谢失常。水湿停聚，形成痰湿，痰湿郁久化热，湿热内生，困阻脾胃，从而影响脾胃的生理功能。其四，易致他经经气不和。足少阳胆为太阳、阳明表里之枢，同时也是阳证入阴之枢，阴证太阴、厥阴出表之枢。若少阳郁热，枢机不利，必然导致太阳、阳明、太阴、厥阴四经气机升降出入失调。其五，少阳枢机不利，胆失中正，无法维持主决断的功能，易导致心胆不宁、情志失常，妨碍脾胃运化。

四、脾胃湿热易现，重视湿热传变

李军祥认为，脾胃湿热证是脾胃实证中的常见证型。脾胃湿热证的病因可分内外

两端，内因可有饮食失宜、情志失调、劳逸失度、先天禀赋体质等。外感湿热、暑湿和寒湿之邪亦可致脾胃湿热证的发生。湿热蕴于脾胃，阻滞中焦，阻碍气机升降，以致脾失健运，胃失和降，故而出现胃脘胀闷、疼痛、纳呆、嗳气、恶心呕吐、便秘或泄泻。另外，湿热蕴于中焦脾胃，尚能蒸上、旁达或下注影响至其他脏腑组织，如湿热上蒸扰窍可出现头重如裹、耳鸣、目昏、咽痛、喉肿、口腔溃疡等症；湿热上蒸蒙神可出现但欲寐，或神志时清时寐；湿热上蒸熏肺，可出现胸闷、咳嗽、多痰白黏；湿热旁达肝胆，可出现胁胀、胁痛、黄疸等症；湿热下注大肠，可出现大便干结或大便黏滞等症；湿热滞络从化，热盛可入营动血，导致神志昏蒙，手足厥逆，日轻夜重，烦躁不宁，舌绛红光或鲜红起刺；热极寒化可损伤阳气，出现周身寒冷、汗出胸痞、口渴不欲饮、舌白、脉细等。

五、辨治思路

（一）遵循太极升降，恢复脾胃功能

李军祥认为，胃主受纳和降，病则浊阴不降，见多燥、多实、多热之证。脾主运化升清，病则清阳不升，见多湿、多虚、多寒之证。若饮食不节，暴饮暴食，食滞胃腑，阻滞气机，脾失健运，水停为湿，湿聚日久化热，而成脾胃湿热之证，症见胃脘胀满疼痛、食后更甚、嗳气频作，或见反酸烧心，甚则恶心呕吐、大便黏腻不爽，或见肛门灼热，舌脉见舌红、苔黄腻、脉滑数。治以清热化湿，理气消胀，方用连朴饮加减。

若饮食不节，劳累过度，思虑伤脾；或者年老体衰，久病耗伤脾气，可造成脾气不足；脾虚不运，食积胃脘，气机停滞，胃失和降，而成脾虚胃滞之证。症见腹胀纳呆、食后胀甚、呕恶嗳气、倦怠乏力、肠鸣矢气，舌脉见舌淡、苔厚腻、脉滑。治以健脾和胃，理气消胀，方用香砂六君子汤加减。

若贪凉饮冷，损伤脾阳，寒自内生，使胃中湿浊、饮食停滞，日久郁而化热，而形成脾寒胃热证，或食滞胃腑，阻滞气机，郁而化热，或寒热杂投，损伤胃腑，累及于脾，成胃热脾寒证。中焦寒热错杂，脾胃升降失常，气机痞塞，脾气不升，胃气不降。症见心下痞满、反酸烧心，甚则呕恶、胃脘怕凉、喜温喜按、大便稀溏，甚则肠鸣下利。舌脉可见舌淡或红、苔白腻或薄黄腻、脉沉滑。治以平调寒热，健脾和胃，方用半夏泻心汤加减。

若肝失疏泄，无论太过、不及均可影响脾胃之气机升降，引起消化道功能障碍。临床表现为上腹灼热疼痛、嗳气频作、反酸烧心、心烦易怒、胸闷善太息、纳食欠佳等，并每因情志不畅而加重。治以小柴胡汤加减，疏肝理气，恢复脾胃升降功能。

若脾胃气机升降失常，饮食湿浊聚于胃而成痰，上渍于肺，肺脏受邪，清肃失司，可见咳嗽、上气喘满、咽喉不利等肺气不降症状。脾胃受损，后天之本亏虚，生化乏

源，日久气血化源不足，土不生金，肺失所养，可致肺气亏虚而咳。治以宣肺和胃、理气通降为法，方用香苏散合麻黄杏子厚朴汤加减。

若思虑过度，劳伤心神，可致气机阻滞于中，碍及脾胃，导致脾胃气机升降失常。脾胃虚弱，心失所养，或脾胃失运，痰湿水饮留聚，痰湿日久化热，可导致痰热扰动心神，出现心慌心悸、心烦易怒、坐立不安、头晕乏力、失眠多梦等症。脾胃病常因伴抑郁焦虑状态而就诊于消化内科，李军祥以小柴胡汤、桂枝甘草龙骨牡蛎汤、甘麦大枣汤等为基础方加减，心、肝、胃同调，常能取得良效。

脾胃病的病位主要在脾胃，与五脏六腑之间的气机升降失常存在密切关系。李军祥认为，五脏六腑的整体性使得各脏腑在生理上息息相关，在病理上环环相扣，任何脏腑之间的平衡被打破都会直接或间接引发脾胃升降失衡，严重时可导致脾胃、肝肺、心肾人体内部整体气机升降失调。治疗脾胃病需注意从太极整体观看各脏腑之间的气机升降联系，明确病机，把握病证，随证治之。

（二）紧抓肝致脾胃病之病机，创立从肝论治十六法

李军祥在学习清代医家王旭高"治肝三十法"的同时，继承董建华院士"疏调肝木"治疗脾胃病的经验，创立了"从肝论治疗脾胃病十六法"，分别为"疏肝""散肝""泄肝""抑肝""清肝""泻肝""化肝""镇肝""息肝""搜肝""平肝""缓肝""暖肝""敛肝""补肝""养肝"。

李军祥认为，肝主疏泄，若肝疏泄功能减退，则易肝郁，治疗当疏肝理气解郁，采用疏肝、散肝法治疗。疏肝法又分为四种，为疏肝理气和胃、疏肝理气化湿、疏肝理气化痰和疏肝理气通络，分别以柴胡疏肝散、柴胡疏肝散合平胃散、半夏厚朴汤和旋覆花汤为代表方。

散肝法以逍遥散为代表方。若肝失疏泄，疏泄太过，易成肝旺犯脾克胃之证，可采用泻肝、抑肝法治疗。泻肝法可分为泻肝和胃制酸和泻肝健脾和胃，分别以二陈汤合左金丸和柴芍六君子汤为代表方。抑肝法以六君子加吴茱萸、白芍、木香为代表方，亦可用痛泻要方。若肝阳亢化火，火盛在上在外，既能灼肺阴，又能激心阳，治以清肝法，以龙胆泻肝汤为代表方。若肝火盛在内在下，肝火郁于下焦，治以泻肝法，以泻青丸、当归芦荟丸为代表方。若肝郁日久，郁怒伤肝，气逆动火，致烦热胁痛，胀满动血等，治以化肝法，以化肝煎为代表方。

若肝阳上亢，肝风内动，以镇肝、息肝和搜肝法治之，镇肝法以柴胡加龙骨牡蛎汤为代表方，息肝法可分为凉肝和滋肝之法。凉肝法常用羚羊角、牡丹皮、甘菊、钩藤、决明子、白蒺藜。滋肝法用于肝风过亢、息风和阳不效，药如牡蛎、生地黄、女贞子、玄参、白芍、菊花、阿胶。搜风法分为搜外风和搜内风。搜外风药如羌活、独活、荆芥、防风、薄荷、蔓荆子；搜内风药如蝉衣、僵蚕、天麻、白附子。

若肝气郁滞日久，或素有肝郁又复情绪激动，则肝郁气滞又兼亢盛之势，即肝气上逆，治以平肝降逆，方以旋覆代赭汤、奔豚汤为代表方。肝气横逆致肝体不充，阴

血不足，但肝又有赖于阴血的濡养，因而造成肝气、肝筋失养。

脾胃为气血生化之源，饮食营养及脾胃功能正常，则血液源源不断化生，将有助于缓解肝气、肝筋失养状况。若患者脾胃中气虚弱，气血生化无源，则会加剧肝气、肝筋失养，从而导致"肝气甚"，即肝气急迫紧张的病态表现。"肝苦急，急食甘缓之"，李军祥采用缓肝法治疗肝急之证，方以甘麦大枣汤为代表方。若肝肾不足，寒滞肝脉，气机郁滞，治以暖肝温肾，散寒凝，行气滞，方可用暖肝煎。

若肝阴不足，阴虚阳亢，导致虚风内动，宜滋补肝阴，多用酸敛之品，采用敛肝法治之，方以乌梅丸为代表。若肝阴不足，则肝体不用，失于疏泄之职。肝阳不足，疏泄无力，则气机郁滞。根据临床发展变化，肝之气血阴阳的偏甚，根据侧重的不同，可分为补肝阴、肝阳、肝气、肝血等法，采用地黄、白芍、乌梅之类补肝阴；肉桂、川椒、苁蓉之类补肝阳；当归、川续断、牛膝、川芎诸味补肝血；天麻、白菊、生姜、细辛、杜仲等味补肝气。若肝阴血亏虚，致肝风内动，或生虚热，肝气郁滞，治以养肝法治之，方可用一贯煎。

（三）调理少阳枢机，恢复脾胃升降

1. 调理枢机，疏达经气

李军祥认为，过食肥甘厚味、过度疲劳、情绪紧张、精神刺激等是脾胃病发生和发展的重要原因，同时也会影响少阳胆经的枢机功能，以致人体气机不能升降、阴阳不相交通，故治疗以调理枢机、疏达经气为法，处方选小柴胡汤加减，因气郁易化火，酌加黄连清泄胆经郁热。

2. 清热利胆，和胃降逆

李军祥认为，足少阳胆为相火寄居之处，若少阳枢机不利，相火不能布于全身则易与郁滞之胆气相合，形成气郁化火之势。其关键病机为少阳胆经胆腑同病，胃气上逆，治疗以清热利胆、和胃降逆为法，方选柴芩温胆汤加减。临床使用时，胃酸过多、烧心较重者，宜加乌贼骨、浙贝母、蒲公英以制其酸。

3. 清胆利湿，运转枢机

脾胃病有时也常见到以脘腹痞闷、胸闷胁痛、口苦、吐酸苦水，或呕吐黄黏痰涎等一系列湿热困阻的表现，李军祥从调理枢机、清胆利湿入手进行治疗往往可取得较好疗效。李军祥认为，其关键病机为手足少阳经同病，湿热困阻，治疗当以清胆利湿、运转枢机为法，方选蒿芩清胆汤加减。

4. 清胆化痰，镇惊安神

焦虑、抑郁等情绪易致足少阳胆经枢机不利，气郁于内。如果再兼过食肥甘厚味，过度疲劳耗损元气，以致三焦里热炽盛，胆实热郁，胆失中正之用，则难以发挥其主决断作用，反过来还会加重情志的急躁恼怒。李军祥认为，其关键病机为少阳不利，邪热弥漫三焦，痰热扰神。治疗当以清胆化痰、镇惊安神为法，可选柴胡加龙骨牡蛎汤合甘麦大枣汤加减，以达到心、胆、肝、胃同治，祛除三焦内伏热邪的目的。

5. 和解少阳，内泄热结

少阳属甲木，阳明属戊土，黄元御在《四圣心源》中云："甲木上侵，则贼戊土。手足阳明，其气本燥，木火双刑，则燥热郁发，故少阳之病，多传阳明。"李军祥认为，在胃肠运动方面，少阳胆"枢"与阳明胃"合"之间也存在联动关系。若少阳阳明合病，邪热内盛，当治以和解少阳、内泄热结为法，方选大柴胡汤加减，以清除少阳残余之热，调理枢机，同时攻下阳明经逐渐形成的痞满里实之证。

6. 泄胆暖脾，和解枢机

李军祥认为，素体脾胃阳虚、脾经不足者，如果兼情志不遂，往往肝失疏泄。因肝气通于胆，胆气郁滞，气郁化火，足少阳胆经枢机不利，易导致疾病由少阳转入太阴。太阴脾经气机升降失调，而发为少阳太阴同病之胆热脾寒。其关键病机为少阳胆热，太阴脾寒。治当泄胆暖脾、和解枢机为法，方选柴胡桂枝汤加减，临证可酌加乌贝散、金铃子散，加强和胃制酸止痛之效。

7. 开通少阳，清上温下

李军祥认为，脾胃病病程日久或经失治误治，则可转入厥阴，临床可见腹胀腹（冷）痛、嗳气反酸、胸部闷热、口渴、纳呆、下利、四肢不温等。如果发现脾胃病症状呈定点发作/加重时间在每天凌晨1~3点，则应考虑与厥阴的联系。阴阳不相顺接、厥热胜复、寒热错杂是厥阴病的基本特点，同时厥阴也是阴尽阳生、由阴证转阳证之关键，所以在治疗上应该抓住阴阳转化这一契机，调整少阳枢机，调顺阳气，促进阴阳平衡，从而治疗疾病。李军祥提出，对于临床呈定点发作/加重时间在每日丑时（凌晨1~3点）的脾胃病患者尤宜使用乌梅丸。因该时段正是厥阴病欲解时，因少阳经气不通，以致厥阴不能出少阳，故症状出现反复。乌梅丸可发挥清上温下、调理厥阴、开通少阳的作用，使厥阴病出少阳而愈。

（四）把握脾胃湿热转变之机，辨证施治

李军祥认为，由于病因病机不同，临床上脾胃湿热证可分为诸多类型。湿热在表可用藿朴夏苓汤，湿热在半表半里可用蒿芩清胆汤。湿热弥漫三焦可分为湿重于热和热重于湿，分别用三仁汤和黄连解毒汤。湿热阻滞脾胃可分为湿热熏蒸气分和湿热阻滞中焦，分别用连朴饮和白虎加苍术汤。湿热上蒸咽喉可用甘露消毒丹。湿热上蒸扰窍蒙神可用菖蒲郁金汤。湿热下注大肠导致泄泻可用葛根芩连汤，导致久痢可用白头翁汤，导致便秘可用宣清导浊汤或枳实导滞丸。湿热旁达肝胆所致头痛、目赤、胁痛、口苦、阴肿、阴痒、小便淋浊，或妇女带下黄臭等可用龙胆泻肝汤；若导致黄疸可用茵陈蒿汤合栀子柏皮汤。

同时李军祥提出，治疗湿热证要注重调理脾胃气机，气化则湿热易化；湿热重在治湿，分为宣湿、化湿、燥湿、利湿四法。宣湿法可用杏仁、白芷、青蒿、苏叶、香薷等药物；化湿法可用藿香、佩兰、白豆蔻、郁金等药物；燥湿法可用半夏、苍术、草果、厚朴、大腹皮等药物；利湿法可用滑石、通草、猪苓、泽泻、车前子、茯苓、

薏苡仁等药物。此外李军祥治疗脾胃病属湿热证者,强调注意"二慎""四禁"。"二慎"即慎用甘温和慎用汗法。"四禁"即禁温补、禁滋润、禁攻下、饮食禁忌。

(五) 特色病治疗

1. 溃疡性结肠炎

李军祥提出,溃疡性结肠炎病位在肠,与脾胃关系密切;病性为本虚标实,寒热错杂;并率先提出其关键病机为"寒热错杂,湿热瘀阻",创清肠温中、清利湿热、化瘀止血之"清肠温中方"。该方由黄连、炮姜、青黛、苦参、三七、木香、地榆炭、炙甘草组成。方中黄连、炮姜为君,清热燥湿,温脾止泻;青黛、三七、苦参为臣,增强清热燥湿之功,并兼化瘀止血之效;木香、地榆炭为佐,行气导滞,凉血止血;炙甘草为使,补益脾气,调和诸药。他还创立了直肠灌肠局部给药治疗溃疡性直肠炎。灌肠方组成:青黛、三七、苦参、地榆炭、白及、五倍子。中药内服与保留灌肠相结合,有助于促进黏膜愈合。

2. 非酒精性脂肪性肝病

李军祥提出,"脾虚痰浊,气滞血瘀,肝体用失调"是非酒精性单纯性脂肪肝的基本病机,治以健脾化湿,清热化痰,活血化瘀。"痰浊瘀阻,郁而化热,肝体用失调"是非酒精性脂肪性肝炎的基本病机,治以疏肝健脾,活血化浊,清热解毒。单纯性脂肪肝常用方剂为逍遥散合二陈汤加减,药如柴胡、广郁金、枳壳、白芍、绞股蓝、白芥子、莱菔子、全瓜蒌、荷叶、生薏仁等;脂肪性肝炎常用方剂为茵陈蒿汤、膈下逐瘀汤、小承气汤,药如茵陈、大黄、栀子、丹参、丹皮、赤芍、决明子、莪术、水飞蓟等。

3. 胃食管反流病

李军祥提出,"寒热错杂,胃失和降,胃气上逆"是胃食管反流病的关键病机,针对这一病机他创立"和胃降逆方"辛开苦降,和胃制酸治疗胃食管反流病。"和胃降逆方"由黄芩、黄连、干姜、清半夏、浙贝母、蒲公英、龙胆草、枳实、全瓜蒌、炙甘草等组成,取法于半夏泻心汤,具辛开苦降、寒热平调之意,以恢复气机升降、阴阳平衡为旨。临证运用,当根据病因侧重、脏腑定位不同,灵活化裁。

4. 慢性萎缩性胃炎

李军祥在继承董建华院士学术思想和"气血理论"的指导下,创立了益气活血清热法治疗慢性萎缩性胃炎伴癌前病变,将辨证与镜下治疗相结合,以改善患者症状并防止癌变。他创立的"太极升降论",重视调节人体气机升降,提出五脏六腑均可影响慢性萎缩性胃炎的气机升降,治疗时需遵循以通为治的"通降"理论,遵循太极思维,以调整脾胃升降气机为核心,结合调肝、宣肺、调心、温肾、泄胆、润肠等法综合治疗,解决人体整体气机升降的矛盾。

5. 腹泻型肠易激综合征

李军祥认为,腹泻型肠易激综合征的关键病机为脾虚肝旺,脾虚湿盛贯穿始终,病位在脾，与肝、胃、肾密切相关。治疗当以抑肝扶脾为法。他仿痛泻要方之义，创制了"痛泻安肠方"。该方由炒白术、炮姜、炒白芍、乌梅、陈皮、黄连、蝉衣组成。方中白术苦甘而温，补脾燥湿以治土虚；炮姜性温，善暖脾胃，能温中止痛止泻，共为君药。白芍酸寒，抑肝柔肝，缓急止痛，与白术相配，于土中泻木；乌梅酸涩性平，能涩肠止泻，与白术相配，增强健脾止泻之功；味酸入肝，与白芍相配，加强柔肝止痛之力，共为臣药。陈皮辛苦而温，理气止痛，除湿止泻；黄连清热燥湿，厚肠止泻；蝉衣味甘，性寒，乃清虚之品，能祛风胜湿，与黄连相配，可防止湿邪化热，共为佐药。诸药相伍，使脾健肝疏，气机调畅，痛泻自止。

（北京中医药大学东方医院　谭祥　毛堂友）

苏娟萍辨治脾胃病学术思想与临证经验

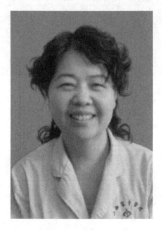

苏娟萍（1967—），主任医师，硕士研究生导师，山西省中医院脾胃病科主任，中国民族医药学会脾胃病分会副会长，中华中医药学会脾胃病专业委员会委员，中国中西医结合学会消化系统疾病专业委员会委员，山西省中西医结合学会消化系统疾病专业委员会副主任委员，山西省医师协会中西医结合医师分会常务委员，山西省中医药学会脾胃病专业委员会常务委员。主持并参与科研课题11项，获山西省科技进步二等奖两项、三等奖两项。发表论文二十余篇，主编专著1部，副主编1部。目前承担国家中医药管理局行业专项子课题协作项目两项，山西省科技攻关项目1项，山西省实验动物专项资金项目1项。从事中医科研及临床教学近30年，临床经验丰富，擅长治疗慢性萎缩性胃炎、功能性胃肠病、炎症性肠病、肝硬化、脂肪肝等消化系统疾病。

苏娟萍基于中医理论，结合多年临床经验，提出脾胃病从肝论治、平调寒热、病证结合、重视脉诊的学术思想，并采用益气活血解毒法辨治溃疡性结肠炎，重视"虚、滞、瘀"辨治慢性萎缩性胃炎等。

一、从肝论治

《灵枢·营卫生会》云："中焦……此所受气者，泌糟粕，蒸津液，化其精微，上注于肺脉，乃化而为血，以奉生身。"说明中焦有腐熟、运化水谷，进而化生气血的作用，其功能可概括为"中焦如沤"。这一功能的实现离不开脾胃及肝胆等脏腑的功能。胃主腐熟，脾主运化，肝胆主疏泄，并分泌、排泄胆汁以助消化。另外，中焦又是气机升降出入的枢纽，肝胆与脾胃同居中焦，共同完成气机升降的枢纽作用。

1. 肝与脾在功能上相互协调

肝属木，为厥阴风木之脏，藏血而主疏泄，体阴而用阳。脾属土，为仓廪之官，统血而主运化，为气血生化之源。肝主疏泄，指肝气具有疏通、条达、升发、开泄等生理功能。肝的疏泄功能有助于脾胃的升降，脾之所以升全赖肝辅之也。另外，肝寄相火，主疏泄及分泌胆汁的功能又为脾胃之受纳、腐熟、运化水谷提供必要的保证。脾土得肝之疏泄，则运化旺盛。肝木得脾土输布的水谷精微滋养则疏泄正常，即所谓

"肝木疏土，脾土营木，土得木而达之，木赖土以培之"。两者在生理上相互为用。这是从肝论治脾胃病的主要依据。

2. 肝对脾的病理影响

肝木的正常疏泄可使脾土发挥正常的作用，即五行中之木克土。如情志怫郁、所欲不遂、气愤郁怒等可导致肝气过旺，疏泄太过，从而形成"肝木乘脾土"的病理状态。气机横逆，可致脾胃气机紊乱。脾气当升不升，则纳呆、泄泻；胃气当降不降，则脘腹胀闷、呕吐、便秘。若木气过亢，克土过度，肝郁化火，火性上炎，灼伤脉络，则可致脾胃气机随气上行，统血失司而出现呕血等。反之，脾胃虚弱也可引起肝木来乘，此即土虚肝木来乘。两者"木克土"的正常生理关系被改变为"木乘土"的病理状态。另一方面，如肝气疏泄不及，即肝气郁结，则木不疏土，可致肝郁脾虚，消化功能减弱。此为木气不及，克土无能，也会影响脾胃正常的升降纳运功能，导致饮食水谷转输布运障碍，而出现脘腹痞满、水谷不化。肝木过盛可克伤脾土，使其不能运化消食；肝木过弱不能疏通脾土，亦不能使其运化消食，可见肝气无论太过或不及均可直接影响脾胃的功能。正是由于肝脾同属中焦，有着生理功能上的相互依赖和病理病机上的互相影响，从而为从肝论治脾胃病提供了依据。

苏娟萍认为，在脾胃病的治疗中，从肝论治的本质在于调气，可广泛用于反流性食管炎、习惯性便秘、功能性腹痛等疾病。她喜用疏肝理气法、疏肝清热法、疏肝化湿法、柔肝养阴法。

在功能性便秘中，从肝论治尤为常见。苏娟萍认为，肝藏血，体阴用阳，肝血不足，营血亏虚，肠道失于濡养，故大便艰涩难下而成便秘。《医学心悟》云："新产妇人气血干枯，以致肠胃不润，此虚闭也，四物汤加松子仁、柏子仁、肉苁蓉、枸杞、人乳之类以润之。"她常用通幽汤合一贯煎加减。

便秘虽有虚实之分，然苏娟萍认为与肝的关系密切，故喜从肝论治。其要点主要为体、用两端。

其一，"肝体阴"。因肝之疏泄、升发功能是建立在肝藏血基础之上的，只有血量贮备充分，肝的生理功能才能正常发挥作用。肝血不足或瘀血内停皆能影响"肝用"。加上血少失于濡养，肠道干涩，故而发生便秘，治疗上应以养肝血为要。

其二，"肝用阳"。肝主疏泄，主一身之气，协调五脏气机升降。若肝用不足或失于疏泄，或进一步影响脏腑气机升降活动，津液布散失常，或郁而化热，入里伤津，皆易发生便秘，治当以调肝用为主。

便秘的发生除与肝有关之外，与脾、肺、肾三脏的关系亦十分密切。临证宜四诊合参，细辨致病之因，详析病机之转，不可拘泥一脏一腑。只有以整体观念辨证施治，才能揭示本病的发病机理及治疗规律，从而提高便秘的治疗效果。

二、平调寒热

寒热并用在临床组方中比较常见，是一种寒热两性药物同用于一方的治法。它的特点是既能够保留药物固有的四性及功用优势，又可以通过合理的组合搭配抑制各自在治疗中的弊端。苏娟萍习惯用半夏泻心汤及乌梅汤加减治疗寒热互结于心下之痞满、呃逆、呕吐等胃肠功能紊乱，以及上热下寒之久痢、泄泻、腹痛等，且效果明显。

半夏泻心汤是寒热并用的代表方，源于东汉张仲景的《伤寒杂病论》。第149条云："伤寒五六日，呕而发热者，柴胡汤证具，而以他药下之，柴胡证仍在者，复与柴胡汤。此虽已下之，不为逆，必蒸蒸而振，却发热汗出而解，若心下满而硬痛者，此为结胸也，大陷胸汤主之。但满而不痛者，此为痞，柴胡不中与之，宜半夏泻心汤。"从条文可知，半夏泻心汤证的形成为外感表证误下后损伤脾胃之阳而生寒。若其人无痰水实邪，则外邪内陷为热而致寒热错杂，互结于中焦，脾胃升降失司而导致气机痞塞。根据半夏泻心汤证寒热互结中焦、脾胃升降失常的病机，苏娟萍采用寒热并用法，以辛开苦降，平调寒热，散结消痞。

半夏泻心汤中半夏、干姜辛温，黄连、黄芩苦寒，辛温则散寒消痞，苦寒则清降泄热。辛温之半夏、干姜与苦寒之黄连、黄芩同用，分别取其寒热之性，使其能够各自发挥作用。苏娟萍认为，半夏泻心汤是一剂作用于中焦、疏通上下两焦枢机之剂。消化系统疾病日久，寒热错杂者十之八九，本方虽药味简单，但效宏，不可小视。半夏泻心汤能够充分体现中医辨证论治的思想，其精妙之处在于方中各味药品的剂量加减，需根据患者寒热之偏胜情况灵活处方，不可拘泥。

使用半夏泻心汤时苏娟萍常加减化裁：呕恶明显者，使用生姜泻心汤；脾虚加白术、茯苓；肝郁选用柴胡、枳壳、川厚朴、广郁金、佛手、青皮；胃气上逆选用代赭石、旋覆花、枳实；呃逆甚加沉香；纳食呆滞选用砂仁、焦山楂、神曲；泛酸选用瓦楞子、乌贝散、蒲公英。

针对上热下寒之久痢、泄泻、腹痛，苏娟萍喜用乌梅汤加减，认为凡阳衰于下、火盛于上、气逆于中诸证皆可加减使用。乌梅丸是治疗厥阴的主方，有泄木安土之功。方中君药乌梅味酸敛肝，佐苦、辛、甘之黄连，辛热之干姜。本方特点为"重用酸以平肝""寒热刚柔同用"，使用中苏娟萍强调重用酸收和调整寒热比例，此乃临证取效的关键。

三、病证结合

辨证论治是中医学认识疾病和治疗疾病的基本原则，是中医治疗疾病的一种特殊方法。随着西医学的快速发展和医疗技术的不断进步，苏娟萍认为应不断丰富辨证论治的内涵。西医学的影像学、生化检查等指标实际上是传统中医四诊的延伸，应宏观辨证与微观辨证相结合，使内外之间、上下之间紧密结合起来。在治疗用药上，应将传统的辨证论治与现代的辨病论治紧密结合。西医学的"病"是对临床资料的高度概括与归纳，包括疾病的转归与预后，中医学的"证"是对患者机体状态的高度概括，二者结合，是经与纬的关系，可使医者对疾病的定位更加精准，治疗更加具有针对性。

另外，临床某些情况往往存在无"症"可辨的情况。随着科学技术的快速发展，日益敏锐的实验室检查及影像学诊断发现了大量仅靠中医传统的望、闻、问、切无法发现的疾病，特别是主诉不清或没有主诉或一些没有临床症状的疾病。由于这些疾病具有隐匿性和亚临床型，故只有在验血、体检或其他偶然的情况下才被发现。对于这种无"症"可辨者，辨病则具有很大的指导意义。

辨证论治思想的精髓在于最大限度地追求疗效。但在缺乏经验的情况下，辨证论治往往难以达到预期的疗效。结合辨病论治则有助于提高疗效，完善与发展辨证论治。例如，在辨证论治的基础上，对慢性萎缩性胃炎患者，使用有解毒活血作用的中药有助于改善症状，逆转肠上皮化生；对病毒性肝炎患者，使用有清热解毒作用的中药，可明显提高疗效。将现代中药药理研究成果应用到辨证论治组方选药中亦属此类。从学术上讲，将辨证论治与辨病论治有机结合的临床治疗思维已不同于传统的辨证论治学术思想，是现代中西医结合的产物，因为有助于提高临床疗效，故而是有生命力的。

四、重视脉诊

苏娟萍师承我国名老中医萧汉玺。萧老出身中医世家，以脉诊闻名，著有《萧氏脉诀》传世。萧氏认为："脉法为施治之本，善诊者，首先求本，而脉为求本之法也。盖五脏六腑具其位，气血之循行，诸病必现于脉，或内伤，或外感，脉皆应之，识其脉而知其病，内伤外感概不混杂，细心推求之，不致误病也。"

苏娟萍强调，望闻问切是中医诊察疾病进行辨证施治的重要手段，其中脉诊十分重要，是最能体现中医特色的诊断方法。从手腕附近的寸关尺就可初步了解患者身体每个部位所传递的讯息，包括气血、阴阳等重要讯息，与现在所说的全息理论不谋而合。

临床上常会遇到左右手脉象幅度大小不同的情况，如右脉大左脉小，或左脉大右脉小，或左沉右浮、右沉左浮等。其原因在于虽然人体外表左右两侧对称，但身体内部是不一样的，所以左手、右手的脉象也有不同的意义。左右手脉象不同时，需结合所候之脏腑互相参详。一般而言，左脉大而有力，提示心肝火旺；左脉细弱为阴虚或血虚。右脉沉细多为脾肺虚寒，虚大无力为脾肺气虚，滑大有力为痰热。左脉沉弦为肝郁；右脉沉弦为寒积腹痛，沉细而迟为脾肾阳虚。总之，凡见阳脉多热甚，凡见阴脉多阴虚或虚寒。

左右对比之后即可分部对比按脉，这是进行脏腑辨证的中心环节。两手用相同手指、相同力度分按左右同一部脉（其他两部的手指稍稍抬起），先寸，后关，再按尺，每一部均要举、按、寻，边仔细体察，边左右比较分析，从中发现患病脏腑，抓住病因病机。之后再以此为根据，确定治则治法，遣方用药。

以慢性病毒性肝炎为例：同属肝郁脾虚证，脉左关弦盛而右关不足者，肝区胀痛常较突出，且每因情志过激而加重，并可伴心烦易怒、胸闷太息、卧寐不安、口苦厌食。病机重点在肝，肝气郁滞而后乘脾，即《金匮要略》所谓"见肝之病，知肝传脾"。肝郁是因，脾虚是果，其证多属实，治宜疏肝解郁，佐以健脾，方用四逆散或柴胡疏肝散加减。

脉左关弦细而右关细弱无力，或两关均弦细者，肝区痛多不重，或仅劳累时始觉隐痛，常伴口淡纳差、腹胀便溏、面黄肌瘦、倦怠乏力。病机重点在脾。脾气素虚，肝气相对偏旺而乘脾，即《素问·五运行大论》所谓"其不及，则己所不胜侮而乘之"。脾虚是因，肝郁是果，其证多属虚，治宜健脾益气佐以疏肝，方用柴芍六君汤加减。

再如同属瘀血阻络型慢性肝炎，脉左关沉弦而右寸有力者，肝区痛常伴胀闷不适、时太息，多属气滞而致瘀，治宜行气散瘀，方用血府逐瘀汤加减。脉左关沉涩而右寸关细弱无力者，肝区痛常较轻，常伴困倦无力、少气懒言，多属气虚而致瘀，治宜益气化瘀，方用补阳还五汤加减。脉细涩，尤以左寸关沉细无力者，肝区刺痛昼轻夜重，常伴心悸怔忡、失眠多梦、手足不温，多属血虚寒凝而致瘀，治宜养血温经通络，方用当归四逆汤加减。

可见，脉象可反映病机的侧重不同，治法方药必随之而变。只有凭脉辨证，据理立法，才能避免实实虚虚的错误，取得预期的治疗效果。

五、益气活血解毒辨治溃疡性结肠炎

溃疡性结肠炎主要侵犯结肠黏膜，肠镜下可见黏膜充血、肿胀、糜烂，黏膜下血管网模糊，溃疡形成，表面覆有黄白苔，可伴弥漫性出血。本病局部病理变化以肠黏膜溃疡为主，肠镜下结肠以充血、肿胀、糜烂为表现，微脓肿（隐窝脓肿）是具有诊断意义的表现，之后可进一步形成溃疡。其病理改变类似中医痈疡，虽不同于外疡可见红、肿、热、痛，但应属"内疡"范畴，即内在溃疡。脾虚失运是本病发生的内在因素。脾虚导致体内水谷精微化生失常，清者不升，浊者不降。水湿停聚于肠道，肠腑气机受阻，气血运行不畅，日久生热。湿与热搏结于肠道，进一步损伤肠道的传导功能，灼伤脉络，血不行于肠道，发为便中带血。湿热蕴结于肠腔，腐肉成脓，变生脓便。湿邪内阻、热壅血瘀是溃疡性结肠炎发病的局部病理变化，故本病反复、迁延难愈。黏膜充血、肿胀、糜烂、渗血，血管网模糊亦为瘀血表现。"离经之血，即为瘀血"。从病程长、反复发作、易癌变、临床反复出现脓血便等特点看，溃疡性结肠炎病在血分。《仁斋直指方》指出："痢出于积滞，积，物积也，滞，气滞也，物积欲出，而气滞不欲其出，无积不成痢。"推其来源，无不为湿热内蕴日久、血脉运行不畅而致。由此可见，湿热蕴肠、气滞络瘀在溃疡性结肠炎发病中具有重要的意义，既是其形成的病机，也是复发的病理基础。

从这一角度出发，如果治疗时直接在病变局部使用清热祛湿、活血化瘀之品，使药效直达溃疡表面，不仅有利于溃疡面的愈合，还可使局部的病理因素尽快消失，达到事半功倍的效果。在这一思想指导下，山西省冯五金教授研制出溃疡性结肠炎外用制剂"榆白散"。"榆白散"以中医"内痈"学说为指导，在多年经验方的基础上进行筛选，以益气活血、清热止痛、祛腐生肌为主要治法，由黄芪、乳香、没药、地榆、儿茶、白蔹、硼砂、炉甘石、黄柏组成，经超微粉碎工艺制备，再加入黏膜吸附剂，显著提高了治疗效果。方中黄芪为主药，补中益气，既可提高机体的抵抗力，也可促进溃疡愈合；黄柏清热燥湿解毒；乳香、没药合用，解毒消肿，生肌止痛，虽为化瘀之品，却不至耗伤气血；血竭具有生肌敛疮之效。诸药合用，共奏益气活血、解毒生肌之功。"榆白散"经超微粉碎后，易溶解，能使药液与病变黏膜充分接触，从而提高局部治疗效果。

针对溃疡性结肠炎（直肠型）发病部位偏下，常以脓血便、里急后重为主要表现，采用栓剂治疗，既可使药物直接作用于病变部位，避免药物的首过效应，还可使药物保持时间长久。苏娟萍在"榆白散"的基础上，研制出溃疡性结肠炎（直乙结肠型）专用制剂"榆白缓释栓"。该制剂加入阻滞剂，可使药物稳定释放于患处。动物实验表明，"榆白缓释栓"可通过降低血清 IL-1b、肠黏膜 ICAM-1，上调血清 IL-13 而缓解溃疡性结肠炎大鼠的炎症性病变；通过阻断 NF-kB 与其相应靶基因结合，抑制 NF-kBP65 的信号转导，从而控制肠黏膜炎症；通过上调肠黏膜 Occludin 表达、保护肠黏膜屏障、降低膜联蛋白 A2 的表达而降低肠黏膜炎症。

在口服药方面，苏娟萍主张使用加味升阳益胃汤益气健脾，托里生肌。升阳益胃汤来源于《脾胃论》。原方组成为黄芪、半夏、人参、茯神、防风、白芍、羌活、独活、柴胡、泽泻、橘皮、白术、黄连、炙甘草，原方功效为健脾益气，升举阳气兼化湿，主治脾虚气陷、清阳不升、湿热内生之证。由原方可见，本方由多个基础方组合而成，如补中益气汤、四君子汤、痛泻要方、玉屏风散等。苏娟萍根据多年经验及临床用药观察，对升阳益胃汤进行改良，在上方基础上加入木香、秦皮、刘寄奴、补骨脂。木香可增强行气健脾之效；秦皮可增强燥湿收敛止痢之功；刘寄奴苦泻温通，可破瘀活血；补骨脂在补肾助阳的同时兼具止泻作用。诸药合用，健脾温肾固本，祛湿活血除宿根，能有效提高溃疡性结肠炎缓解期的治疗效果。

此外，苏娟萍认为，对活动期的溃疡性结肠炎，要力争达到完全缓解。缓解期病机以气虚血瘀夹毒为主，治当益气活血解毒，配合内病外治，夏至配合"三伏贴"，冬至配合膏方，可显著维持疗效，减少复发。

六、重视虚、滞、瘀辨治慢性萎缩性胃炎

慢性萎缩性胃炎是目前死亡率占全球癌症第 3 位的胃癌前期病变，是一种以胃黏膜局部或广泛性的固有腺体萎缩、黏膜变薄、伴或不伴肠腺和/或假幽门腺化生的慢性胃部疾病。近年来，发病率随着年龄增长而增加，每年的癌变率达 0.5% ~ 1%。由于本病的发病原因、机制的综合性涉及生理、心理、社会等多种因素，加之临床症状多样、复杂以及癌变节点的不明确性，目前西医治疗效果欠佳。

中医学认为，人体是一个有机的整体，局部病变可影响全身，内脏病变可通过体表反映出来。正如《丹溪心法》曰："欲知其内者，当以观乎外，诊于外，期知其内。盖有诸内者，必形诸外。"慢性萎缩性胃炎属中医学"痞证""胃脘痛""嘈杂"等范畴。总结历代医家对本病病因病机的认识，多与饮食不节、情志不畅、劳倦内伤、先天禀赋等有关。苏娟萍认为，饮食不节、劳倦内伤可伤及脾胃。脾胃运化失职，导致中气亏虚，清阳不升，浊阴不降，故见纳食乏味、胃脘痞满，甚则胀满疼痛、消瘦乏力、头晕身倦等。情志不畅则肝气郁滞，气郁化火，横逆犯胃，胃失和降，则见呕吐反胃、恶心口苦、喜叹息、多虑易怒等。日久脾胃亏虚，所谓"久病多虚""久病多瘀"，气血两虚，胃络失于濡润，导致黏膜萎缩，发为本病。本病的基本病机为脾胃虚弱，气虚血瘀，胃络失养。其中，脾胃虚弱是萎缩性胃炎胃黏膜萎缩及进一步肠化、异型增生的病理基础。"初病在气，久病入络"，初则表现为脾气亏虚，脾阳不升，胃气不降。日久则胃络瘀阻，湿毒内生，终成脾虚气滞、湿热瘀毒互结，本虚标实、虚实夹杂之证。脾胃虚弱是发病根本，气滞、瘀阻、热毒是病理演变的结果。

苏娟萍认为，慢性萎缩性胃炎的发病之本在于脾胃虚弱，但临床上慢性萎缩性胃炎患者病性单纯，以正虚或邪实的较少，大多数病性以本虚标实、虚实夹杂为主。其中，辨证属气虚血瘀型者占很大部分。究其原因，本病多发于中老年人群，患者年老体虚，正气本就不足，再加上饮食不节、外感邪气等乘虚而入，中焦脾胃最易受损。脾胃乃后天之本，胃不能正常受纳腐熟水谷，脾不能正常输布运化水谷，全身各脏腑不能得到滋养濡润，机体功能失衡，气血津液失调，痰饮水湿瘀血等病理产物相继出现。此外，此病的形成非一两日，久病多虚，久病多瘀，患者多有血瘀的表现。故治疗本病应以气虚为本，以血瘀为标，从虚、从瘀论治，使用益气健脾药的同时，重视活血化瘀药的使用。

治疗上苏娟萍常用本院制剂"珍珠舌草胶囊"配合穴位埋线，针药联合为治。"珍珠舌草胶囊"由黄芪、白术、枳实、丹参、木香、砂仁、白花蛇舌草、莪术、蒲公英、珍珠层粉组成。方中黄芪、白术健脾益气；枳实、木香、砂仁行气消痞；丹参、莪术活血化瘀；蒲公英、白花蛇舌草清热解毒；珍珠层粉既可清热解毒，又能敛疮生肌。诸药合用，共奏健脾益气、活血化瘀、清热解毒之功。本方紧紧把握萎缩性胃炎的基本病机变化，标本兼治，故效果良好。

穴位埋线选取中脘、阿是穴、足三里、膈俞、脾俞、胃俞。其中中脘、胃俞属俞募配穴，足三里为胃下合穴，合治内腑。膈俞为血会，与阿是穴合用，活血化瘀。俞穴和募穴是脏腑之气疏通出入之处，可反映脏腑生理功能的变化。当脏腑功能失调而发生病理变化时，即可循经络反映于相应的俞募穴而出现反应点。从现代解剖学角度看，慢性萎缩性胃炎选取的背俞穴，相当或接近参与组成支配胃的交感神经节的部位。募穴处于胃部的体表投射区，有丰富的肋间神经。俞募穴与胃皆可通过脊神经节形成直接或间接的神经通路，表明俞募穴治疗胃部疾病具有相当广泛的神经体液学基础。

当羊肠线作为一种异体蛋白植入俞募穴位时，通过植线时产生的多种刺激、局麻、针刺、放血等，可抑制炎症部位病理信息的传递，使病变处产生的劣性刺激传导充血、水肿、糜烂受阻，胃部的神经得到休息和整复。同时，植线后局部血管轻度扩张，能够改善局部微循环组织缺血缺氧的病理状态，促进淋巴回流，使局部新陈代谢正常，从而加快胃部炎症的吸收。另一方面，植入的羊肠线可间接促进血中胃肠激素水平的提高，阻断胃酸和胃蛋白酶的自身消化，从而使受损的胃黏膜得以系统修复。穴位埋线治疗慢性胃炎获效的主要机制可能是通过即时刺激效应、异体蛋白效应、应激效应、选择性拮抗效应和局部组织介质浓度变化等几个途径共同实现的。

中脘与足三里相配伍，体现了合募配穴的思想，共奏补虚培元、健脾和胃之功。中脘与胃俞配伍，又应用俞募配穴法，二者一前一后，一阴一阳，相辅相成，可调节脏腑阴阳平衡，促进气血津液的正常运行，对疾病的康复起到重要的作用。胃以降为顺，脾以升为健，脾俞、胃俞相伍，可恢复机体正常的升降出入顺序，达到健脾和胃、理气和中之效。此外，再配膈俞一穴，在健脾和胃的基础上，加以行气活血化瘀，标本同治。全方共同体现了健脾和胃、调气活血治疗慢性萎缩性胃炎的思想，这也是苏娟萍从虚、从瘀治疗慢性萎缩性胃炎的主体思想。

（山西省中医院　吕小燕　靳桂春）